实用放射诊断
住院医师规范化
培训手册

主编◎郑穗生　张俊祥　宫希军

SHIYONG FANGSHE ZHENDUAN
ZHUYUAN YISHI GUIFANHUA
PEIXUN SHOUCE

U0345922

时代出版传媒股份有限公司
安徽科学技术出版社

图书在版编目(CIP)数据

实用放射诊断住院医师规范化培训手册 / 郑穗生，张俊祥，宫希军主编. --合肥：安徽科学技术出版社，2024.4
ISBN 978-7-5337-8705-9

Ⅰ.①实…　Ⅱ.①郑…②张…③宫…　Ⅲ.①放射诊断-岗位培训-手册　Ⅳ.①R814-62

中国国家版本馆 CIP 数据核字(2023)第 154343 号

实用放射诊断住院医师规范化培训手册　　主编　郑穗生　张俊祥　宫希军

出 版 人：王筱文　　选题策划：杨 洋　　责任编辑：杨 洋
责任校对：陈会兰　　责任印制：梁东兵　　装帧设计：武 迪
出版发行：安徽科学技术出版社　　　　http://www.ahstp.net
　　　　（合肥市政务文化新区翡翠路 1118 号出版传媒广场,邮编:230071）
　　　　电话：(0551)63533330
印　　制：安徽新华印刷股份有限公司　　电话:(0551)65859178
（如发现印装质量问题,影响阅读,请与印刷厂商联系调换）

开本：787×1092　1/16　　　印张：21.75　　　字数：530 千
版次：2024 年 4 月第 1 版　　印次：2024 年 4 月第 1 次印刷

ISBN 978-7-5337-8705-9　　　　　　　　　　　定价：108.00 元

编 委 会

主编　郑穗生　张俊祥　宫希军

编委　（以姓名拼音为序）

鲍家启(安徽省立儿童医院)

陈基明(皖南医学院附属弋矶山医院)

陈　菁(安徽医科大学第二附属医院)

单艳棋(安徽医科大学第二附属医院)

邓克学(中国科学技术大学附属第一医院)

范　羽(合肥平安健康检测检验中心)

宫希军(安徽医科大学第二附属医院)

洪雪冬(合肥平安健康检测检验中心)

洪志友(宁国市人民医院)

胡克非(安徽省立儿童医院)

李　欢(安徽医科大学第二附属医院)

李劲松(合肥市第一人民医院)

李　肖(安徽医科大学第二附属医院)

廖文彬(中国人民解放军联勤保障部队九〇一医院)

刘　浩(蚌埠市第四人民医院)

栾维志(武警安徽总队医院)

潘志立(中国科学技术大学附属第一医院)

潘仲林(中国人民解放军联勤保障部队九〇一医院)

钱银锋(安徽医科大学第一附属医院)

孙莉华(安徽医科大学第二附属医院)

王龙胜(安徽医科大学第二附属医院)

王万勤(安徽医科大学第一附属医院)

韦　炜(中国科学技术大学附属第一医院)

吴国忠（中国科学技术大学附属第一医院）

夏春华（合肥市第一人民医院）

徐春生（安徽中医药大学第一附属医院）

徐佳玮（六安市人民医院）

徐　敏（合肥平安健康检测检验中心）

姚文君（安徽医科大学第二附属医院）

尹传高（安徽省立儿童医院）

翟　建（皖南医学院弋矶山医院）

张发平（芜湖市第五人民医院）

张俊祥（蚌埠市第二人民医院）

张清俊（合肥平安健康检测检验中心）

赵　茹（安徽医科大学第二附属医院）

赵小英（安徽医科大学第一附属医院）

郑根林（武警安徽总队医院）

郑穗生（合肥平安健康检测检验中心）

周芳芳（安徽医科大学第二附属医院）

邹立巍（安徽医科大学第二附属医院）

前　　言

　　临床住院医师规范化培训是医学生毕业后教育的重要组成部分,主要以公共必修课、专业必修课、专业课和临床实践为培训内容。这一阶段是医学生成长为临床专科医生的重要阶段,因此打好专业基础十分重要。为此,我们组织安徽省内多家医疗机构的医学影像学专家和影像医师共同编写本书。

　　本书主要内容涉及CT和MR诊断,除第一章规培须知和第二章影像学总论外,各论部分共五章,分别从头颈和中枢神经系统、呼吸和循环系统、消化系统、泌尿和生殖系统、骨关节系统介绍了130多种常见病、多发病的CT和MR诊断。全书图文结合,既简明扼要,又突出实用性,特别适合初学者阅读和学习,可作为放射诊断住院医师规培的参考用书,也可以作为临床其他学科的年轻医师学习医学影像学的入门读物。

　　本书由安徽省内多家医院的知名专家和业务骨干编写,在此衷心地感谢所有编写人员的辛勤付出。考虑到编者水平有限及编写时间仓促,书中难免存在疏漏之处,恳请读者不吝批评、指正。

编者

2023年12月

目　　录

第一章 放射科住院医师规范化培训须知

一、政策法规

住院医师进入临床工作前,应进行岗前培训教育,内容主要包括医院情况介绍、医疗质量与患者安全、国际患者安全目标、医院感染、药物的合理使用、临床科室介绍及相关的培训环节和要求等。同时,住院医师也需要了解相关法规,包括《中华人民共和国执业医师法》《医务人员医德规范及实施办法》《突发公共卫生事件应急条例》《医院感染管理办法》《医疗废物管理办法》《医院消毒管理办法》《放射诊疗管理规定》《大型医用设备配置与应用管理暂行办法》《医疗机构诊断和治疗仪器设备应用规范》与有关的医疗技术操作规程、本院的医疗制度和有关工作制度等。

二、日常工作

住院医师培训期间要注意理论联系实际,掌握专业基础知识和临床诊疗技能,提高分析问题与解决问题的能力。严格执行各种操作规程,避免差错事故的发生。积极参加医院及科室组织的政治学习、业务学习、学术报告和有关病例分析讨论等;发挥主观能动性,培养自学能力。完成规培手册要求的各科基本病种和基本操作,培养临床技能和临床思维能力,在临床指导老师的监督下,开展临床实践学习。发生或发现不良事件时,遵照不良事件报告及根本原因分析制度处理。

放射科住院医师培训期间除掌握上述规范的要求外,还需掌握正确的与放射医学相关的临床工作方法,熟悉与放射学领域相关的临床知识,掌握医学影像专业基础知识与基本理论,包括断层解剖学、生理学等。熟悉各系统X线诊断学、CT诊断学、MRI诊断学的基本理论知识和诊断技术。在掌握专业知识的基础上,进一步掌握放射影像诊断对常见疾病的诊断和鉴别诊断。培训期间,住院医师报告要做到记录及时、书写规范、结论准确,不得随意涂改和弄虚作假,认真做好查对工作。培训结束时,住院医师应具有独立从事放射科临床工作的能力。

三、放射防护

1.放射工作人员上班必须佩戴个人剂量监测仪:个人剂量监测仪在规定时间内送交具有资质的剂量检测机构进行检测。尊重检测报告指出的问题,按要求采取相应措施。保证全体放射工作人员定期参加培训,全面掌握放射防护法律法规及其相关知识。医院放射防护领导小组成员定期检查放射防护警示标志和放射安全指示灯是否正常工作,个人剂量监测仪是否正常佩戴,场所门窗有无关闭不严。

2.放射检查中的放射防护:患者在放射检查过程中,尽量不要家属陪同,如确需家属陪同需对家属采取适宜的防护措施。采取各种措施对受检人员进行有效防护,尤其要加强对婴幼儿、育龄妇女和孕妇的防护。怀孕15周内的妊娠妇女原则上不进行放射性检查。影像学检查前,医务人员应主动告知患者辐射对人体健康的影响,指导患者做好防护。在放射检查中,对相邻照射野的敏感器官和组织进行屏蔽防护。在不影响诊断的前提下,放射性检查尽可能遵循"高

KV、低电流、小照射野"原则。

3. 做好儿童在X线检查中的防护：保护儿童的身体健康是医务人员的责任。因此，在X线检查过程中，要遵循"合理使用低剂量"原则。在实际工作中，要与患者讲明X线检查的必要性和合理性，使之更好地为患者服务。

4. 床边X线摄片：主要为无法或不易移动的患者或危重症患者提供检查。床边摄片是机房摄片的补充，并不能完全替代机房摄片。

首先，移动式X线机的技术参数一般较低，对图像质量可能有较人影响。其次，X线检查有辐射损害，X线机房的墙壁、门窗都是按要求进行辐射防护处理的，而普通病房并无这些防护措施，床边摄片时，患者和摄片技师都将接受更多的辐射剂量，患者家属、同室患者，甚至病房医护人员也可能接受不必要的辐射。因此，对临床医生和患者提出以下建议：①在患者身体状况许可的情况下坚决不使用床边摄片检查；②注意辐射防护，确需行床边摄片时，建议相关临床科室配置防护铅屏风，对患者、家属、同室患者、技师和病房医护人员进行合理保护。

5. 遵守《放射科质量安全管理细则》《放射科各级人员岗位职责》《中华人民共和国职业病防治法》《放射诊疗管理规定》等相关文件。

四、危急值

1. 门急诊患者危急值报告程序：发现门急诊患者影像学检查出现危急值情况时，应于5分钟内通知门急诊医生，由门急诊医生及时通知患者或家属取报告并及时就诊；一时无法通知患者时，应及时向门诊部、医务科报告，值班期间应向总值班报告，并做好相应记录。住院患者危急值报告程序：发现危急值情况时，应于5分钟内电话通知病区医护人员危急值结果，并做好危急值的详细登记。

2. 符合危急值范围的由医生陪同检查的患者应登记在《放射科危急值当面告知登记本》，危急值登记项目应逐项详细填写。对检查后发现的非危急值疾病，临床需进一步诊治且需要告知患者时，应及时按照登记的通信方式联系患者。

3. 注意事项：

（1）在确认检查出现危急值后，应立即报告患者所在的临床科室、接诊开单医生，不得瞒报、漏报或延迟报告，需详细做好相关记录。口头告知患者及家属其病情和严重程度。

（2）检查医生发现病情达到危急值时，按操作常规完成扫描后，立即通知科内危重症患者抢救小组成员，确保患者安全离开放射科。

（3）危急值报告的重点对象是急诊科、手术室、各类重症监护病房等急危重症患者，临床科室需将接电话人员的姓名告知报告人员。

（4）危急值的界定：根据医院实际情况和患者病情，与临床沟通，并适时调整危急值范围。

五、隐私保护

保护患者隐私，确保一人一诊室。设置一次候诊区和二次候诊区，有序就诊。候诊区域的叫号显示屏不显示患者姓名全名，呼叫时不呼叫全名。检查时，从摆放体位开始到操作结束，应拉好床帘，做好隐私部位的遮挡，并向患者做好解释工作，取得其配合。妥善保管患者检查单，核对患者身份后，发放检查结果。

（宫希军　郑穗生）

第二章 影像学总论

第一节 X线计算机体层摄影(CT)

一、CT技术的产生及基本原理

(一)CT技术的产生

常规的X线影像是把三维的立体解剖结构摄成二维的平面图像,因为X线在穿透人体受检部位时,所形成的是穿透路径上各种组织结构重叠的影像。若相邻的器官或组织之间密度相仿时,则不能形成对比清晰的图像。虽然X线体层摄影术解决了影像重叠问题,过去常用于一般X线平片难以显示、重叠结构较多和部位较深的病变,但由于其分辨率不高而无法满足诊断的需要。

英国物理学家Hounsfield 1972年利用计算机进行的X线计算机体层摄影术(computed tomography,CT),是电子计算机与X线体层摄影术两者的结合。CT与常规X线检查相比较,其密度分辨率明显优于后者,能分辨出组织间微小的密度差异;且CT显示的是清晰的断面解剖图像,因而大大提高了病变的检出率和诊断的准确率。

这种图像质量好、诊断价值高而又无创伤的检查方法被公认为是放射诊断领域的重大突破,大大促进了医学影像学的发展。由于Hounsfield在医学上的重大贡献,他荣获了1979年的诺贝尔生理学或医学奖。

根据CT机的构造、性能及扫描方式的不同,人们把它分为第一至第五代及螺旋CT扫描机,这种分法不能完全代表CT机的发展趋势,即第四代CT机并不一定比第三代CT机先进,例如目前的超高档滑环式螺旋扫描机应用的是第三代的扫描方式。近年来,CT设备已得到不断改进,CT软件也得到一系列的开发。随着采用宽探测器技术的多排螺旋CT的使用,已有128排、256排、320排640层和双源CT应用于临床,使CT心脏成像、CT灌注、CT血管造影逐步得到广泛应用,使CT不仅能进行形态学静态观察,而且可以进行动态观察,从而拓展了CT在临床的应用领域,提高了CT诊断的准确性和可信度。

(二)CT成像基本原理

CT是根据人体的正常组织结构与病变组织结构对X线吸收能力不同的特性,用旋转发射的X线对人体各个部位一定厚度的层面进行扫描,由探测器接收穿透过该层面衰减的X线,转变为可见光后,由光电转换器转变为电信号,再经模/数转换器转为数字,输入电子计算机进行处理。我们将有着一定厚度的成像体层分成若干个体积相同的长方体称为体素。体素是一个三维的概念,将每个体素的X线衰减或吸收系数再排列成矩阵即数字矩阵(图2-1-1)。

CT的每一幅图像都是由许多按矩阵排列的小单元组成的,我们把组成CT图像的基本单元称为像素。像素是一个二维的概念,像素越小,所获得的CT图像就越清晰,图像的空间分辨率也就越高。

3

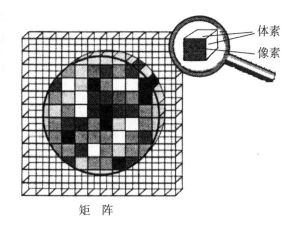

图2-1-1　体素、像素和矩阵

二、CT图像有关概念及影响图像质量的因素

(一)像素

CT图像是由一定数目的由黑到白不同灰度的像素按矩阵排列构成的。像素的数目越多,像素越小,CT图像就越清晰、越细致;反之像素数目越少,像素越大,CT图像就越模糊。CT机的像素数目取决于矩阵(matrix 256×256;512×512;1024×1024),每项乘积为不同CT装置的矩阵所包含的像素数目。矩阵是一个数学概念,它表示一个横成行、纵成列的数字阵列。

(二)灰度

CT图像通过不同的灰度来反映正常组织结构和病组织结构变对X线的吸收程度。与普通X线片上的影像一样:黑影表示X线低吸收区,即低密度区,如肺野;白影表示高吸收区,如骨骼组织和钙化组织。CT与普通X线图像相比,其突出的优点是密度分辨率高,对人体由软组织构成的密度差别小的器官也能形成对比清晰的图像。CT能分辨出吸收系数只有0.1%~0.5%的差异。

(三)影响CT图像的因素

1.CT值:

(1)CT值的概念:CT值反映的是X线吸收系数或称衰减系数,但并不是它的绝对值,而是以水的CT值为0的相对值,单位为HU(Hounsfield unit),人体密度最高的骨皮质的吸收系数最高,CT值定为1000HU,而空气密度最低定为-1000HU。人体组织的CT值范围可分为2000个分度(图2-1-2)。

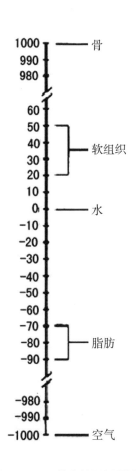

图2-1-2　正常人体组织CT值

（2）CT值的测量：在CT机的显示器上，可测量图像任意部位的CT值，范围可大可小，使人体组织与病变之间的微小密度差异得到灵敏的定量分析，但需注意CT值不是绝对数，它受许多因素的影响，如不同CT机型、扫描条件和邻近组织等。

（3）CT值的意义：人体正常组织结构和病变组织的CT值在CT机上可以较为准确地测出。根据CT值可推断出病变所含的组织成分，在诊断中对病变的来源及疾病的定性均有重要的参考价值。

2.窗宽与窗位：

（1）窗宽：虽然人体组织的CT值可分为2000个分度，但人的眼睛却只能分辨16个灰阶度，如CT图像由16个灰阶来反映全部2000个分度（2000÷16=125HU），两种组织的CT值差别125HU以上时，人眼才能识别，那CT值差别小于125HU时，人眼即不能分辨。因此，对CT值范围必须进行分段观察，所观察的CT值范围即窗宽，如窗宽定为100HU，则人眼可分辨的CT值为100÷16= 6.25HU，窗宽若选定为200HU，可分辨的CT值为200÷16=12.5HU。采用窄窗宽所观察的CT值范围小，对比度强，适应观察密度相仿的组织结构；若采用宽的窗宽所观察的CT值范围大，图像对比度差，适应于观察密度差别大的结构。所选用窗宽的宽窄直接影响着图像的清晰度与对比度。

（2）窗位：窗位是指CT图像上灰阶中心点的CT值。由于不同组织的CT值不同，因此窗位应以需观察组织的CT值为中心，若窗宽选定为200HU，窗位选在0HU，则以窗位0HU为中心向上包括100HU，向下包括−100HU，那么在100～−100HU范围内的组织结构均可被人眼所分辨。窗位的高低影响图像的亮度，窗位低图像亮度高呈白色，窗位高则相反，图像呈黑色（图2-1-3）。

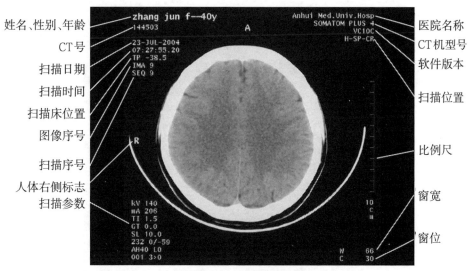

图2-1-3　CT图文说明

3.分辨率：密度分辨率、空间分辨率和时间分辨率是评价CT图像质量的重要指标。

（1）密度分辨率（低对比度分辨率）：是指能分辨组织结构的最小密度差的能力，以百分数来表示，通常指图像黑白对比度。如CT机的密度分辨率为0.3%，3mm，<0.05Gy，意为对直径为3mm的物体，当密度差大于0.3%时，CT机可以分辨出，而患者接受的剂量小于0.05Gy。CT的密度分辨率大大超过了普通X线片的密度分辨率，且与X线的光子数成正比。

（2）空间分辨率（高对比分辨率）：是指能显示最小物体的能力，通常用所能分辨每厘米内的线对数（LP/cm）来表示。空间分辨率与像素和X线光子数成正比。CT的空间分辨率小于普通X线片的空间分辨率，密度分辨率与空间分辨率是一对相互制约的因素。

（3）时间分辨率：是指探测系统在很短的间隔期内重复扫描的能力。时间分辨率的限制是由X线球管所造成的，尤其是热容量小的X线球管。

随着科学技术的进步，宽探测器和大容量CT球管、飞焦点双源技术的应用，CT设备的性能在不断改进，使多排螺旋CT的这三种分辨率也在不断提高。扫描速度快、画质优的CT图像已广泛应用于临床。能谱CT的双能量成像，依据不同组织成分在不同X线能量照射下的CT值不同，可获得能体现组织化学成分的CT图像。

4.部分容积效应（体积效应）：CT图像是有一定厚度的体层图像，像素是构成CT图像的基本单位，但是与像素相对应的体素有时并非由同一种密度组织所构成，那么该像素的CT值是不同物质依其体积所占比例计算出来的平均CT值，它不能如实反映其中任何一种物质的CT值，这种现象称为部分容积效应。在CT扫描中，小于层面厚度的病变在图像中虽可显示，但其CT值不能准确反映该组织的CT值。如测得高密度（骨）中的低密度灶，因有骨的影响，其CT值比实际的CT值要高；如测量低密度组织（肺）中的高密度灶，所测得的CT值比实际要低。为了克服这种现象，可用薄层CT扫描，以尽量减少或消除部分容积效应对CT值的影响（图2-1-4）。

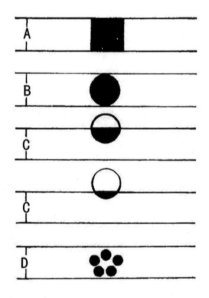

图2-1-4 部分容积效应示意图
（扫描厚度为1cm，不同厚度的物体以黑色表示）
A.厚度等于1cm物体，其CT值准确；B.直径为1cm球体全部在扫描层面中，中心部CT值准确，而周边部的CT值不准确；C.D.球体部分在扫描层面内（C），物体小于层面厚度（D），均不能得到准确的CT值

5.周围间隙现象：是指在同一扫描层面上，与层面垂直的两种相邻并且密度不同的组织，无法准确测量其边缘部的CT值。由于这种现象的存在，两者交界面分辨不清，高密度组织其边缘CT值低，而低密度组织边缘CT值高。这种物理现象的产生是由于X线在两种密度不同结构相邻处测量互相重叠而引起的。

6.伪影:是指被扫描物体并不存在但出现在CT扫描图像上的各种假性阴影。临床要正确认识和分析不同伪影及其产生的原因,以免造成误诊和漏诊。

(1)移动性伪影:扫描时,患者移动、呼吸、心跳、寒战、肠蠕动等均可造成与扫描方向一致的条状伪影(图2-1-5)。

(2)高对比伪影:人体内、外金属异物(如银夹、义齿等)可产生放射状高密度、低密度结构相间的条状影(图2-1-6)。

(3)射线硬化伪影:为高密度结构与低密度结构相邻,如枕内粗隆(图2-1-7)、前颅凹鸡冠和岩骨尖呈放射状或条状高密度或低密度影。

(4)机器故障伪影:常为环形或同心圆状高密度伪影(图2-1-8)。

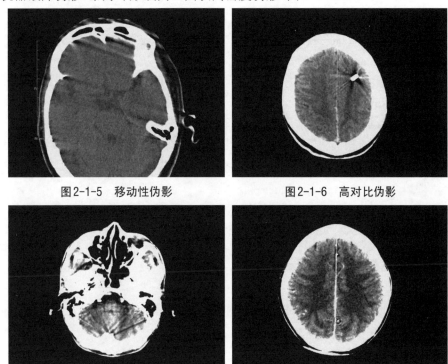

图2-1-5　移动性伪影　　　　　　　图2-1-6　高对比伪影

图2-1-7　射线硬化伪影　　　　　　图2-1-8　机器故障伪影

7.噪声:是影响CT图像密度分辨率的主要因素,噪声大小与图像质量呈负相关。影响噪声的因素较多:增加X线量可降低噪声,反之可增加噪声;探测器的转换率越高,噪声越低;空间分辨率变高可引起噪声增加,噪声误差较大的CT图像可出现雪花样斑点而影响诊断。

三、CT检查方法

患者卧于检查床上,选好层面、层厚与扫描范围,将扫描部位移入扫描架的孔内,即可进行扫描。目前,多采用轴位(横断面)扫描,有时需要冠状位扫描或者MPR后处理作为补充,常用于鞍区、眼眶、鼻窦和鼻咽等部位的扫描。对较小的器官及小病灶需用薄层扫描。

CT检查分平扫、对比增强扫描和特殊扫描。

(一)平扫

平扫是指利用自身密度差别进行的普通扫描,不用对比剂增强。CT检查多采用横断层面扫描,头部扫描有时加用冠状层面扫描。被检查者的摆位十分重要,双侧对称时获得的图像才能准确地反映该层面的解剖结构。为消除伪影,患者的制动也很重要。胸腹部CT扫描时,患者应屏气,儿童和不能合作的患者可酌情使用镇静剂。腹部扫描还需口服低浓度碘对比剂或清水、甘露醇等,以使胃及肠道充盈而便于被识别。

(二)对比增强扫描

对比增强扫描是经静脉注入碘对比剂进行扫描的方法。增强扫描主要有两个目的:其一是提高病变组织与邻近结构间的密度差,以显示平扫上未能显示或显示不清的病变;其二是了解病变的血供情况。增强扫描后,组织密度较平扫增高称为强化,一般血供丰富,血管床通透性较大的组织强化明显,出血、坏死、囊变和钙化等病灶因无血液供应而无强化。

(三)特殊扫描

1.薄层扫描:为观察微小病变和病变的细微结构及对于较小的器官而常采用的一种扫描。目前最薄层厚可达0.5mm。

2.重叠扫描:当层面间隔小于层厚时(如层厚1cm间隔0.5cm)的扫描,为重叠扫描。此方法可减少部分容积效应的影响。

3.高分辨率扫描:是指在较短的时间内,可取得良好空间分辨率CT图像的扫描技术。主要包括薄层扫描(1~2mm)和高分辨率算法重建图像、靶重建等,以使像素缩小,空间分辨率提高。此方法可清楚显示微小的组织结构,是显示肺细微结构最准确的检查方法,还可用于内耳、听小骨等部位扫描。

4.靶扫描或目标扫描:是指使某些器官成像放大而不降低其空间分辨率的扫描方法。可用于小器官或小病灶的显示,如垂体、内耳、肾上腺和脊髓等。

5.动态扫描:是指采取血管内注射对比剂后用于观察被扫描器官对比剂浓度动态变化的扫描方法。通过软件使整个扫描过程自动进行,在扫描结束后逐一处理和显示图像,并可绘制时间-密度曲线。

6.造影扫描:是指先对器官或结构进行造影,然后再行扫描的方法。如脑池造影CT、脑室造影CT、脊髓造影CT和胆囊造影CT等。

CT结肠成像、CTA也是属于造影扫描。

四、CT检查适应证

CT图像由于具有高密度分辨率和特殊的诊断价值,在病变的显示和定位、定量及定性诊断上均有独到之处,目前已广泛用于临床。

(一)中枢神经系统

CT对中枢神经系统疾病的诊断价值高。对颅内肿瘤、脑血管疾病、颅脑外伤、颅内感染及寄生虫病变、先天性颅脑畸形、脑萎缩、脑实质病变,以及椎管内肿瘤等疾病诊断效果好。应用多排螺旋CT血管成像,可达到脑血管病变诊断和鉴别诊断的目的,但对颅底和后颅凹病变的诊断,CT扫描不及磁共振成像。

(二)五官与颈部

CT对头颈部疾病的诊断具有较高价值。适用于观察眼与眼眶、耳与乳突、鼻与鼻窦、鼻咽、喉部、甲状腺及头颈部软组织的占位性疾病及炎症、外伤等。

CT对眶内异物定位、听骨和内耳病变(尤其是内耳发育畸形)、颜面部位多发或复杂骨折(特别是一些隐蔽部位如视神经管、眶底的骨折)具有较高的诊断价值。

(三)胸部

CT对胸部疾病的诊断价值日显突出。适用于观察纵隔和肺门区有无肿块及增大的淋巴结。对纵隔脂肪瘤、畸胎瘤、血肿等进行CT平扫时,可根据其特征性的密度做出定性诊断。增强扫描有助于区分血管性与非血管性、囊性与实性肿块,以及肿块内有无坏死、囊变、出血等情况。在肺部疾病的诊断中,对发现隐蔽部位的病变(由于较多重叠或对比度较差,病变在胸片上难以发现)、确定肺癌分期,以及对肺结核、支气管扩张、弥漫性间质性肺疾病的诊断价值高。对肺实质疾病、胸膜、膈、胸壁病变也可较好地显示。

(四)腹部

CT对腹部疾病诊断的应用极广泛。适用于观察肝脏、胆管、胰腺、脾、腹腔和腹膜后间隙的病变,尤其是占位性病变和炎性病变,特别是在明确肿瘤的部位、大小、形态,肿瘤与邻近器官结构的关系,肿瘤对周围血管的侵犯包绕和局部淋巴结的转移情况,以及对肿瘤进行分期及制订治疗计划上,可提供客观的有价值的临床资料。

(五)泌尿和生殖系统

适用于观察肾、男女生殖器官、膀胱与直肠的肿瘤、炎症及其他疾病。

(六)骨骼与肌肉系统

CT在骨骼、肌肉系统也具有较高的诊断价值。用于观察外伤时,可了解轻微的骨裂、骨折碎片的移位、神经压迫情况;可了解骨肿瘤和软组织病变范围及性质、骨皮质的完整度、骨外浸润等,也可对骨矿物质进行定量分析。

(七)心血管

多排螺旋CT血管造影可进行VR、MIP、MPR等血管重组显示血管性病变的大小、形态和范围。VR图像可多方位、多角度地观察病变及了解病变与周围组织结构的空间立体关系。16排CT可进行冠脉成像,但由于时间分辨率有限,对心率要求较高,效果不尽如人意。64排以上CT对心脏冠脉成像有很大的进步,心率为60~80次/分都可获得令人满意的冠脉图像。不足之处:不适用于心律不齐、心率大于80次/分的患者。双源CT和320排CT解决了心律不齐的限制,使CT在心脏冠脉成像检查中成为常规手段之一。

(郑穗生　徐　敏　洪雪冬　陈　菁)

第二节　磁共振成像

一、磁共振成像发展概况和基本原理

(一)磁共振成像发展概况

1936年荷兰物理学家C.J.高特首先提出磁共振理论,早期主要用于物质的物理和化学性质的基础研究。这种物理现象于1946年分别由美国哈佛大学的Purcell EM和斯坦福大学的Bloch F同期发现,主要进行了固体和液体中磁共振的实验研究。由于在科学上的重大贡献,Purcell和Bloch荣获了1952年度的诺贝尔物理学奖。

美国 Lauterbur PC 于 1973 年在《自然》杂志上首先发表了对核磁共振信号进行空间位置编码方法的研究论文,开启了核磁共振在临床应用方面的大门。由于为开发核磁共振扫描仪提供了理论基础,为核磁共振成像技术铺平了道路并取得了突破,使一种精确的、非侵入性的方法对人体内部器官高清晰度成像成为可能,Lauterbur PC 和 Mansfield P 荣获了 2003 年度诺贝尔生理学或医学奖。在他们研究成果的基础上,世界第一台医用核磁共振扫描仪于 20 世纪 80 年代初问世,很快就广泛应用于临床。为了避免把这种技术误解为核技术,科学家们把核磁共振成像的"核"字省略,称其为"磁共振成像"(magnetic resonance imaging, MRI)。

(二)磁共振成像基本原理

MRI 研究的对象是质子。原子包括一个核与一个壳,壳由电子组成,核内有带正电荷的质子,正常情况下,体内质子排列杂乱无章。

将患者置于磁体通道后,体内质子定向排列,如同指南针在地球磁场中排列一样,形成纵向磁化。发射特定频率的射频脉冲干扰质子,目的是要扰乱沿外磁场方向宁静进动的质子,进而形成横向磁化(激励)。

关闭射频脉冲后,被激发的氢原子核将所吸收的能量逐步释放出来,其相位和能级都恢复到激发前的状态,这一恢复过程称为弛豫,犹如拉紧的弹簧在外力撤除后,会迅速恢复到原来的平衡状态。弛豫的过程即释放能量和产生 MRI 信号的过程。

通过计算机 A/D(模/数)转换器→D/A(数/模)转换器→图像。

二、磁共振成像的优势与限度

(一)磁共振成像的优势

1. 多参数成像:包括 CT 在内的 X 线成像,只有密度一个参数,而 MRI 是多参数成像,其成像参数主要有 T_1、T_2 和质子密度等。T_1 加权像(T_1 weighted image, T_1WI)主要反映组织间 T_1 的差别;T_2 加权像(T_2 weighted image, T_2WI)主要反映组织间 T_2 的差别;质子密度加权像(proton density weighted image, PDWI)主要反映组织间质子密度的差别。MRI 在同一层面可分别获得 T_1WI、T_2WI 和 PDWI 等,不仅可提供解剖、病理的诊断信息,还可提供生理、生化的诊断信息,有助于提高病灶的检出率和诊断的准确率。

MRI 图像呈黑白对比分明的清晰影像,高信号呈白色影像、中等信号呈灰色影像、低信号呈黑色影像。其中,T_1WI 脂肪组织信号高,为短 T_1 呈白色影像;脑与肌肉信号中等,为等 T_1 呈灰色;脑脊液信号低,为长 T_1 呈黑色;骨与空气信号弱,也为长 T_1 呈黑色;在 T_2WI 因组织成分不同而表现各异,如脑脊液信号高为长 T_2,呈白色影像(表 2-2-1 和表 2-2-2)。病理组织因其所含成分不同,在 MRI 图像上亦呈高低不等的信号(表 2-2-3 和表 2-2-4)。

表 2-2-1　人体正常组织在 T_1WI 和 T_2WI 上的信号表现

	脑白质	脑灰质	脑脊液	脂肪	骨皮质	骨髓质	脑膜
T_1WI	白	灰	黑	白	黑	白	黑
T_2WI	灰	灰白	白	白灰	黑	灰	黑

表2-2-2　MRI T₁和T₂均表现为高信号和低信号的组织

高信号(短 T_1 长 T_2)	低信号(长 T_1 短 T_2)
脂肪	流空血管
蛋白	骨钙铁
亚急性出血	含铁血黄素
正铁血红蛋白	急性出血

表2-2-3　病理组织信号强度

组织	T_1WI	T_2WI
水肿	低	高
含水囊肿	低	高
多数肿瘤结节	低	高
亚急性血肿	高	高
钙化	低	低
脂肪	高	高
胆固醇	中、高	高
甘油三酯	高	低

表2-2-4　血肿分期及MRI信号表现

	超急性期(4~6小时)	急性期(7~72小时)	亚急性期(4日~4周)	慢性期(1个月~数年)
血肿成分	氧合血红蛋白	脱氧血红蛋白(为主)和正铁血红蛋白	正铁血红蛋白(为主)和脱氧血红蛋白	含铁血黄素(为主)和正铁血红蛋白(游离稀释的)
血肿演变	相当于全血	相当于血凝块	红细胞由完整→溶解,血块液化	液化、吸收、囊变
T_1WI	等或稍低	等或稍低	周边高→高 红细胞完整时呈低信号,红细胞破裂后周边高→高	高+黑环→黑腔
T_2WI	高	极低	低→高	高+黑环→黑腔
质子密度像	稍高	稍低或低	周边高→高	高+黑环→黑腔
周围水肿	无→轻度	轻度→重度	重度→轻度	轻度→无

2. 多方位成像:MRI无须后处理重建技术即可获得人体横断位、冠状位、矢状位和任意方位的断面图像为其较突出的优势之一,有利于解剖结构和病变的显示及空间立体定位。

3. 流空现象:血管内快速流动的血液,在磁共振成像过程中虽受到射频脉冲激励,但在终止射频脉冲后采集磁共振信号时,已经流出成像层面,因此接收不到该部分的血液信号,呈无信号的黑色影像,称为流空现象(flow void phenomenon)。在不使用对比剂情况下,可观察心脏和血管结构、测定血流流速和分布及进行心脏电影等。流动血液的信号还受流动方向、流动速度、层流及湍流等因素影响而表现不同,有时可为明显的高信号表现。MRI因具有流空现象,使其在心脏和大血管成像方面具有独特的优势,其显示效果常可与DSA媲美。

4. 组织分辨力高:与CT相比,MRI具有更高的组织分辨力,能清晰显示其他影像学检查难以显示的肌腱、韧带、筋膜、关节软骨等结构,大大拓宽了影像学检查的范围。

5.质子弛豫增强效应与对比增强:部分顺磁性物质使局部产生磁场,可缩短周围质子弛豫时间,此效应称为质子弛豫增强效应(proton relaxation enhancement effect)。此效应是 MRI 进行对比剂增强检查的基础,如钆作对比剂行增强扫描效果好,不良反应少。

6.提供细胞活动情况进行人体代谢研究。

7.无骨伪影干扰:自旋回波序列扫描时,骨皮质和钙不发射信号。避免造成某些部位(如小脑、脑干和椎管内组织)检查的误诊和漏诊。

8.对人体安全、无任何电离辐射。增强扫描所用钆对比剂较 CT 含碘对比剂的安全性也大大提高,同时检查前不需对患者进行特殊的准备。因此,MRI 是一种安全、无创性的检查方法。

(二)磁共振成像的限度

1.禁忌证较多:

(1)装有心脏起搏器、药物泵、电子耳蜗和神经刺激器患者,因电子仪器受到磁场和射频的干扰可能出现运行障碍。

(2)铁磁性金属夹用于动脉瘤夹闭术后的患者,由于磁场可能引起夹子移位而大出血。

(3)心脏安装人工金属瓣膜患者。

(4)体内有铁磁性金属(如假牙、假肢、人工关节、避孕环、枪炮弹片、眼球内金属异物)置入者,均可干扰成像产生伪影或发生置入物移动和产热。

(5)妊娠3个月以内的孕妇。

(6)特别危重的监护患者,因监护和急救设备不能进入 MRI 室。

随着 MRI 设备和技术的更新、软件的不断升级和医疗新材料(如钛合金)的出现,MRI 的应用范围大大拓宽,以往的部分禁忌证已不复存在。

2.听觉噪声:可引起受检者不适,对听觉具有潜在的暂时性听力丧失,特别是高场强的机械振动噪声有"不堪入耳"之感。检查时,需佩戴耳机减轻噪声、保护听力。

3.幽闭恐惧症:是一种在封闭空间内感到明显而持久的过度恐惧的状态。发生率为3%~10%,可通过宣教、有人陪伴及播放音乐等来降低其发生率。

4.扫描速度较慢:不适合急症、不合作患者,对运动器官的检查也有一定限度,但新型 MRI 设备在此方面已有明显改善。

5.易产生伪影:伪影是指扫描物体中并不存在的而出现在 MRI 扫描图像上的各种假性阴影。要正确认识和分析不同伪影及其产生的原因,以免造成误诊或漏诊。

(1)设备相关伪影:因 MRI 设备结构比 CT 更加复杂,故更易产生伪影。

(2)截断伪影:又称为环状伪影,两个对比度高的组织界面处(如颅骨与脑实质、脂肪与肌肉)出现多个同心低信号强度弧形线。可采用较大的采集矩阵或降低视野(FOV)来消除。

(3)化学位移伪影:在含水组织和脂肪组织界面处(如视神经、肾脏和膀胱、椎间盘和椎骨)出现黑色和白色条状或月牙状影。多在器官的一侧出现明显高信号带,另一侧则出现低信号带。可通过增加体素尺寸和采用脂肪抑制技术来消除伪影。

(4)折叠伪影:表现为图像折叠,因成像 FOV 以外的解剖结构翻转过来,与 FOV 内的结构重叠在一起。通过选用表面线圈、增加 FOV 和预饱和技术来消除伪影。

(5)运动伪影:胸腹部 MRI 扫描时,心跳、呼吸、肠蠕动和吞咽等均可形成运动伪影。

(6)金属伪影:体内铁磁性金属置入物(假牙、假肢、人工关节和避孕环等)均可干扰磁场和射频而形成伪影。

（7）磁敏感性伪影：将物质放入磁场后，物质会部分被磁化。不同的物质具有不同的磁敏感性。磁敏感性在不同组织的交界面（如空气和软组织、骨骼和软组织、液体和软组织）磁共振信号较低或缺失，即所谓的磁敏感性伪影，常出现在垂体、鼻窦、颅骨、鞍区、肺、胃肠道、骨骼等部位。选择合适的脉冲序列和参数有助于减少和消除此方面伪影。此外，在人体内置入铁磁性金属，磁敏感性伪影更明显，表现为金属周围较大范围的无信号区，边缘见高信号环带，邻近组织常明显失真、变形。

新型磁共振设备和医疗材料的应用，使磁共振伪影大大减少。

6.对钙化显示不敏感：钙化灶在 T_1WI 和 T_2WI 均表现为低信号，特征性不强，尤其更不易显示斑点状钙化。这给含有特征性钙化表现的病灶诊断带来难度。

三、正常组织和病变组织的磁共振信号表现

（一）正常组织的磁共振信号表现

1.水：水含氢质子密度极高，MRI对组织含水量的轻微变化非常敏感。脑脊液、胆汁、胃肠液及尿液等水样成分 T_1WI 呈低信号和 T_2WI 呈高信号（图2-2-1）。人体组织中的水分为自由水和结合水。自由水是指分子游离的水，T_1 值很长；结合水是指分子与其他组织分子相结合的水，T_1 值缩短。当组织中自由水增加（如脑水肿），则 T_1WI 信号强度降低；当结合水增加（如含黏液成分的囊肿、脓肿中黏稠脓液等），则 T_1WI 信号强度增加，甚至可为高信号。在脓肿或部分肿瘤囊变中，除自由水外，还有结合水，所以其 T_1WI 信号强度不同程度地高于主要由自由水构成的脑脊液。当发生梗阻性脑积水时，因脑脊液渗漏进脑室周围的脑白质后变为结合水，所以其 T_1WI 信号强度明显高于脑脊液，T_2WI 又低于脑脊液信号。

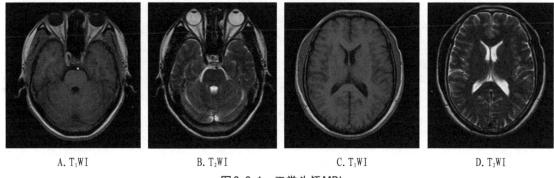

A. T_1WI　　　　B. T_2WI　　　　C. T_1WI　　　　D. T_2WI

图2-2-1　正常头颅MRI

A～D眼球内的玻璃体和脑脊液呈 T_1WI 低、T_2WI 高信号，脑灰质呈 T_1WI 等、T_2WI 等高信号，脑白质呈 T_1WI 高、T_2WI 等信号，颞骨及颅骨内外板呈 T_1WI 和 T_2WI 极低信号，板障呈 T_1WI、T_2WI 高信号，球后脂肪呈 T_1WI、T_2WI 高信号，鼻窦内气体呈极低信号

2.骨骼组织：

（1）骨：

①因骨皮质内所含质子密度很低，故在MRI所有序列中骨皮质均呈低信号，即长 T_1、短 T_2 信号（图2-2-2）。

②成人黄骨髓因含较多的脂肪组织，其信号与脂肪相似，故 T_1WI 和 T_2WI 均呈高信号（黄骨髓含脂肪和水分别约为80%和10%，红骨髓含脂肪和水均约为40%）。

③新生儿红骨髓 T_1WI 信号强度等于或低于肌肉，儿童和成人的红骨髓高于肌肉但低于脂

肪(5岁后,长骨骨干内的红骨髓被脂肪组织代替,呈黄色,称黄骨髓,失去造血功能。但在慢性失血过多或重度贫血时,黄骨髓可转化为红骨髓,恢复造血功能),红骨髓T_2WI信号强度增高类似皮下脂肪表现。

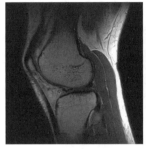 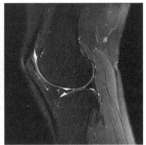

A. T_1WI B. T_2WI抑脂序列

图2-2-2　正常成人膝关节MRI

A.B. 骨皮质均呈T_1WI和T_2WI极低信号,成人骨髓腔内主要是黄骨髓,因此T_1WI呈高信号,T_2WI抑脂序列呈低信号

(2)关节:

①关节软骨:透明软骨(如膝关节)在T_1WI和T_2WI上分别为弧形低和等信号,信号均匀,表面光滑;纤维软骨在T_1WI和T_2WI上呈等信号或低信号。

②关节软骨下的骨性关节面:在T_1WI和T_2WI上均呈一薄层清晰锐利的低信号。

③骨性关节面下的骨髓腔:在T_1WI和T_2WI上均呈高信号。

④关节内肌腱、韧带和关节囊的纤维层:在T_1WI和T_2WI上均呈低信号。

⑤正常关节腔内少量滑液:在T_1WI上呈薄层低信号,在T_2WI上呈高信号。

(3)脊柱:

①椎间盘:T_1WI无法辨别髓核和内外纤维环,均呈低信号;T_2WI髓核和内纤维环呈高信号,外纤维环呈低信号(图2-2-3)。随年龄增长,椎间盘因变性和脱水而T_2WI信号降低。

②椎体:骨皮质在T_1WI和T_2WI上均呈低信号,骨髓在T_1WI上呈高信号,在T_2WI上呈等信号或稍高信号。

③椎管内脑脊液:在T_1WI上呈低信号,在T_2WI上呈高信号。

④椎体前、后韧带、黄韧带、椎间盘外纤维环和椎体骨皮质在T_1WI和T_2WI上均呈低信号,区别困难。

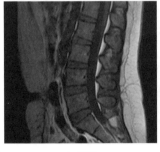 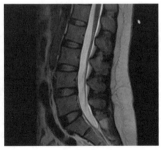 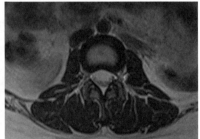

A. T_1WI B. T_2WI C. T_2WI横轴位

图2-2-3　正常椎间盘

A~C. 正常椎间盘在T_1WI上呈低信号,在T_2WI上呈高信号,横轴位T_2WI显示纤维外环呈低信号

3.肌肉组织:所含质子密度明显高于骨骼,T_1WI呈等信号或稍低信号,T_2WI呈低信号。

4.韧带肌腱及纤维组织:所含质子密度低于肌肉组织,T_1WI和T_2WI均呈低信号。

5.脂肪组织:具有较高的质子密度,信号强度大,T_1WI和T_2WI均呈高信号(表2-2-2)。

6.流动血液:

信号强度取决于血流流速、血流形式、血流方向、脉冲序列和成像参数等。血管内流速快的血液,在T_1WI和T_2WI均表现为流空现象,多呈无信号或极低信号,也可呈T_1WI高信号,T_2WI极低信号(图2-2-4)。

静脉内血流非常缓慢,在T_2WI表现为高信号,如在椎旁静脉丛或盆腔静脉丛等处(图2-2-5)。有时血管内血液可因层流和湍流(涡流)出现信号强度改变。

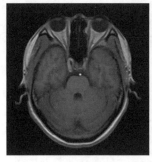

A. T_1WI　　　　　　　　B. T_2WI

图2-2-4　正常头颅MRI

A. B. 基底动脉及双侧颈内动脉海绵窦段呈T_1WI高信号、T_2WI低信号

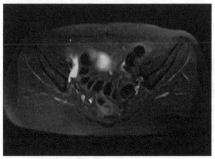

图2-2-5　盆腔静脉丛

右侧髂静脉T_2WI呈高信号

7.气体:因氢质子密度最低,信号很微弱,MRI上呈极低信号。

8.颅脑:

(1)脑实质:

①脑白质(髓质)较脑灰质(皮层)含脂量多而含水量少,在T_1WI信号高于脑灰质,T_2WI则低于脑灰质(表2-2-1)。PWI两者信号近乎一致。

②苍白球、红核、黑质和齿状核等核团:因铁质沉积较多,在高场T_2WI呈低信号,在低场PWI和T_2WI信号强度常与灰质一致,但红核除外。

③脑脊液:呈典型的长T_1、长T_2信号。

④脑神经:在T_1WI上显示较佳,呈等信号。

(二)病变组织的磁共振信号表现

1.水肿:分血管源性(如脑肿瘤、出血、创伤和炎症等)、细胞毒性(如急性期的缺血性脑血管病)和间质性(如脑积水脑脊液透过室管膜进入脑室周围的白质)三类,均可引起局部含水量增多,故T_1WI水肿区呈低信号和T_2WI呈高信号(图2-2-6)。信号强度取决于水肿程度(表2-2-3)。

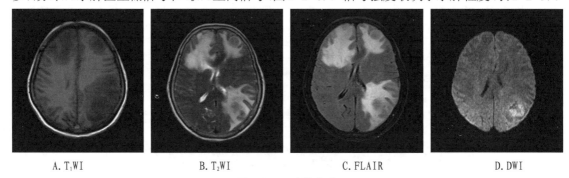

A. T_1WI B. T_2WI C. FLAIR   D. DWI

图2-2-6 脑转移瘤

A~D. 典型的"小病灶大水肿",病灶周围为血管源性水肿,呈明显T_1WI低信号,T_2WI和抑水序列高信号,DWI呈稍高信号

2.变性:变性组织MRI的表现由其含水量决定,如含水量增加的多发性硬化病灶,其T_2WI信号强度增高呈高信号,含水量减少的变性椎间盘,其T_2WI信号明显减低。

3.坏死:信号强度因组织类型、内容物及坏死程度不同而异,液化性坏死由于坏死组织内含水量多增加,且形成的肉芽组织含大量新生血管和纤维结缔组织,故质子密度较高,故T_1WI多呈低信号和T_2WI呈高信号(图2-2-7)。局部肉芽组织修复呈慢性过程,质子密度明显减少,在T_1WI和T_2WI上均呈低信号。胆管细胞癌和炎性假瘤等引起的凝固性坏死T_1WI为低信号及T_2WI为稍高或等信号。

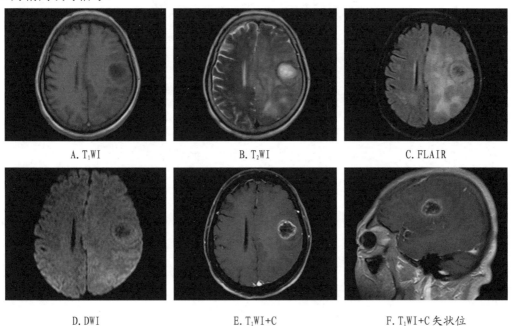

A. T_1WI B. T_2WI C. FLAIR

D. DWI   E. T_1WI+C   F. T_1WI+C 矢状位

图2-2-7 左侧大脑半球胶质瘤

A~F. 肿瘤的坏死成分在T_1WI呈低信号,T_2WI呈高信号,FLAIR及DWI呈低信号,增强无强化

4. 囊变：

(1)信号强度因囊变内容物不同而异,通常主要由液性成分组成,故在T_1WI呈低信号,在T_2WI呈高信号(图2-2-8)。

(2)囊变组织的T_1WI和T_2WI信号强度,可依其蛋白含量的增多而增加,甚至均呈高信号。

(3)出血液化形成的囊变,其信号强度因出血的不同期相而表现各异。

(4)良性囊变边缘常光滑,信号强度均匀,边缘与中心一致。

(5)恶性肿瘤囊变多伴有壁结节,边缘不光滑。

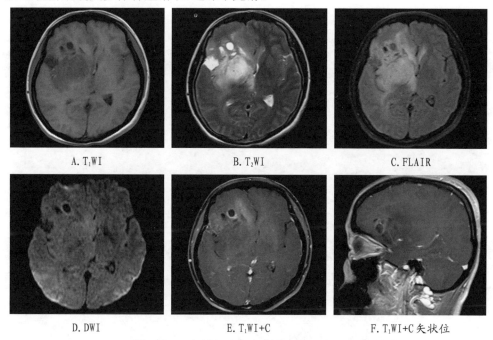

A. T_1WI　　　　B. T_2WI　　　　C. FLAIR

D. DWI　　　　E. T_1WI+C　　　　F. T_1WI+C 矢状位

图2-2-8　右侧大脑半球星形细胞瘤(Ⅲ~Ⅳ)

A~D. 肿瘤囊变区在T_1WI呈低信号,T_2WI呈高信号,FLAIR及DWI呈低信号;E.F. 增强囊变区无强化,周围肿块实质成分强化

5. 出血:MRI信号可准确地反映含氧血红蛋白-脱氧血红蛋白-正铁血红蛋白-含铁血黄素的演变规律(图2-2-9)。

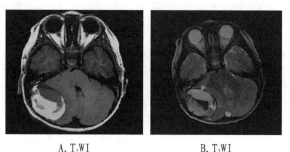

A. T_1WI　　　　B. T_2WI

图2-2-9　右侧小脑半球不同时期出血

A.B. 血肿呈混杂信号,其内T_1WI呈低信号、T_2WI呈高信号,为超急性期新鲜出血,此期红细胞完整,含氧血红蛋白抗磁性,主要表现为蛋白质和水的全血信号;T_1WI高信号,T_2WI低信号为亚急性出血早期,此期脱氧血红蛋白演变为正铁血红蛋白但仍位于红细胞内;T_1WI高信号,T_2WI稍高信号为亚急性出血晚期,此期,脱氧血红蛋白演变为正铁血红蛋白,红细胞已溶解

6. 梗死：

（1）超急性脑梗死（<6 小时）：DWI 呈高信号（图 2-2-10），MRI 灌注呈低灌注状态。

（2）急性期（7～72 小时）：梗死区因水肿 T_1WI 呈低信号，T_2WI 和 FLAIR 呈高信号（图 2-2-11）。DWI 呈高信号，PWI 呈低灌注状态。

（3）亚急性期（3～10 日）：T_1WI、T_2WI 和 FLAIR 表现同急性期，DWI 呈高信号或等信号，PWI 呈低灌注。

（4）慢性期：T_1WI 呈低信号，T_2WI 呈高信号，FLAIR 在慢性早期呈高信号，在慢性晚期呈低信号，DWI 呈等信号或低信号。

（5）出血性脑梗死：在脑梗死的异常信号基础上，出现不同期相出血的信号（图 2-2-12）。

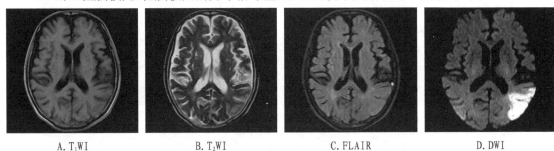

A. T_1WI B. T_2WI C. FLAIR   D. DWI

图 2-2-10　超急性期脑梗死

A～D. 左侧枕叶脑梗死 <6h，DWI 呈高信号，而 T_1WI、T_2WI 及 FLAIR 表现不明显

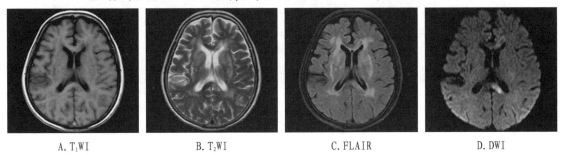

A. T_1WI B. T_2WI C. FLAIR   D. DWI

图 2-2-11　胼胝体压部急性期脑梗死

A～D. 胼胝体压部偏左在 T_1WI 呈稍低信号，T_2WI 呈稍高信号，FLAIR 及 DWI 呈高信号

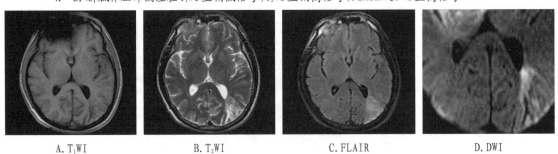

A. T_1WI B. T_2WI C. FLAIR   D. DWI

图 2-2-12　出血性脑梗死

A～D. 左侧枕叶梗死区在 T_1WI 以低信号为主，其内出血呈高信号，T_2WI 呈高信号，FLAIR 及 DWI 呈高信号

7. 钙化：

（1）钙化因质子密度非常低，在 T_1WI 和 T_2WI 均呈低信号（图 2-2-13）。

（2）因钙化在T₁WI上的信号强度与钙化颗粒的大小及钙与蛋白质是否结合有关,有时钙化在T₁WI呈高信号,在T₂WI呈等信号或低信号(图2-2-14)。

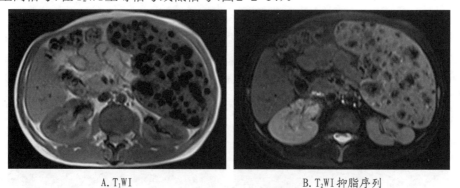

A. T₁WI　　　　　　　　　　　B. T₂WI抑脂序列

图2-2-13　脾脏多发钙化

A.B. 脾脏多发结节状钙化灶,在T₁WI和T₂WI均呈低信号

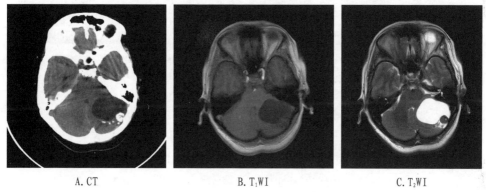

A. CT　　　　　　　　B. T₁WI　　　　　　　　C. T₂WI

图2-2-14　左侧小脑半球血管母细胞瘤

A～C.CT示左侧小脑半球囊性占位伴结节状钙化灶,钙化成分在T₁WI呈稍高信号,T₂WI呈低信号

8.脂类物:脂肪瘤和畸胎瘤等富含脂类物质,因其分子结构不同信号强度而异(图2-2-15)。

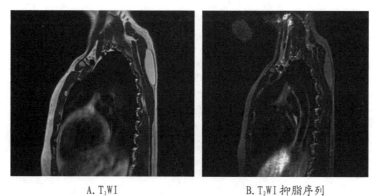

A. T₁WI　　　　　　　　　　　B. T₂WI抑脂序列

图2-2-15　背部脂肪瘤

A.B. 背部皮下软组织内见长椭圆形T₁WI高信号,边界清楚;T₂WI抑脂序列呈低信号

9.铁质沉积:高场强磁共振设备对铁含量的变化非常敏感。

（1）生理性:脑神经核团各部在不同年龄阶段开始出现铁沉积,新生儿无明显铁沉积,苍白球铁沉积始于6个月的婴儿,小脑齿状核处始于3～7岁,壳核铁含量至70岁才与苍白球接近。铁沉积易发生的神经核团在T_2WI呈明显的低信号。

(2)病理性:

①部分脑部变性、脱髓鞘和血管性病变,如老年性痴呆的大脑皮质铁沉积增多;帕金森病的壳核和苍白球铁沉积增多;慢性血肿周围的铁沉积增多。

②肝脏含铁血黄素沉着症(肝铁质沉着症):肝脏信号下降,特别是T_2WI信号强度明显下降(图2-2-16)。

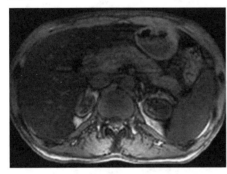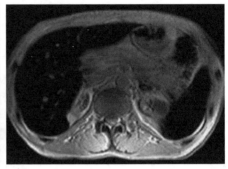

A. T_1WI B. T_2WI

图2-2-16 肝脏含铁血黄素沉着症

A.B. T_1WI及T_2WI肝实质信号均明显下降

10.骨质改变:

(1)骨质疏松:是指单位体积内骨组织的含量减少,骨微细结构变脆弱骨折危险性增加。分局限性和全身性两类。局限性多见于感染、外伤、肿瘤和血管神经功能障碍等,全身性多见于甲状旁腺功能亢进症、老年、绝经后、酒精中毒、糖尿病等。

①老年性:因骨小梁变细、减少及黄骨髓增多,故松质骨T_1WI和T_2WI信号均增高。因哈氏管扩张和黄骨髓侵入,骨皮质变薄,故其内可见较高信号。

②病理性:感染、肿瘤和骨折等周围的骨质疏松区,因局部充血,故水肿呈长T_1、长T_2信号(图2-2-17)。MRI很少用于诊断骨质软化。

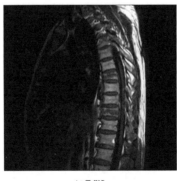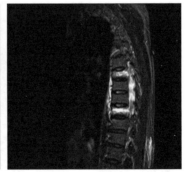

A. T_1WI B. T_2WI抑脂序列

图2-2-17 椎体转移瘤

A.B. 多发胸椎椎体形态变扁,其内破坏区在T_1WI呈低信号,T_2WI呈高信号

(2)骨质破坏:是指局部骨质为病理组织取代而造成骨组织的缺失,多见于感染、肉芽组织、肿瘤和肿瘤样病变与神经营养性障碍等。

①骨皮质:正常骨皮质T_1WI和T_2WI均呈低信号。骨皮质破坏时,在T_2WI上信号增高,可表现为骨皮质变薄、连续性中断或破坏(图2-2-18)。

②松质骨非脂肪抑制:表现为高信号的骨髓被较低或混杂信号取代(图2-2-19)。

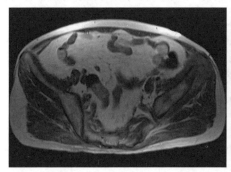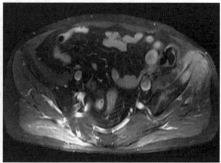

A. T_1WI　　　　　　　　　　　B. T_2WI抑脂序列

图2-2-18　肺癌骨转移(1)

A. B. 左侧髂骨局部骨皮质中断、不连续,T_1WI和T_2WI信号增高,周围可见软组织肿块影

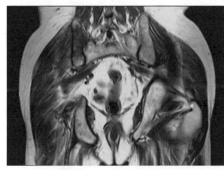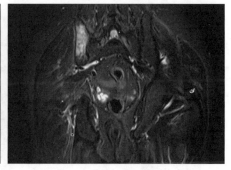

A. T_1WI　　　　　　　　　　　B. T_2WI抑脂序列

图2-2-19　肺癌骨转移(2)

A. B. 右侧髂骨髓腔内正常骨髓信号被T_1WI低信号、T_2WI高信号取代

(3)骨质增生、硬化:是指单位体积内骨质数量增多、变致密。全身性多见于代谢性骨病(肾性骨硬化)、金属中毒(铅、氟中毒)、遗传性骨发育障碍(石骨症)和老年退行性改变,局限性多见于慢性感染、外伤后修复和成骨性肿瘤等。

骨质增生、硬化时,T_1WI和T_2WI均呈低信号,因其骨小梁间骨髓组织相对较少,所以较正常松质骨呈较低信号。

(4)骨膜增生:是指病理情况下的骨膜性成骨,又称骨膜反应,多见于感染、外伤及肿瘤等。MRI对骨质增生和骨质坏死显示早于CT和X线平片。

①矿物质沉积前:骨膜增厚,在T_1WI呈等信号、T_2WI呈高信号的连续线样影。

②矿物质沉积后:在T_1WI和T_2WI均呈低信号(图2-2-20)。

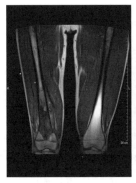
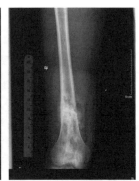

| A. T₁WI | B. T₂WI 抑脂序列 | C. X 线平片 |

图 2-2-20　右侧股骨下段骨肉瘤

A～C. 右侧股骨下段骨质破坏伴骨膜反应,增生的骨膜在 T₁WI 及 T₂WI 均呈低信号

(5)骨质坏死:是指骨组织的局限代谢停止、细胞成分死亡,多见于感染、外伤、梗死、减压病、药物和放射性损伤等。

①T₁WI 病灶形态不规则、呈均匀或不均匀低信号,在 T₂WI 呈等至高信号(图 2-2-21)。

②坏死区周边的骨质硬化带在 T₁WI 和 T₂WI 均呈低信号。

③病变最外侧可见 T₂WI 呈高信号的肉芽组织和软骨化生组织的修复带。

④病变晚期出现纤维化和骨质增生、硬化,在 T₁WI 和 T₂WI 均呈低信号。

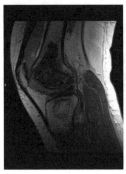
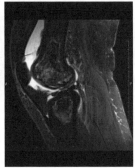
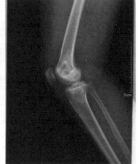

| A. T₁WI | B. T₂WI 抑脂序列 | C. X 线平片 |

图 2-2-21　股骨下段及胫骨上段骨梗死

A～C. 股骨下段及胫骨上段骨髓腔内见不规则、不均匀 T₁WI 低信号及 T₂WI 高信号

11. 肿瘤:因所含质子密度较正常组织高,故 T₁WI 呈等信号或稍低信号,T₂WI 呈高信号(图 2-2-22)。由于不同肿瘤所含成分各异,故信号变化多样。

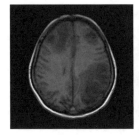
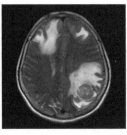
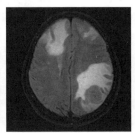
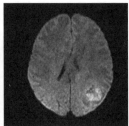

| A. T₁WI | B. T₂WI | C. FLAIR | D. DWI |

图 2-2-22　脑转移瘤

A～D. 左侧顶叶皮髓质交界区类圆形占位,T₁WI 稍低信号,T₂WI 稍高信号,DWI 呈稍高信号

四、磁共振检查适应证

(一)中枢神经系统

MRI在中枢神经系统中应用最广泛,颅脑和脊柱扫描约占全部磁共振扫描的70%。多方位成像(人体横断位、冠状位、矢状位及任意方位的断面图像)有利于解剖结构和病变的显示及空间立体定位;血管流空现象在不使用对比剂情况下可观察病变与血管的关系及血管性病变;对脑干、幕下区、枕大孔区、脊髓和椎间盘病变的显示明显优于CT检查。

1.颅内肿瘤:由于MRI具有多参数和多方位成像,图像对比清晰和组织分辨率高,对肿瘤的定位和定性诊断更加准确,在显示肿瘤,尤其是垂体瘤、听神经瘤、脑膜瘤和多发小转移瘤方面优于CT检查;MRI因无骨伪影干扰,在检查后颅窝、颅底和头顶部时明显优于CT;应用扩散、灌注和波谱在判断肿瘤的良恶性、瘤周浸润等方面价值较高。

2.脑血管病变:

(1)脑梗死:发现病灶较CT更早、更准确,尤其是应用弥散、灌注及FLAIR序列,大大提高了诊断的敏感性和特异性,可在发病30分钟后发现病灶。

(2)脑出血:对急性期脑实质、蛛网膜下隙及硬膜下出血的诊断,MRI均不如CT,但在显示亚急性期和慢性期出血方面优于CT。

(3)脑动脉瘤、血管畸形等:对脑动脉瘤、动静脉畸形、海绵状血管瘤、烟雾病、颈动脉海绵窦瘘、静脉畸形和静脉窦与脑静脉闭塞诊断价值较高。

3.颅脑外伤:MRI在颅骨骨折的显示上不如CT,但对脑挫裂伤的诊断较CT更敏感。

4.颅内感染和炎性病变:MRI优于CT,尤其是病变累及脑膜时。

5.先天性颅脑畸形、脑白质病及变性疾病、脑退变和理化损伤:MRI显示明显优于CT。

6.椎管内病变:对肿瘤、脊髓空洞症、感染、脊髓先天性畸形和动静脉畸形诊断价值远高于CT。

(二)五官与颈部

1.五官和颈部结构复杂,由于MRI具有多方位成像、组织分辨率高和无骨伪影,故在病变的定位和定性方面明显优于CT。

2.MRI具有的流空效应在区别血管断面和淋巴结方面价值较高。

3.MRI适用于眼部占位病变、炎症、外伤和视网膜病变的检查,对视网膜脱离、黑色素瘤具有特征性表现,可清晰地显示视神经全貌。

4.水成像技术可清晰地显示内耳前庭、耳蜗及半规管,对先天性发育异常诊断价值较高,还可用于内听道肿瘤的诊断。

5.对鼻窦病变可做出定性诊断,对鼻咽癌、上颌窦癌的早期诊断和累及范围及鉴别鼻咽癌放疗后肿瘤的复发和纤维瘢痕诊断有重要作用。

6.对喉部和颞颌关节病变诊断价值较高。

7.MRI在区别甲状腺实性肿瘤和囊肿、胶样囊肿和出血囊肿方面,以及显示较小的甲状旁腺肿瘤方面较敏感。

(三)胸部

1.肺部病变:

(1)磁共振对肺癌病灶本身的显示不如CT,但在肺癌分期诊断方面具有优势,因MRI显示纵隔和肺门淋巴结及肺癌胸膜、胸壁侵犯效果较佳。

(2)MRI能清晰地区分肿瘤与不张肺组织的分界,以及放疗后纤维化与局部复发。

(3)血管流空效应在鉴别血管性和非血管性病变方面具有优势,尤其对肺动静脉瘘、肺隔离症的诊断价值高。

(4)肺为含气器官,MRI上呈无信号,故应用上受限,如对肺气肿、肺大泡、气胸和支气管扩张无诊断价值,对肺部感染、肺内小病灶、钙化灶和弥漫性病变的显示效果不如CT。

2.纵隔病变:MRI在显示纵隔病变和定位、定性诊断,以及鉴别肿瘤侵袭性与非侵袭性上,效果优于CT。对恶性淋巴瘤放疗后疗效评价帮助较大。

3.胸膜病变:MRI在显示胸膜占位、区分胸腔积液性质上,效果优于CT,但对胸膜肥厚、粘连和钙化的显示效果不如CT。

4.MRI具有多方位成像,故在鉴别肺内外、纵隔内外和纵隔上下病变方面具有优势,对明确病变的起源大有帮助。

(四)心血管系统

MRI在心血管系统检查中的优势:MRI为无创性检查技术,无放射性辐射损伤,无须注射含碘对比剂,安全性高,不仅可多方位成像,还具有血管流空效应,可提供心脏和大血管的解剖和病理解剖细节;在显示复杂的结构异常时,较二维超声心动图和心血管造影更具优势;可结合心脏电影对心功能进行全面、准确的评估;通过血流定量技术可测得血流速度和血流量;采用心肌灌注和延迟强化在评价存活和无活性的心肌方面具有优越性。

1.大血管病变:MRI对动脉瘤、主动脉夹层、大血管狭窄和闭塞性病变的诊断价值较高。

2.先天性心脏病:MRI可清楚显示房室间隔缺损、主动脉及肺静脉异常、动脉导管未闭和法洛四联症等;可直接显示心腔大小和心壁厚度的改变;心脏电影在评价血流的异常分流和反流方面价值较高。

3.冠心病:MRI不仅对冠心病诊断的帮助较大,而且对粥样硬化斑块的成分及稳定性评价更具临床意义;对心肌梗死、室壁瘤和心腔内血栓的诊断价值较高,可用于评价心功能、心肌血流灌注、心肌缺血及心肌活性等。

4.心肌病变:对原发性心肌病诊断价值高,可鉴别肥厚型心肌病和扩张型心肌病,可直接显示心肌纤维、测量心腔大小和室壁厚度等;因继发性心肌病的原发病变不同而心肌信号各有所异。

5.心脏瓣膜病:不仅可清楚地显示风湿性心脏病瓣膜的改变,而且可显示前负荷增加引起的继发性改变。通过MRI电影技术和相关软件可对血流方向、血流速度及血流量等进行测定。

6.心脏肿瘤:在心脏原发性和继发性肿瘤的诊断方面价值较高,优于CT检查,对肿瘤侵犯心包、心肌,累及大血管的显示较优越。

7.心包病变:对心包先天变异,心包增厚、积液及肿瘤有较高的诊断价值。

(五)腹部

MRI对腹部大多数病变组织的定性优于CT,对肝内外胆管病变的显示明显优于CT,但对脂肪肝诊断的敏感性不如CT。CT检查一般作为急腹症诊断的首选检查方式,若患者为胆管结石或胆源性胰腺炎时,则应先行MRI检查;对腹部外伤多行CT检查。

1.肝脏病变:MRI因具有很高的软组织分辨力,并能多角度、多序列成像,在肝脏病变的定位和定性诊断方面,特别对肝癌和肝海绵状血管瘤的鉴别诊断帮助很大。

2.胆系病变:MRI对胆系结石和炎症、肿瘤及瘤样病变的诊断价值较高。磁共振胰胆管成像(magnetic resource cholangiopan-creatography,MRCP),不仅无创、无放射性和不使用对比剂,还可三维成像多角度观察胆管和胰管,能显示胆管周围的组织信息,因此,MRCP是目前胆管系统,尤其是梗阻性黄疸患者最具诊断价值的检查方法。

3.胰腺病变:无创性MRCP检查对胰管的显示价值较高,优势十分明显,在诊断上可取代有创的ERCP检查。

MRI对胰腺疾病的诊断具有较高的敏感性和特异性,尤其在显示肿瘤、判断肿瘤外侵范围和血管受累、周围淋巴结转移方面优于CT;其动态增强扫描有助于小胰腺癌和胰岛细胞瘤的检出;MRI多方位成像结合MRCP对慢性胰腺炎和胰腺癌的鉴别诊断价值较高,但MRI对有胰腺结石、钙化的慢性胰腺炎的敏感性不如CT。

4.脾脏病变:虽然T_2WI对脾脏病变显示的敏感性较高,但由于T_2WI脾本身为稍高信号,而脾肿瘤时亦多表现为高信号,故此时应注意区分。单纯性脾大的MRI信号强度和均匀度均无改变。

5.胃肠道和腹膜腔病变:由于MRI图像空间分辨率较低,故对胃肠道病变的显示和诊断多不如CT,对胃肠道黏膜、小肿瘤和溃疡难以显示,但对直肠癌术后的复发诊断价值较高。

MRI在腹膜后病变,主要用于腹膜后肿瘤和常见大血管病变的诊断,在确定部分肿瘤性质方面优于CT,但对腹膜后间隙筋膜的显示不如CT。

在肾上腺病变中,由于MRI图像组织分辨力高,对组织成分敏感性高,因此在肿瘤的定性诊断方面价值较高,但在显示肿瘤和肾上腺增生方面不如CT。

(六)泌尿和生殖系统

MRI在泌尿系统的应用优于CT,能清楚显示肾、输尿管、膀胱等组织结构,并对确定病变的组织成分和内部结构均有较高的诊断价值。对泌尿系统肿瘤、畸形、炎症、梗阻和血管性疾病的诊断价值较高,在肿瘤分期、肿瘤复发、监测肾移植后排斥反应等方面明显优于CT。磁共振尿路成像(magnetic resonance urography,MRU)可明确诊断尿路梗阻,MRI对肾外伤和泌尿系结石不如CT敏感。

MRI在生殖系统的应用也优于CT,对前列腺增生和前列腺癌的鉴别诊断明显优于CT检查,特别对位于被膜内病灶小的前列腺癌的诊断和肿瘤范围的评价,对子宫内膜癌、宫颈癌、子宫平滑肌瘤、子宫内膜异位症与卵巢癌的诊断和分期明显优于CT检查。MRI多方位、多参数和多序列的成像有助于病变的发现、起源和组织成分的确定,对病变定性有重要的参考价值。

(七)骨骼与软组织

MRI对组织分辨力高的优势在骨骼和软组织病变的诊断表现最明显。因为不同组织具有不同的弛豫参数和质子密度,故使MRI图像具有良好的天然对比,能清楚地显示骨、关节和软组织解剖结构,并能显示CT无法显示或显示不佳的关节软骨、韧带、肌腱等组织结构和软组织水肿、变性及骨髓病变等病理变化。

MRI是评价关节软骨损伤、剥脱性骨软骨炎、早期股骨头缺血性坏死、骨髓挫伤和浸润、血液病累及骨骼系统和软组织肿瘤等病变的首选和最佳检查方法,明显优于CT检查,但对骨折、死骨、骨质疏松和增生等改变的显示不如CT敏感。

(八)乳腺

MRI特制乳腺线圈能清楚显示乳腺的微细结构。对乳房小、乳腺组织致密、病变部位深和需明确病灶数目的诊断价值较高;在鉴别乳腺局限性结构紊乱和实质性肿块、良性和恶性肿瘤、恶性肿瘤和瘢痕组织及复发癌的诊断上有较大帮助,还可检查置入假体附近的癌瘤。乳腺疾病常规需要双侧乳腺动态增强扫描。

(郑穗生 徐 敏 邹立巍 张清俊)

第三章 头颈和中枢神经系统

第一节 脑 血 管 病

一、脑出血

(一)CT表现

1.平扫:

(1)血肿及周围脑实质密度依病期不同而表现各异:

①新鲜血肿表现为脑内边界清楚的高密度区,密度均匀,周围常有低密度水肿带(图3-1-1A)。

②发病后3~7日,高密度血肿边缘模糊变淡,周围低密度环增宽,高密度灶向心性缩小,1个月后形成等密度或低密度灶(图3-1-1B)。

③2个月后,血肿完全吸收、液化形成囊腔,呈脑脊液密度,增强呈环形强化(图3-1-1C)。

(2)血肿及周围水肿引起占位效应:

①占位效应与血肿大小、水肿轻重、位置深浅有关,急性期可并发脑疝。

②一般在出血2周水肿最明显,占位效应最重。

③2周后占位效应逐渐缓解(图3-1-1B)。

④2个月后,占位效应消失,囊腔缩小,可有邻近脑组织萎缩改变(图3-1-1D)。

(3)急性期脑出血可破入脑室或蛛网膜下隙(图3-1-2,图3-1-3)。

(4)血块堵塞脑脊液循环,可引起脑积水。

2.增强:

(1)新鲜血肿无强化。出血后1周表现为血肿周围环形增强(图3-1-3,图3-1-1C),以4~6周最明显。

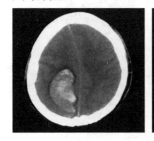 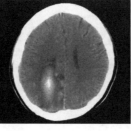 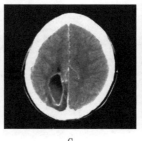 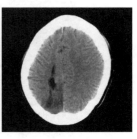

A   B   C   D

图3-1-1 脑出血演变过程

A. 发病6小时,右顶叶肾形高密度血肿;B. 发病20日,血肿边缘变模糊,密度变淡,周围低密度环形增宽;C. 发病44日,增强扫描见血肿周围环形强化,其内密度不均,部分囊变;D. 发病3个月,血肿完全吸收,病灶缩小,液化形成囊腔,周围脑组织萎缩

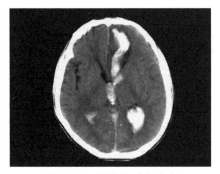

图3-1-2　脑出血破入脑室

血肿自左侧脑室前角前方破入脑室,另见第三脑室及两侧侧脑室后角内积血形成脑室铸型

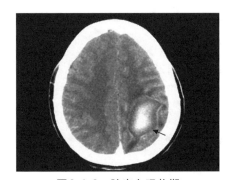

图3-1-3　脑出血吸收期

增强扫描见左顶叶后部血肿周围环状强化(↑),与中心高密度灶间隔以低密度血肿溶解吸收区,环外为低密度水肿,另见脑沟裂多发高密度

(2)急性期和慢性期CT表现较典型,只有血肿呈等密度时,增强扫描才有较大的意义。

(二)MRI表现

1.超急性期(<6小时):新鲜出血T_1WI呈稍低信号,T_2WI为稍高信号。

2.急性期(6~72小时):T_1WI一般为稍低信号,在T_2WI上呈低信号(图3-1-4)。

3.亚急性期(3日~1个月):早期在T_1WI上表现为高信号环,血肿中心部分呈低或等信号;随时间推移,血肿在T_1WI上则呈均匀的高信号。T_2WI上血肿从早期到晚期由低信号转变为高信号(图3-1-5)。

4.慢性期(≥1个月):血肿周边呈环状低信号,又称为"含铁血黄素环",此为慢性期血肿的特点(图3-1-6)。

5.DWI上脑实质内出血的信号变化规律:超急性期和急性期出血在DWI上呈明显低信号,ADC值降低;亚急性晚期ADC值降低或增高;慢性期ADC值增高。

(三)鉴别诊断

高血压性脑出血需与外伤性脑出血、颅内动脉瘤破裂、动静脉畸形(AVM)破裂所致的脑出血、脑肿瘤出血及出血性脑梗死相鉴别。

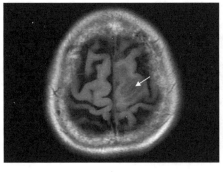

A

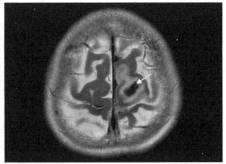

B

图3-1-4　急性期脑内血肿

A.B. 左额叶血肿在T_1WI呈稍低信号(↑),T_2WI上呈明显低信号(长↑),周围见小片状水肿

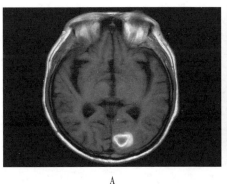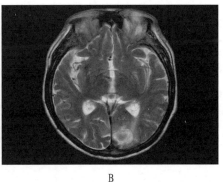

A   B

图3-1-5　亚急性早期脑内血肿

A.B. 左侧枕叶血肿在T₁WI呈环状高信号、中心呈低信号,T₂WI中心亦为低信号,周围片状水肿

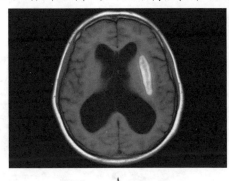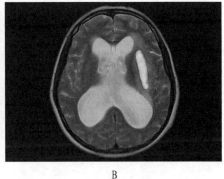

A   B

图3-1-6　慢性期脑内血肿

A.B. 左侧基底节区血肿,周边在T₁WI和T₂WI均呈低信号,以T₂WI表现明显,血肿中心的高铁血红蛋白在T₁WI和T₂WI上均为高信号

二、脑梗死

(一)CT表现

1.缺血性脑梗死:

(1)平扫:

①边界不清稍低密度灶或者边界较清楚的低密度灶;其部位及范围与责任血管供血区一致(图3-1-7)。

②发病1～2周,梗死区密度降低,边界更清楚(图3-1-8)。

③发病2～3周,梗死区密度较前升高,病灶范围可缩小,不清晰,较小的病灶可完全变为等密度,称为"模糊效应"。

④发病4～8周,梗死灶密度近脑脊液密度,最后形成囊腔(图3-1-8)。

(2)增强扫描:

①一般梗死后3～7日出现强化,2～3周强化最明显,可持续4～6周。

②梗死灶强化多数表现为脑回状或斑点状、团块状(图3-1-9)。

(3)占位效应:

①梗死灶因并发脑水肿而出现占位效应(图3-1-8)。

②占位效应在发病当日即可出现,病后1～2周最显著。

③发病2周后占位效应由重转轻,可出现负占位效应,邻近脑实质萎缩,脑沟、脑池增宽,脑室扩大(图3-1-8),中线结构可向患侧移位。

2.腔隙性脑梗死:

(1)平扫:

①一般在发病48～72小时出现低密度灶(图3-1-10),4周左右形成脑脊液样低密度软化灶。

②多位于基底节内囊区、丘脑、脑室旁深部白质、脑桥等。

③病灶大小为5～15mm,大于15mm为巨大腔隙灶。

(2)增强扫描:在发病后2~3周出现强化现象,占位效应不明显。

3.出血性脑梗死:

(1)平扫:低密度梗死区内出现不规则状高密度出血灶。

(2)增强扫描:梗死低密度区中仍可显示脑回状、斑片状强化。

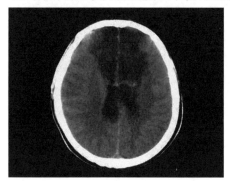

图3-1-7 两侧大脑前动脉梗死

额顶叶近中线两侧长条形低密度区,边界清楚,脑沟消失,两侧侧脑室体部受压

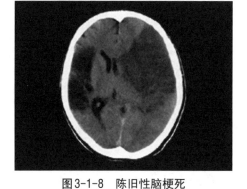

图3-1-8 陈旧性脑梗死

右颞叶大片陈旧性梗死灶,密度与脑脊液相似,边界清楚,另见左额颞叶大片低密度梗死灶,距发病后4日,边界欠清。右侧脑室增大,左侧脑室受压变窄,中线结构向右侧移位

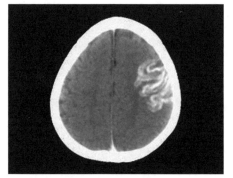

图3-1-9 大脑中动脉梗死

增强扫描见左侧大脑中动脉供血区低密度灶内呈明显脑回样强化

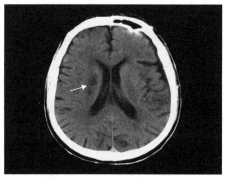

图3-1-10 腔隙性脑梗死

右侧脑室体部外方见2个边界较清晰的小片状低密度灶(↑)

(二)MRI 表现

1.常规 MRI 在 T_1WI 上呈低信号,在 T_2WI 和 FLAIR 上均呈高信号,脑回肿胀,脑沟变窄、消失,与血管供血区一致(图3-1-11);分水岭梗死位于血管供血交界区(图3-1-12)。

2.出血性脑梗死在 T_1WI 上表现为梗死区内斑片状高信号(图3-1-13)。

3.腔隙性脑梗死表现为基底节、丘脑、脑干、小脑等部位斑片状病灶,在 T_1WI 上呈低信号,在 T_2WI 上呈高信号。

4.慢性期病灶,在各序列加权像上均与脑脊液信号相似,周边胶质增生在 FLAIR 上呈高信号,并出现负占位效应。

5.DWI:超急性期梗死区在 DWI 上呈高信号,在 ADC 图上呈低信号。急性期在 DWI 上梗死区信号呈进一步升高。亚急性期在 DWI 上表现为等信号,ADC 值与脑实质相同。慢性期在 DWI 上表现为低信号,在 ADC 图上呈类似脑脊液样高信号。

6.MRA 能够显示狭窄或闭塞的动脉血管分支。

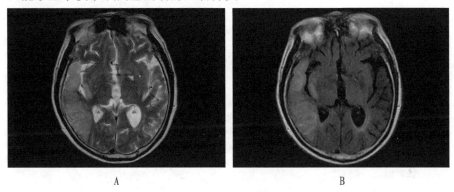

图3-1-11　急性期脑梗死

A.B. 右颞叶、岛叶大片状异常信号,病变区脑回肿胀,脑沟消失;病灶在 T_2WI 呈高信号,FLAIR 显示更明显,灰白质同时受累,病变与右侧大脑中动脉供血分布区一致

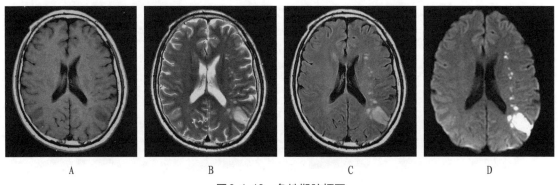

图3-1-12　急性期脑梗死

A.B. T_1WI 和 T_2WI 示左侧内分水岭区呈线状分布的多个斑片状、后分水岭片状长 T_1、长 T_2 信号;C.D.FLAIR 和 DWI 均呈高信号

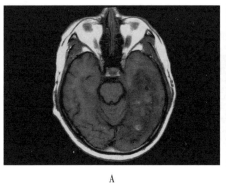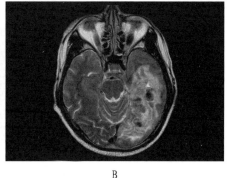

图3-1-13 出血性脑梗死

A.B.T₁WI和T₂WI示左侧颞枕叶大片状脑梗死,呈长T₁、长T₂信号,病灶内见斑片状短T₁、短T₂信号出血

三、动脉瘤

(一)CT表现

1.未破裂动脉瘤:

(1)Ⅰ型(无血栓性动脉瘤):

①平扫表现为圆形或类圆形稍高密度影(图3-1-14A)。

②增强后瘤腔呈明显均匀强化,边缘清晰(图3-1-14B,图3-1-14C)。

(2)Ⅱ型(部分血栓性动脉瘤):

①平扫表现为圆形等密度或环形钙化区内一个中心性或偏心性稍高密度影。

②增强后代表瘤腔的稍高密度影明显强化,而等密度血栓区强化不明显,有时较大动脉瘤的瘤壁亦可强化,呈同心圆状改变,称为"靶征"(图3-1-15)。

(3)Ⅲ型(完全血栓性动脉瘤):

①平扫表现为病灶中心等密度,其周边呈稍高密度并常有钙化。

②增强后周边动脉瘤壁环状强化而中心部分强化不明显。

③急性期的新鲜血栓CT平扫上可表现为高密度区。

2.动脉瘤破裂出血:

(1)CT上可表现为蛛网膜下隙出血、脑内血肿和脑室内积血,另可依据出血部位、范围推测动脉瘤位置。

(2)动脉瘤破裂出血常可造成动脉痉挛。

(3)并发脑缺血、脑梗死、脑水肿、脑积水等改变。

(4)CTA可进行 VR、MIP、MPR 等血管重组,在VR图像上可进行各种方向的旋转观察动脉瘤以及周围空间的解剖关系(图3-1-14D)。

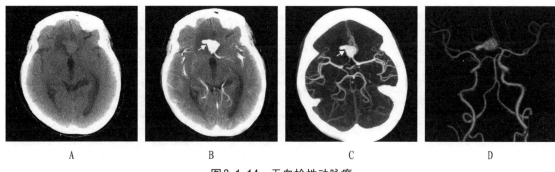

图3-1-14　无血栓性动脉瘤

A. CT平扫见额部不规则等密度病灶,灶周可见低密度水肿区;B. 增强扫描病灶明显均匀强化,边缘清晰(↑),其强化程度与脑内动脉血管密度相等;C. 病灶位于前交通动脉,广基底与前交通动脉相连,动脉瘤方向朝右上(↑);D. 显示前交通动脉瘤与两侧大脑前动脉、中动脉之间的立体关系

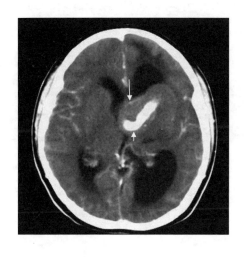

图3-1-15　部分血栓性动脉瘤

增强扫描见左侧大脑中动脉大型动脉瘤,瘤腔明显强化(↑),瘤壁呈轻度强化(长↑),其间血栓部分不强化,侧脑室扩大,以左侧明显

(二)MRI 表现

1. MRI 显示动脉瘤取决于瘤体大小、血流特征、瘤内血栓、瘤壁钙化和含铁血黄素沉积等因素。

2. 动脉瘤的瘤腔在T_1WI和T_2WI图像上呈低信号(图3-1-16)。

3. 动脉瘤内血栓显示为高低相间的混杂信号(图3-1-17)。

4. MRA检查可直接显示动脉瘤大小、形态,瘤内血栓及载瘤动脉。

(三)鉴别诊断

1. 脑膜瘤:CT平扫脑膜瘤内可见钙化,增强后多呈均匀强化,MRI多呈等T_1等T_2信号。

2. 垂体瘤:鞍内及鞍上池处稍高密度肿块,蝶鞍增大,均匀性或环形中度强化。

3. 较小的动脉瘤需与一些正常的血管结构(如血管襻及静脉突起)相鉴别。

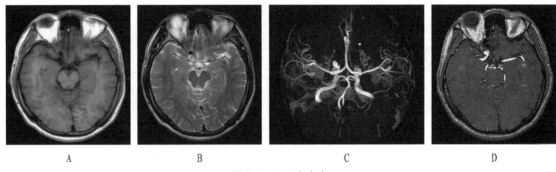

图3-1-16 动脉瘤

A.B.T₁WI和T₂WI示右侧额叶小圆形流空信号,边界清楚;C.D.MRA及其原始图像示动脉瘤与右侧颈内动脉末端相连

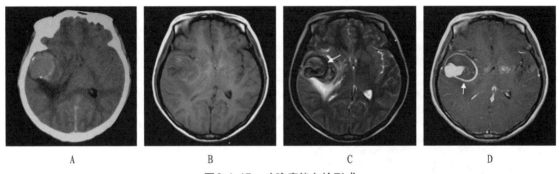

图3-1-17 动脉瘤伴血栓形成

A.CT平扫示右侧颞叶混杂密度病灶,周边见点状钙化,灶周轻度水肿;B.C.MRI平扫示右侧颞叶具占位效应之混杂信号病灶,其内见不规则片状短T_2信号,并见不完整之短T_2低信号环状影(↑),病灶边界尚清;D.MRI增强扫描病灶瘤壁呈厚薄均匀之环状强化(↑),平扫所见片状短T_2区域亦见显著强化

四、动静脉畸形

(一)CT表现

1.AVM未破裂:

(1)CT平扫表现为局灶性混杂密度区,边界不清,可有钙化(图3-1-18A)。

(2)增强呈蚓蚓状、团块状强化,周围见粗大供血动脉和引流静脉(图3-1-18B)。

(3)病灶周围可出现局限性脑萎缩,一般无占位效应。

2.AVM破裂出血:

(1)可引起脑内、脑室内及蛛网膜下隙出血。

(2)脑内血肿一般发生在病变周围脑实质内,形态不规则,有水肿和占位效应。

3.颅内AVM中约有10%来源于硬脑膜:

(1)CT平扫常表现为脑水肿和脑室扩大。

(2)增强可见紧贴颅板的蚓蚓状或斑片状强化影,还可见直窦、横窦扩张。

4.MSCTA:通过MIP及VR像可直接显示AVM畸形血管团的供血动脉、畸形血管团的大小、范围及引流静脉(图3-1-19)。

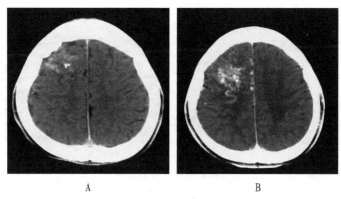

图3-1-18　动静脉畸形

A.CT平扫见右顶叶不规则混杂密度区,其间有斑点状钙化,局部脑沟增宽;B.增强扫描呈不规则非均匀性强化,并见增粗迂曲血管影

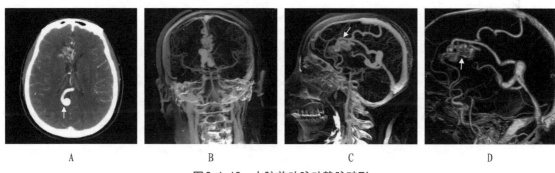

图3-1-19　大脑前动脉动静脉畸形

A.CT增强扫描见畸形血管团位于额叶,同时可见粗大引流静脉位于大脑大静脉(↑);B.C.冠状面及矢状面MIP显示畸形血管团位于大脑前动脉区域,尤其矢状面重组MIP明确显示供血动脉来自于大脑前动脉的胼周动脉(↑),引流静脉粗大,直接引流到大脑大静脉和大脑的浅静脉分别注入直窦和上矢状窦;D.矢状面VR重组显示畸形血管团与周围血管的空间关系(↑)

(二)MRI表现

1.由于流空效应,迂曲血管团在T_1WI及T_2WI均无信号,呈蚯蚓状、线状或团状。

2.回流静脉为低信号,T_2WI有时为高信号;供血动脉表现为低或无信号。

3.不伴出血时,邻近脑组织呈萎缩改变。

4.伴出血时,可见颅内血肿表现。

5.MRA能够显示畸形血管团、供血动脉及引流静脉等(图3-1-20)。

(三)鉴别诊断

1.海绵状血管瘤:CT示病灶钙化明显;T_2WI病灶周围低信号环,使病变呈"爆米花"状,具有特征性。增强扫描示无增粗的供血动脉及扩张迂曲的引流静脉。

2.少突胶质细胞瘤:有钙化、灶周水肿和轻度占位效应,增强后无畸形血管。

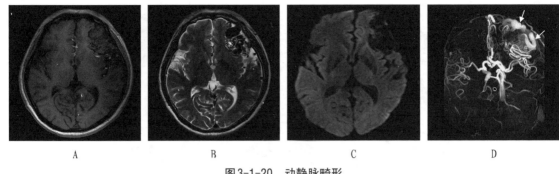

图3-1-20　动静脉畸形

A.B.T_1WI和T_2WI示左侧额叶迂曲的畸形血管团,T_2WI上呈流空信号,管腔粗细不均,周围无水肿;C.DWI呈明显低信号;D.MRA示病灶由左侧大脑前、中动脉供血,粗大静脉引流入静脉窦(↑)

（张俊祥　赵　茹　孙莉华　李　肖）

第二节　神经系统肿瘤

一、胶质瘤

星形细胞瘤

(一)CT表现

1.平扫见边缘不规整的均匀低密度区。

2.约1/4的病例可见钙化,肿瘤与周围水肿不易区分。

3.增强扫描一般无强化(图3-2-1)。

4.囊性星形细胞瘤平扫为境界清楚的囊性低密度区伴等密度的实性部分或壁结节,瘤周常见水肿,占位效应较明显,肿瘤实性部分中度强化(图3-2-2)。

(二)MRI表现

1.平扫见瘤体在T_2WI呈明显高信号,T_1WI呈稍低或等、低混杂信号,一般边界较清楚。

2.如有钙化,T_1WI及T_2WI均可见病灶内斑点及条状低信号。

3.MRS表现为NAA峰显著降低,Cr峰中度降低,Cho峰显著升高,Cho/Cr比值通常大于2。DWI呈等或稍高信号。

4.增强扫描一般无强化或轻度强化。

5.囊性星形细胞瘤平扫为边界清的长T_1、长T_2信号,常伴等信号的实性部分或壁结节,瘤周见水肿,占位效应明显,肿瘤实性部分中度强化(图3-2-5)。

(三)鉴别诊断

1.脑梗死:多为楔形,位于脑动脉分布区内,并有突然发病的病史。

2.血管母细胞瘤:典型表现为大囊小结节,增强后瘤结节强化十分明显。

间变性星形细胞瘤

（一）CT表现

1.平扫见边缘欠清晰的不规则形混杂密度区。

2.平扫可见占位效应、脑水肿和钙化。

3.增强扫描见环形强化灶,壁较薄而不均匀(图3-2-3)。

（二）MRI表现

1.平扫常因伴出血或坏死而表现为混杂信号,T_1WI上呈等低混杂信号,出血灶多呈高信号。T_2WI上中心高信号,周围呈等信号环,外带呈高信号的水肿带。

2.DWI上肿瘤的实性部分呈略高信号,坏死部分呈低信号。

3.MRS检查有一定特异性,间变性星形细胞瘤Cho/NAA比值通常接近6,Cho/Cr比值通常接近5,而低级别的星形细胞瘤Cho/NAA比值通常为2～3,Cho/Cr比值为2～2.5。

4.增强扫描见环形强化灶,壁较薄而不均匀。

5.间变性星形细胞瘤的不典型表现呈囊性不强化肿块。

（三）鉴别诊断

脑脓肿的壁相对较薄而均匀,且临床上有典型的感染症状;DWI脓腔内脓液呈显著高信号,可资鉴别。

胶质母细胞瘤

（一）CT表现

1.平扫肿瘤因囊变、坏死和出血多呈边缘模糊的混杂密度肿块。

2.瘤周水肿明显,占位效应较显著,钙化少见。

3.增强扫描见肿瘤多呈不规则花环样强化,壁厚薄不均,或呈外形不规则、不均匀强化肿块(图3-2-4)。

4.肿瘤可沿胼胝体浸润至对侧大脑半球。

（二）MRI表现

1.平扫见肿瘤因囊变、坏死和出血多呈边缘模糊的混杂信号肿块。

2.瘤周水肿明显,占位效应较显著,钙化少见。

3.增强扫描见肿瘤多呈不规则花环样强化,环壁厚薄不均(图3-2-6),或呈外形不规则、不均匀强化肿块。

4.肿瘤可沿胼胝体浸润至对侧大脑半球,典型表现为"蝴蝶征"。

5.MRS表现为典型的恶性肿瘤波峰,NAA峰显著降低,Cho/NAA、Cho/Cr比值显著升高,且往往Cho/NAA比值大于6,Cho/Cr比值通常大于5。

（三）鉴别诊断

1.转移瘤:单发转移瘤位置多较表浅,胶质母细胞瘤常发生在深部白质。

2.淋巴瘤:淋巴瘤坏死囊变少见,强化相对均匀;MRS肿瘤的实质部分出现明显的脂质峰时,提示淋巴瘤可能。

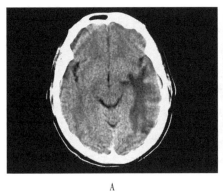 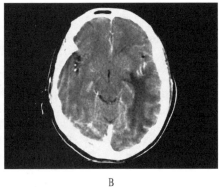

A   B

图3-2-1　星形细胞瘤

A. CT平扫左颞枕叶边缘不规整的均匀低密度区,范围较广;B. 增强扫描后无强化,仅见轻微占位效应

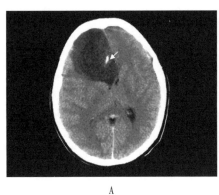 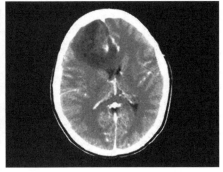

A   B

图3-2-2　囊性星形细胞瘤

A. CT平扫右顶叶边界清楚的囊性低密度区,其内见高密度点状钙化(↑),占位效应较显著;B. 增强扫描近中线处见肿瘤实性部分呈不规则强化

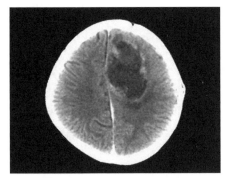 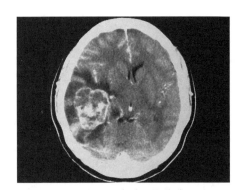

图3-2-3　间变性星形细胞瘤   图3-2-4　胶质母细胞瘤

增强扫描见左额顶叶类圆形环形强化   增强扫描见右颞叶后部外形不规则不
病灶,壁较薄略不均匀   均匀、明显强化肿块,其周围水肿明显,占位
　　　　　　　　　　　　　　　　　　　　　　效应显著

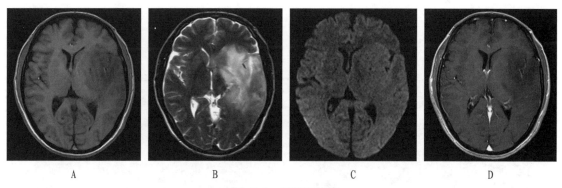

图3-2-5 星形细胞瘤

A. 平扫 T_1WI 见左侧额颞叶片状稍低信号,边界不清,可见占位效应致左侧脑室受压变形;B.T_2WI
见肿瘤呈高信号;C.DWI 肿瘤呈等信号;D. 增强扫描肿瘤强化不明显

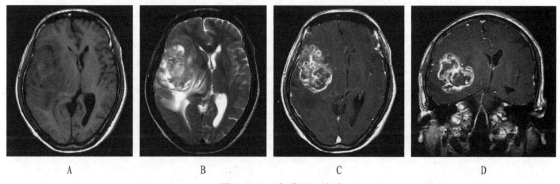

图3-2-6 胶质母细胞瘤

A.MR 平扫见 T_1WI 呈右侧额颞叶等、低及稍高混杂信号,囊变坏死呈低信号,出血呈稍高信号;
B.T_2WI 呈不均质高信号;C.D. 增强扫描见肿瘤呈明显不规则花环状强化

少突胶质瘤

(一)CT表现

1.平扫多为混杂密度灶,边缘不清楚。

2.特征性表现为瘤内有弯曲条带状、斑块状或不规则状钙化(图3-2-7)。

3.瘤内有时可见囊变区(图3-2-8),发现稍高密度影为出血。

4.增强扫描肿瘤实性部分呈轻到中度强化。

5.恶性者强化和瘤周水肿均明显,而钙化少。

(二)MRI表现

1.平扫在 T_1WI 图像上常表现为等、低混杂信号,T_2WI 图像表现为高信号,肿瘤内钙化在
T_1WI 及 T_2WI 图像上均呈低信号。

2.大多数边界清楚,水肿轻微,肿瘤较大时可见明显水肿。

3.增强扫描后瘤体呈斑片状不均匀轻度到中度强化(图3-2-9)。

4.恶性者瘤周水肿及强化均较明显。

（三）鉴别诊断

1.脑膜瘤（详见本章脑膜瘤相关内容）

2.星形细胞瘤（详见本章星形细胞瘤相关内容）

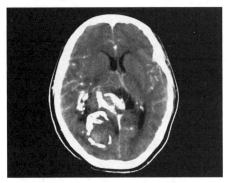 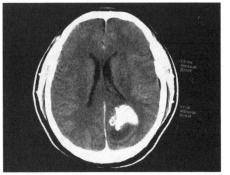

图3-2-7　少突胶质细胞瘤（1）

增强扫描见右颞顶枕叶三角区不均匀强化病灶，边缘不清，其内见大量弯曲条带状钙化，病变累及大脑大静脉池

图3-2-8　少突胶质细胞瘤（2）

增强扫描见左枕叶瘤内有较大范围低密度囊变区和高密度钙化灶

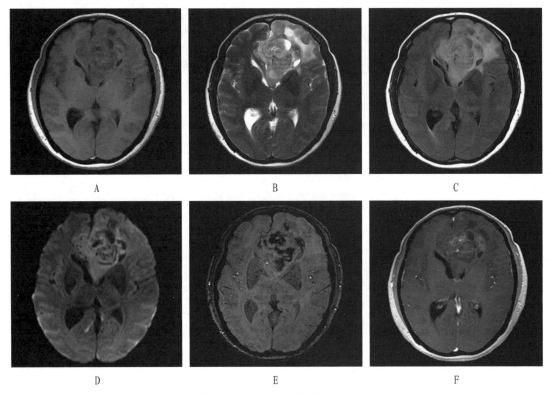

A　　　　　　　　　　B　　　　　　　　　　C

D　　　　　　　　　　E　　　　　　　　　　F

图3-2-9　少突胶质细胞瘤（3）

A.MR平扫T₁WI示左侧额叶大片状等、稍低混杂信号，病灶累及右侧额叶；B.T₂WI示肿瘤呈稍高混杂信号，囊变部分呈高信号，周围见轻中度水肿带；C.D.FLAIR及DWI示肿瘤呈稍高信号，内见部分低信号；E.SWI见肿瘤内低信号钙化灶；F.增强肿瘤呈轻度强化

室 管 膜 瘤

(一)CT表现

1. 平扫多见第四脑室内的等密度或稍高密度肿块,边缘不光整呈分叶状。
2. 瘤内常见散在小斑点状钙化和低密度囊变区(3-2-10)。
3. 位于脑室内的肿瘤可引起脑积水。
4. 位于脑实质内瘤体多见于顶枕叶,较大的实性肿瘤常伴一较大的囊变区。
5. 增强扫描肿瘤多呈不均匀性中度强化。

(二)MRI表现

1. 平扫肿瘤T_1WI稍低于脑白质或呈等信号,T_2WI实质部分呈中等高信号。脑室内室管膜瘤常合并阻塞性脑积水改变。
2. 瘤周常无水肿或轻度水肿。
3. 肿瘤可经外侧孔进入桥小脑角池,并延伸到小脑谿与枕大池,生长方式具有特征性。
4. 间变性室管膜瘤多见于幕上,表现为囊实性,一般无钙化,出血更多见。
5. 增强扫描后实性部分和囊壁常同时明显强化,囊性部分不强化(图3-2-11)。

(三)鉴别诊断

1. 脉络丛乳头状瘤:轮廓多不规则,可产生过多脑脊液引起交通性脑积水。
2. 髓母细胞瘤:囊变和钙化较室管膜瘤少见,第四脑室多呈"一"字形前移。
3. 室管膜下巨细胞星形细胞瘤:在室管膜下往往有钙化,肿瘤信号多较均匀。

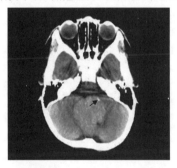

图3-2-10 室管膜瘤
CT平扫见小脑中线部位类圆形稍高密度分叶状肿块,其内见多发小斑点状钙化(↑)

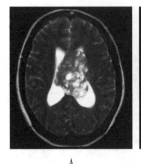 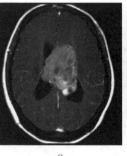 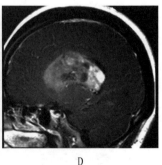

A B C D

图3-2-11 室管膜瘤
A.肿瘤在T_2WI呈等及高混杂信号,其内多发囊状长T_2信号为肿瘤内囊变;B.T_1WI上呈等、低混杂信号;C.D.增强扫描肿瘤呈明显不均质强化,实性部分强化明显,囊变区未见明显强化

脉络丛乳头状瘤

(一)CT表现

1.平扫见侧脑室或第四脑室内类圆形或不规则形略高密度肿块,边缘清楚。

2.瘤内可见点状或较大斑块状钙化,偶见低密度坏死囊变区。

3.肿瘤阻塞脑室系统可引起阻塞性脑积水。

4.常见肿瘤悬浮在脑脊液中。

5.增强扫描肿瘤呈中度到明显的强化,多呈分叶状(图3-2-12)。

(二)MRI表现

1.平扫T_1WI多呈等或稍低信号,T_2WI多呈高信号,其内可见颗粒状混杂信号,此为脉络丛乳头状瘤的MR特征表现。

2.可见交通性脑积水改变,肿瘤悬浮在脑脊液内,称为"悬浮征"。

3.增强扫描肿瘤常呈均匀或稍不均匀显著强化(图3-2-13)。

(三)鉴别诊断

1.脉络丛乳头状癌:当肿瘤向脑室外蔓延应视为脉络丛乳头状癌的征象。

2.室管膜瘤:四脑室室管膜瘤主要见于儿童,钙化常见。

3.髓母细胞瘤:髓母细胞瘤较常见于儿童,其内可见小囊变。

4.脑室内脑膜瘤:其T_2WI信号不如脉络丛乳头状瘤高。

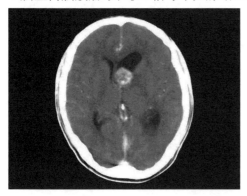

图3-2-12 脉络丛乳头状瘤(1)
左侧脑室室间孔处球形不均匀强化肿块,边缘略呈分叶状,中线结构右移,左侧脑室扩张积水

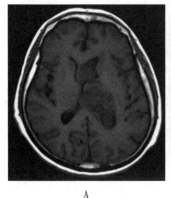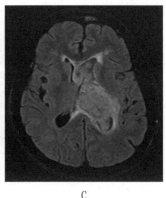

A   B   C

图3-2-13 脉络丛乳头状瘤(2)

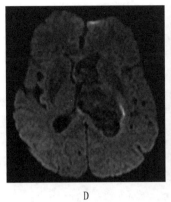 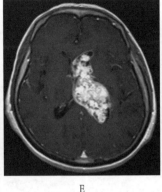 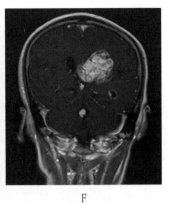

D   E   F

图3-2-13 脉络丛乳头状瘤(2)(续)

A. 平扫T_1WI见左侧脑室内充满等、稍低信号;B. T_2WI呈等、稍高信号,其内可见颗粒状混杂信号, 并可有散在长T_1、长T_2信号;C. FLAIR病灶呈稍高信号;D. DWI病灶呈等低信号;E. F. 增强扫描后T_1WI 瘤体呈明显强化,左侧脑室后角、鞍上池及四脑室内可见播散灶,呈结节状及环形强化

髓母细胞瘤

(一)CT表现

1.后颅窝中线小脑蚓部高密度或稍高密度肿块,密度较均匀,边界清。

2.少数较大肿瘤可发生囊变,部分病灶内可见斑点样钙化。

3.第四脑室受压多呈"一"字形前移,幕上脑室扩大积水(图3-2-14)。

4.增强扫描多呈明显强化。

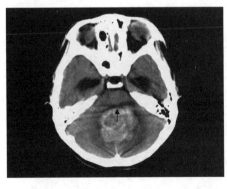

图3-2-14 髓母细胞瘤(1)

CT平扫见后颅窝中线小脑蚓部类圆形 高密度肿块,其内可见散在囊变区,第四脑 室呈"一"字形前移(↑),瘤周可见水肿,幕 上脑室扩张积水

(二)MRI表现

1.肿瘤在T_1WI上多数呈略低信号,少数呈混杂信号及等信号,在T_2WI上呈较高信号。

2.病灶可伴囊变、瘤周水肿、脑积水。

3.肿瘤易沿脑脊液在蛛网膜下隙种植转移,多为粟粒状或结节状散在分布。

4.增强扫描见肿瘤实性部分明显不均匀强化(图3-2-15),增强后肿块与周围组织分界 清晰。

(三)鉴别诊断

1.第四脑室室管膜瘤:钙化、囊变和坏死更多见,第四脑室向背侧移位。

2.脉络丛乳头状瘤:85%以上发生于儿童,儿童好发于侧脑室三角区。成人好发于第四脑室,脑积水特别明显。

3.血管母细胞瘤:小脑半球常见,肿瘤多为囊实性并可见壁结节,囊壁轻度强化或不强化,壁结节明显强化。

4.脑膜瘤:T₁WI呈等信号,T₂WI呈稍高信号,明显均匀强化,可见"脑膜尾征"。

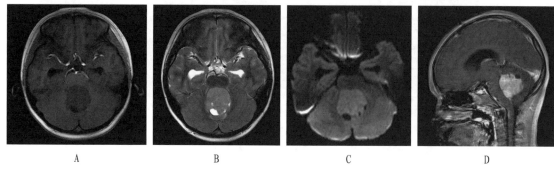

图3-2-15 髓母细胞瘤(2)

A.B. 小脑蚓部见一团块状稍长T₁、稍长T₂信号,其内见长T₁、长T₂囊变信号,边界清楚,周围脑组织无明显水肿;C.DWI上肿块呈稍高信号;D.T₁WI增强矢状位示四脑室明显受压,脑干受推移,幕上脑室轻度积水,病灶实性部分呈明显强化,囊变区无强化

神经节细胞胶质瘤

(一)CT表现

1.多位于幕上,也可见于脑和脊髓的任何部位。

2.肿块型:类圆形囊性低密度灶伴壁结节,增强后囊壁和壁结节强化。

3.弥漫浸润型:病灶弥漫多发,边界欠清或不清。

4.约有1/3患者有钙化(图3-2-16),特别是发生在额叶底部者。

5.肿瘤周围脑水肿少见,但可见周围皮质萎缩样改变。

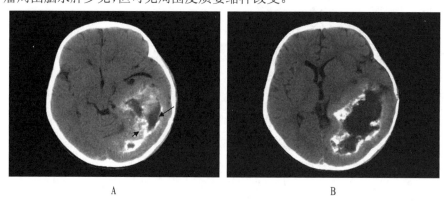

图3-2-16 神经节细胞胶质瘤(1)

A.CT平扫见肿瘤位于左颞枕叶,病灶边缘见不规则钙化灶(↑),其内见囊变区(长↑);B. 钙化灶内见较大范围囊变区,占位效应明显,病灶周围未见低密度水肿区

(二)MRI表现

1.平扫T₁WI呈等、低信号;T₂WI呈高信号,囊变区与肿瘤实性部分分界清晰。

2.肿瘤周围水肿少见,占位效应相对轻微(图3-2-17)。

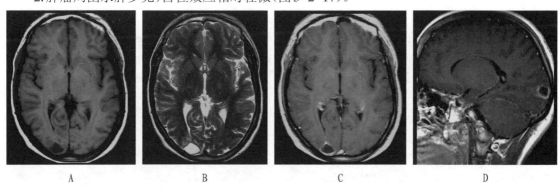

图3-2-17　神经节细胞胶质瘤(2)

　　A.B.分别为横断面T₁WI和T₂WI扫描,右枕叶病灶在T₁WI上呈低信号,在T₂WI上呈高信号;C.D.分别为增强后横断面和矢状面T₁WI,示病灶周围呈环形强化,其内囊性部分未见明显强化

毛细胞型星形细胞瘤

(一)CT表现

1.好发于小脑,以小脑蚓部多见,其次为小脑半球。

2.肿瘤常伴不同程度的囊变,分囊肿型、囊肿结节型和肿块型。

3.平扫肿瘤囊性部分呈低密度,囊壁、壁结节及实性部分呈等或稍低密度;增强扫描囊壁不强化或轻度强化,壁结节及实性部分呈明显强化(图3-2-18)。

4.肿瘤边界较清,瘤周多无水肿。

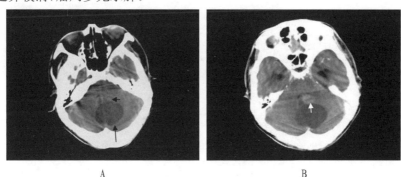

图3-2-18　毛细胞型星形细胞瘤

　　A.CT平扫小脑蚓部类圆形混杂密度肿块,囊壁、壁结节呈等密度(↑),囊性部分呈低密度(长↑);B.增强扫描壁结节强化明显(↑),囊壁未强化,囊性部分不强化

(二)MRI表现

1.好发于小脑,亦可发生于幕上,位于视交叉和下丘脑。

2.肿瘤常伴有不同程度的囊变,分囊肿型、囊肿结节型和肿块型。

3.发生于小脑者多为囊性或囊实性,发生于脑干、视交叉者多为实性,发生于大脑半球、丘脑的为囊实性或实质性占位。

4.肿瘤囊性部分在T₁WI上呈低信号,在T₂WI上呈高信号;实性部分呈等或稍低信号。

5.肿瘤边界较清,瘤周多无水肿或仅有轻度的水肿。

6.增强扫描后实性部分,包括壁结节和囊壁均匀强化(图3-2-19)。

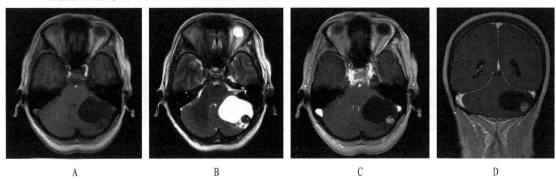

A   B   C   D

图3-2-19　毛细胞型星形细胞瘤(囊肿结节型)

A.T_1WI 示左侧小脑半球一囊肿结节型肿块,囊性部分呈脑脊液样长 T_1 信号,壁结节呈稍长 T_1 信号;B.T_2WI 示肿块的囊性部分呈长 T_2 信号,壁结节呈稍短 T_2 信号,瘤周无水肿;C.D. 增强扫描见壁结节明显强化,囊性部分无强化

(三)鉴别诊断

发生于视交叉的应与颅咽管瘤、垂体腺瘤鉴别,发生于小脑的应与血管母细胞瘤、髓母细胞瘤鉴别。

二、脑膜瘤

(一)CT 表现

1.平扫脑外见类圆形稍高密度边缘清楚的肿块,白质塌陷征。

2.广基征:肿瘤以广基与骨板、大脑镰或天幕密切相连(图3-2-20)。

3.瘤内可见钙化(图3-2-21),亦可发生坏死、出血和囊变。

4.增强扫描肿瘤多呈均匀一致性中度明显增强(图3-2-20)。

5.恶性脑膜瘤少见,具有明显的侵袭性,瘤周水肿较明显(图3-2-22)。

(二)MRI 表现

1.平扫 T_1WI 肿瘤呈等信号或稍低信号,信号均匀;T_2WI 多呈等信号或高信号。

2.大部分肿瘤有包膜,在 T_1WI 上呈低信号环。

3.肿瘤内的钙化和纤维间隔呈低信号。

4.肿瘤内或瘤周可见流空血管影。

5.增强扫描时,瘤体常呈均匀强化,并可见脑膜尾征(图3-2-23)。

6.脑外肿瘤占位征象:白质塌陷征,相邻的颅骨改变常表现为增生、硬化,常可见颅骨板障信号异常。

7.50%的脑膜瘤可产生肿瘤邻近部位的脑水肿。

8.MRS特征为NAA缺乏,Cr降低,Cho水平明显升高。

9.恶性脑膜瘤一般形态不规则呈分叶状,包膜不完整,信号常不均匀,肿瘤内可见囊变、坏死、出血,瘤周水肿明显,增强扫描呈不均匀明显强化。

(三)鉴别诊断

胶质瘤:具有脑内肿瘤征象,且信号多不均匀,边界多不规则。

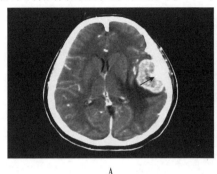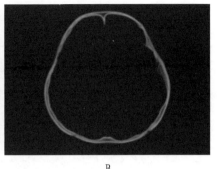

A   B

图3-2-20 脑膜瘤(1)

A.增强扫描见左颞部明显强化灶,其内见散在低密度囊变区,灶周水肿明显,占位效应较显著,肿瘤以广基与颅板相连(↑);B.骨窗像见左颞部颅板增生变厚

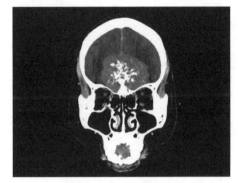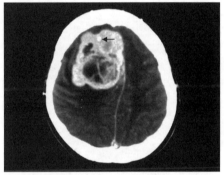

图3-2-21 脑膜瘤(2)   图3-2-22 恶性脑膜瘤

<table>
<tr>
<td>CT平扫冠状位见自前颅窝底向上生长之巨大稍高密度肿块,其内见散在分布之沙粒样钙化</td>
<td>增强扫描见右额顶部与大脑镰紧密相连的类圆形不均匀强化肿块,边缘呈分叶状,其内见多发低密度坏死、囊变区及小斑点状钙化灶(↑),灶周水肿明显,占位效应显著</td>
</tr>
</table>

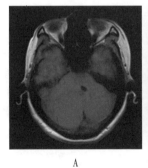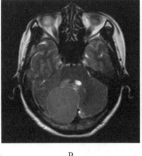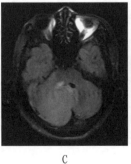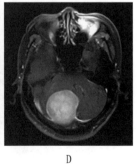

A   B   C   D

图3-2-23 脑膜瘤(3)

A.B.T_1WI和T_2WI横断位示右枕部见一类圆形实性占位,与枕骨呈宽基底相连,呈等T_1、等T_2信号,边界清楚,瘤周水肿不明显;C.D.FLAIR上瘤体亦呈等信号;增强扫描病灶明显均匀强化,并见脑膜尾征

三、垂体瘤

(一)CT表现

1.垂体大腺瘤:

(1)垂体腺瘤直径≥1.0cm称为大腺瘤(巨大腺瘤直径≥3.0cm,微腺瘤直径<1.0cm),平扫见鞍内及鞍上池圆形或类圆形等密度或稍高密度肿块。

(2)肿瘤密度多较均匀,少数可坏死、囊变,钙化少见。

(3)增强扫描见均匀或环形中度强化。

(4)肿瘤向上生长突破鞍隔,在冠状位上为哑铃状称之为束腰征。肿瘤大时,向上侵犯鞍上池和视交义,向下侵犯蝶窦,向两侧侵犯海绵窦(图3-2-24)。

2.垂体微腺瘤:

(1)直接征象:增强早期在垂体中出现类圆形、边界较清、局限性低密度区(图3-2-25)。

(2)间接征象:

①垂体高度异常(垂体正常高度为男性<7mm,女性<9mm)。

②垂体上缘膨隆。

③垂体柄偏移。

④一侧鞍底局限性下陷或骨质改变。

⑤血管丛征(tuft征):动态扫描时,肿瘤使垂体内毛细血管床受压、移位称血管丛征。

(二)MRI表现

1.垂体大腺瘤:

(1)位于鞍内时,肿块使蝶鞍扩大、骨质变薄与破坏,鞍底下陷,肿瘤呈圆形、椭圆形或不规则形,边缘可光滑或略呈分叶状(图3-2-26)。

(2)侵袭性垂体腺瘤常包绕或侵犯周围组织结构(图3-2-27)。

(3)肿瘤在T_1WI上呈等或低信号,在T_2WI上呈等或高信号;坏死囊变呈明显长T_1、长T_2信号。

(4)瘤内出血或梗死时出现垂体卒中,T_1WI、T_2WI上大片状高信号提示出血,T_1WI为低信号、T_2WI为高信号提示肿瘤梗死可能(图3-2-28)。

(5)增强扫描见肿瘤呈均匀性或环形中度强化。

2.垂体微腺瘤:

(1)直接征象:

①多数呈类圆形长T_1、长T_2或等T_2信号(图3-2-29)。

②动态增强早期呈明显低信号,随时间推移逐渐强化,呈等或高信号。

(2)间接征象:同CT表现。

(三)鉴别诊断

1.颅咽管瘤:典型者呈蛋壳样钙化,垂体瘤钙化少见。

2.鞍区脑膜瘤:多在鞍上,具有广基征和沙粒样钙化。

3.空泡蝶鞍:鞍内见水样密度(信号)影与鞍上池直接相通,其内可见垂体柄,增强无强化。

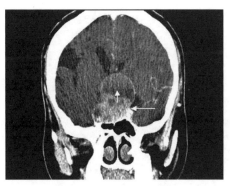

图3-2-24　垂体大腺瘤

自鞍底向鞍上池及第三脑室生长的哑铃形不均匀强化肿块,其内稍高密度出血形成液液平面(↑),且见"束腰征"(长↑)及鞍底骨质下陷

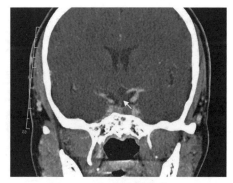

图3-2-25　垂体微腺瘤(1)

增强扫描冠状位见垂体腺偏左局限性低密度区,局部上缘稍显膨隆,垂体柄明显右移(↑)

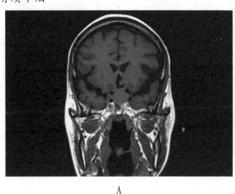

A

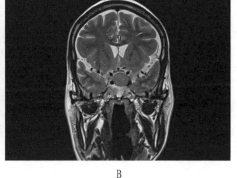

B

图3-2-26　垂体腺瘤

A. B. 分别为相应的冠状面 T_1WI 和 T_2WI,鞍内见一类圆形等 T_1WI、稍长 T_2WI 信号的占位,边缘光滑,其内信号尚均匀;肿瘤突向鞍上,视交叉受压上移

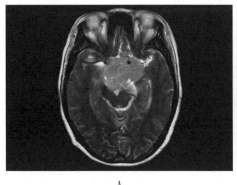

A

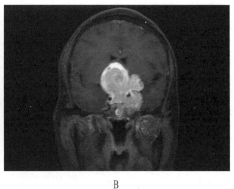

B

图3-2-27　侵袭性垂体腺瘤

A. 横断面 T_2WI 示鞍区一不规则形稍长 T_1、稍长 T_2 巨大肿块,累及鞍上、鞍旁;B. 冠状面增强 T_1WI 示肿瘤侵犯颅底骨质、左侧海绵窦,包绕颈内动脉

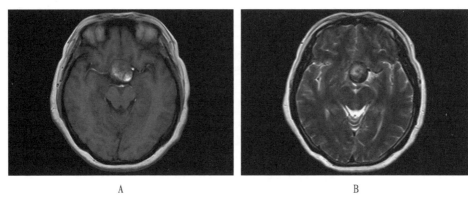

A   B

图 3-2-28 垂体腺瘤伴出血

A.B. 横断面 T_1WI、T_2WI 示鞍内及鞍上一类圆形混杂信号肿块影,边缘光滑,其内可见短 T_1、短 T_2 出血信号

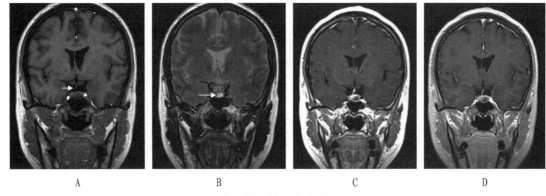

A   B   C   D

图 3-2-29 垂体微腺瘤(2)

A.B. 分别为 T_1WI 和 T_2WI,示垂体左侧高度增加且向上膨隆,垂体柄向右偏移(↑),局部鞍底稍下陷,其内见一类圆形长 T_1、长 T_2 信号结节影(长↑);C.D. 分别为冠状面增强早期与延时 T_1WI,示结节影强化低于右侧正常垂体组织,延迟期逐渐强化

四、脑转移瘤

(一)CT 表现

1. 平扫:

(1)常见脑内多发散在小环形或结节样等密度灶,灶周水肿十分明显,称为小肿瘤大水肿,此为转移瘤的特征性表现(图 3-2-30)。

(2)脑内肿瘤多位于大脑皮质髓质交界处。

(3)少数病例表现为囊性肿块伴结节,常位于小脑,可无脑水肿。

(4)瘤内出血时病灶中可见高密度区,多见于黑色素瘤和绒毛膜癌。

(5)颅骨转移表现为颅骨破坏和软组织肿块。

(6)患者常有恶性肿瘤病史。

2. 增强扫描:

(1)多表现为环形或结节样强化,可显示平扫未能检出的小病灶(图 3-2-30)。

(2)室管膜下转移可见沿脑室周围带状强化。

（3）软脑膜转移见脑膜弥漫性强化，硬脑膜转移呈等密度或稍高密度肿块。

（二）MRI 表现

1. 多发于幕上，多位于顶枕叶，且多发生于大脑半球灰白质交界区。

2. 多数病灶呈较长 T_1 或等 T_1 信号，长 T_2 或等 T_2 信号，肿瘤中央可坏死呈更长 T_1、更长 T_2 信号，合并瘤内出血时呈短 T_1 信号表现（图 3-2-31）。

3. 典型脑转移瘤病灶大小与周围瘤周水肿不成比例，小病灶大水肿。

4. 增强扫描：

（1）多表现为环形或结节样强化，并可显示平扫未能检出的小病灶（图 3-2-31）。

（2）室管膜下转移可见沿脑室周围带状强化。

（3）软脑膜转移表现为脑膜弥漫性线状或线状伴小结节状强化。

（三）鉴别诊断

1. 脑脓肿：脓肿壁厚薄均匀和多腔环形影相连为其特征性表现。

2. 脑囊虫病：囊内可见点状高密度头节，增强扫描见囊壁和囊内头节仅轻度强化或不强化。

3. 多发海绵状血管瘤一般灶周无水肿，病灶常伴钙化。

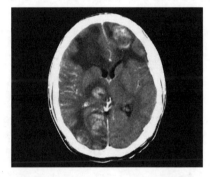

图 3-2-30 颅内转移瘤（1）

增强扫描见两侧额叶、右侧丘脑及枕叶多发不规则环形和结节样强化灶，水肿明显，占位效应显著

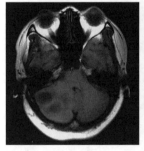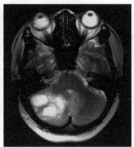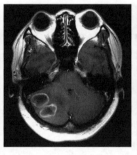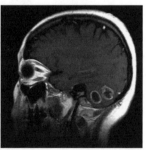

A   B   C   D

图 3-2-31 颅内转移瘤（2）

A. B. 右侧小脑半球见片状长 T_1、长 T_2 信号，部分呈囊性信号，周围见大片状水肿带，边界模糊；C. D. 增强扫描见多发环形强化灶

五、颅咽管瘤

（一）CT 表现

1. 囊性：平扫见鞍上池圆形或类圆形边界清楚低密度肿块，囊壁为等密度，常见点状或弧线状钙化（图 3-2-32）。增强扫描见囊壁环形或壳样强化（图 3-2-33）。

2.实性:呈等密度或略高密度肿块,其内可见点状、片状钙化。增强扫描见均匀或不均匀强化。

3.囊实性:瘤体因囊变而呈混杂密度,实性部分常为均匀强化。

4.肿瘤钙化率高是其主要特点,典型者呈蛋壳样。

5.肿瘤较大时,突入第三脑室压迫室间孔造成脑积水。

（二）MRI 表现

1.鞍内或鞍上池类圆形为主肿块,也可呈哑铃状、不规则状,为囊性、囊实性或实性,钙化常见(图3-2-34),边界显示清楚。

2.瘤体信号复杂,囊液由于病理成分多种多样而表现为多种信号。

3.颅咽管瘤内若瘤体出血,在T_1WI、T_2WI上均呈高信号。

4.肿瘤涉及鞍上者,则鞍上池有不同程度闭塞;可突入第三脑室,引起阻塞性脑积水;涉及视交叉可致其不同程度受压或移位。

5.增强扫描后瘤体实性部分或囊壁一般都有明显强化(图3-2-34)。

（三）鉴别诊断

1.表皮样囊肿:形态不规则,密度比颅咽管瘤低,在T_1WI上多呈高信号,不强化。

2.垂体腺瘤:自鞍底向上生长,可见囊变但钙化少见。

3.脑膜瘤:典型的脑灰质样等信号,常见邻近骨质改变,强化多较均匀。

4.动脉瘤:呈血管样强化。

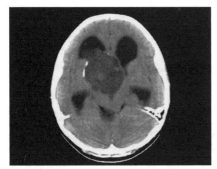

图3-2-32 颅咽管瘤(1)

CT平扫见鞍上较大囊性低密度肿块,部分囊壁示有弧线状和点状钙化,两侧侧脑室明显扩张积水

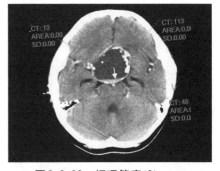

图3-2-33 颅咽管瘤(2)

增强扫描见鞍上池处类圆形囊性低密度肿块,部分囊壁呈蛋壳样钙化和强化,其内并见高密度出血形成液液平面(↑)

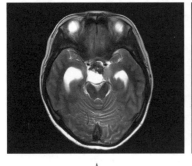

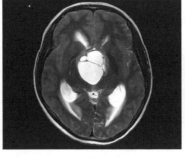

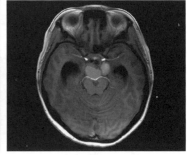

A   B   C

图3-2-34 颅咽管瘤(3)

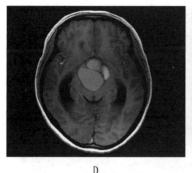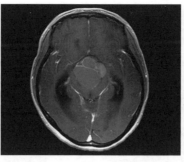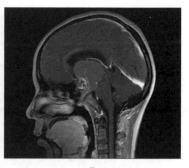

D　　　　　　　　　　　　　E　　　　　　　　　　　　　F

图3-2-34　颅咽管瘤(3)(续)

A.B.T₂WI横断示鞍区可见类圆形分叶状囊实性病灶,囊性部分呈长T₂信号,实性部分呈短T₂信号(含钙化),内见低信号分隔;C.D.T₁WI横断示囊性部分呈稍短T₁信号,实性部分呈等、长T₁信号;E.F.增强扫描见病灶实性成分、囊壁及分隔中等强化,囊性区无强化

六、听神经瘤

(一)CT表现

1.平扫见桥小脑角区等密度或稍高密度类圆形肿块,边界清楚。少数因囊变、坏死和出血而密度不均匀,钙化少见(图3-2-35)。

2.肿块多以内听道口为中心生长,并不同程度累及桥小脑角区,常引起内听道扩大或骨破坏。

3.第四脑室和脑干受压移位,桥小脑角池闭塞,而相邻脑池扩大。

4.增强扫描肿瘤呈均匀性或不均匀性中度强化(图3-2-36)。

(二)MRI表现

1.肿瘤以内听道口为中心生长于桥小脑角区,可见内听道的扩大及听神经的增粗,内听道扩大为漏斗状。

2.瘤体实质部T₁WI多呈等或低信号,T₂WI呈较高信号,液化坏死区呈更长T₁、更长T₂信号,伴亚急性出血时呈短T₁、长T₂信号。

3.瘤体较大时,可压迫邻近结构,第四脑室受压变形。

4.增强扫描后瘤体可呈均匀、不均匀或环形强化,其内液化坏死区或囊变不强化(图3-2-37)。

5.微小听神经瘤表现为患侧听神经的局限性增粗,增强后可明显强化。

(三)鉴别诊断

1.脑膜瘤:内听道不扩大,与岩骨呈钝角相连并常伴有骨质增生。

2.胆脂瘤:增强扫描前后均为低密度,无强化。

3.三叉神经瘤:位于岩骨尖,常有骨质破坏,内听道无改变,肿瘤可骑跨前中两个颅窝呈哑铃状。

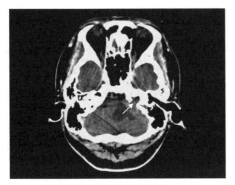

图3-2-35 听神经瘤(1)

CT平扫见左侧桥小脑角区较大混杂密度病变,内听道骨质破坏和扩大,并见一"蒂"伸入内听道(↑),第四脑室闭塞

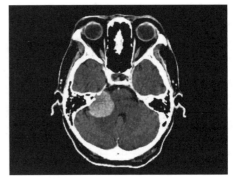

图3-2-36 听神经瘤(2)

增强扫描见右侧桥小脑角区类圆形均匀高密度肿块,内听道骨质破坏,第四脑室和脑桥受压移位

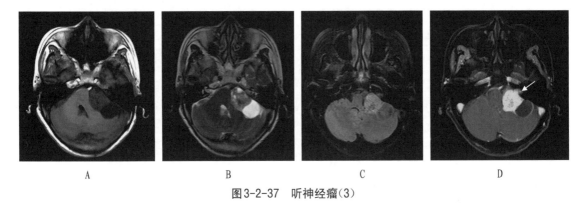

| A | B | C | D |

图3-2-37 听神经瘤(3)

A. B. 左侧桥小脑角区见一囊实性病灶,边界尚清,实性部分T_1WI序列呈稍低信号,T_2WI序列呈稍高信号,周围无水肿,包膜呈长T_1、短T_2信号;C. FLAIR序列肿瘤实性部分呈高信号;D. 增强扫描肿瘤实性部分及包膜呈明显强化,囊性部分未见强化,左侧内听道扩大,见一"蒂"伸入内听道(↑),脑干受压轻度右移

(郑穗生 张发平 孙莉华)

第三节 颅脑外伤

一、颅内血肿

硬膜外血肿

(一)CT表现

1.急性期表现为颅骨内板下梭形高密度区,边缘光滑,密度均匀(图3-3-1)。

2.可伴有颅骨骨折,有时可见硬膜外积气。

3.血肿范围较局限,一般不超过颅缝(图3-3-1)。

4.中线结构移位较轻。

5.局部脑组织受压比较明显,可出现脑水肿或脑梗死。

6.亚急性期或慢性期可呈稍高、相等或混杂密度,最后变为低密度。血肿包膜的钙化较常见(图3-3-2)。

(二)MRI 表现

1.颅骨内板下梭形异常信号,边缘光滑锐利,血肿一般不跨越颅缝,邻近脑组织受压内移。

2.急性期在T_1WI上信号与脑组织类似,血肿与脑组织间可见线样低信号的硬脑膜,T_2WI血肿呈低信号。

3.亚急性期在T_1WI和T_2WI上均呈高信号(图3-3-3)。

4.慢性期在T_1WI上呈不均质等信号或低信号,在T_2WI上呈高信号。

5.增强扫描见血肿不强化,包膜可强化。

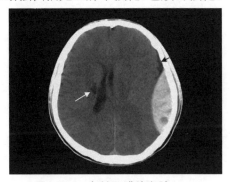

图3-3-1 急性硬膜外血肿

左顶部颅骨内板下方梭形高密度区,边缘光滑,其前方见有少量硬膜下积液(↑),左侧脑室受压,右侧脑室体部外方见一小梗死灶(长↑)

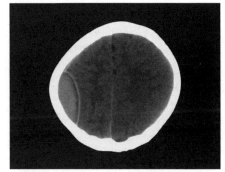

图3-3-2 亚急性硬膜外血肿(1)

右顶部颅骨内板下方梭形稍高密度区,并见血肿包膜钙化

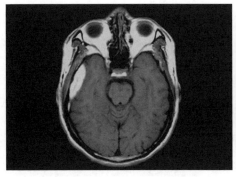

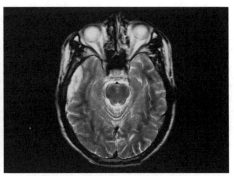

A   B

图3-3-3 亚急性期硬膜外血肿(2)

A.T_1WI示右颞部梭形高信号灶,边界清楚,邻近脑组织受压内移;B.病灶在T_2WI亦呈高信号

硬膜下血肿

(一)CT 表现

1.急性硬膜下血肿:

(1)颅板下方新月形高密度区,血肿范围常较广,可超越颅缝(图3-3-4)。

(2)复合型急性硬膜下血肿常伴有脑挫裂伤,占位效应明显,中线结构移位。

(3)额底和颞底的硬膜下血肿冠状、矢状面重建有助于诊断。

2.亚急性硬膜下血肿:

(1)CT上形态和密度均呈多样表现,少数为低密度。

(2)伤后1～2周70%可变为等密度,与脑组织密度相似,CT上不易显示,主要表现有以下占位征象(图3-3-5):

①患侧脑白质推挤征。

②患侧脑沟、脑裂变窄,甚至消失,侧脑室变形。

③中线结构向对侧移位。

④脑灰白质界面远离颅骨内板。

⑤增强扫描由于脑表面血管增强或血肿包膜强化而使等密度血肿更为清楚。

3.慢性硬膜下血肿:

(1)血肿形状多呈梭形,也可为新月形或"3"字形。

(2)因时间推移,血肿由等密度、混杂密度逐渐到低密度(图3-3-6)。

(二)MRI 表现

1.颅骨内板下方新月形异常信号区范围常较广,可跨越颅缝,但不越过中线,或位于大脑镰旁、小脑幕上下,呈条带状。

2.急性期血肿在T_1WI上可呈等信号、稍高或稍低信号,在T_2WI上呈低信号。

3.亚急性期血肿在T_1WI和T_2WI上均呈高信号(图3-3-7,图3-3-8)。

4.慢性期血肿在T_1WI上多表现为低信号,在T_2WI上呈高信号。

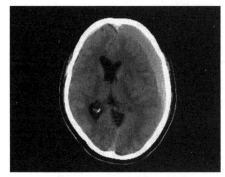

图3-3-4 急性硬膜下血肿
左额颞部颅骨内板下方新月形高密度区,血肿范围较广,左侧脑室受压变形,中线结构向右侧移位

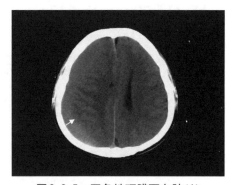

图3-3-5 亚急性硬膜下血肿(1)
右额顶部等密度硬膜下血肿,脑白质被推挤内移(↑),右侧脑室体部受压显示不清,同侧脑沟消失,中线结构向对侧移位

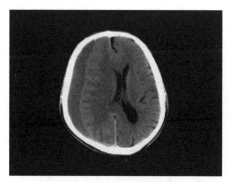

图3-3-6 慢性硬膜下血肿

右额顶部颅骨内板下方新月形低密度区，右侧脑室受压变小，中线结构向左侧移位

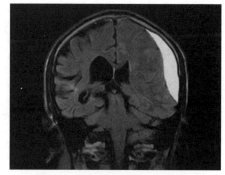

图3-3-7 亚急性硬膜下血肿(2)

冠状位FLAIR示左侧额顶部颅板下方新月形高信号灶，边界清楚，邻近脑组织受压内移，同侧侧脑室受压变窄

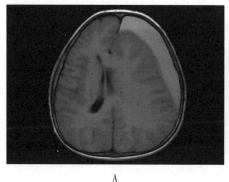

A

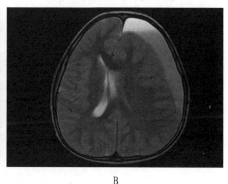

B

图3-3-8 亚急性硬膜下血肿(3)

A.T$_1$WI示左侧半球颅板下方新月形高信号灶，边界清楚，邻近脑组织受压内移，同侧侧脑室受压变窄；B.病灶在T$_2$WI上亦呈高信号

脑 内 血 肿

(一)CT表现

1.外伤性脑内血肿表现为圆形或不规则形均匀高密度区，常多发，周围可有低密度水肿带环绕，伴占位效应(图3-3-9)。

2.血肿吸收一般自外周向中心逐渐变小。

3.常伴发脑挫裂伤、蛛网膜下隙出血和硬膜下血肿等。

4.外伤性脑内血肿可以破入脑室，靠近脑表面的血肿亦可破入蛛网膜下隙。

5.有的外伤性脑血肿可在48小时后延迟出现，注意CT随访复查。

(二)MRI表现

1.急性期血肿，在T$_1$WI上为等信号，在T$_2$WI上为低信号(图3-3-10)。

2.亚急性期血肿，在T$_1$WI和T$_2$WI上均表现为高信号，增强扫描可表现为环形强化。

3.慢性期血肿，由于含铁血黄素沉积，血肿在T$_2$WI上呈低信号。

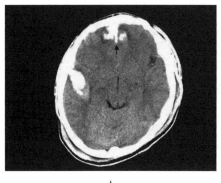 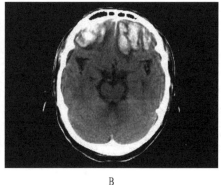

A   B

图3-3-9 外伤性脑内血肿

A.右额颞叶、左额叶多发高密度血肿,另见纵裂积血(↑);B.两侧额叶多发不规则形血肿,周围有低密度水肿带环绕

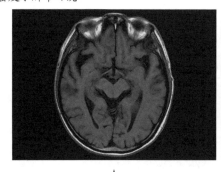 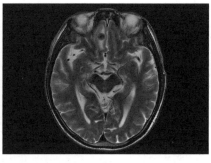

A   B

图3-3-10 急性期脑内血肿

A.T_1WI示右额叶圆形等信号灶,边界清楚,周围低信号水肿;B.血肿在T_2WI呈低信号,周边水肿高信号

二、脑挫裂伤

(一)CT表现

1.急性脑挫裂伤的典型表现:低密度脑水肿区中有多发、散在点状高密度出血灶,有些可融合为较大血肿,可累及白质和灰质(图3-3-11,图3-3-12)。

2.占位效应:挫伤范围越大,占位效应越明显,重者出现脑疝征象。

3.病程变化:随着时间变化,轻度脑挫裂伤可逐渐消失。重者后期出现脑萎缩征象,病灶可坏死液化形成囊肿。

4.蛛网膜下隙出血:较重的脑挫裂伤常合并蛛网膜下隙出血。

5.合并其他征象:脑内血肿、脑外血肿、颅骨骨折、颅内积气等。

(二)MRI表现

1.脑挫裂伤的MRI表现常随脑水肿、出血和液化的程度而异。

2.非出血性脑挫伤呈斑片状T_1WI低信号和T_2WI高信号。

3.出血性脑挫裂伤,随着血肿内含成分的变化,信号强度也随之改变(图3-3-13)。

4.常可在对冲部位见到表现相似的对冲伤。

5.慢性期坏死组织液化吸收呈脑脊液样信号,周围胶质增生在FLAIR上呈高信号,局部脑组织呈萎缩改变。

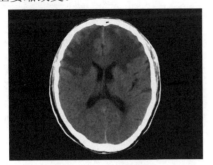 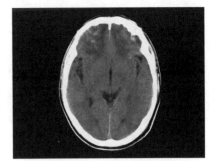

图3-3-11 脑挫裂伤(1)　　　　　　　图3-3-12 脑挫裂伤(2)

两侧额叶大片状低密度区,两侧脑室前　　两侧额叶低密度区内有多发散在小灶

角受压变小　　　　　　　　　　　　　性高密度出血灶

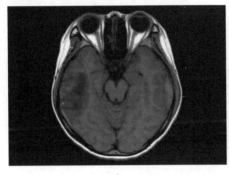 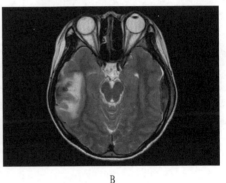

A　　　　　　　　　　　　　　　　　B

图3-3-13 脑挫裂伤伴对侧硬膜外血肿

A. T_1WI 示右颞叶大片状低信号灶,内见斑片状稍高信号出血,左颞部硬膜外血肿呈高信号;B. T_2WI 示右颞叶大片状高信号,其内出血呈低信号,左颞部硬膜外血肿亦呈低信号

三、颅骨骨折

CT表现

1.直接征象:

(1)CT在骨窗像上能清晰显示较深的凹陷性骨折、粉碎性骨折及穿透性骨折,可以测量出凹陷性骨折的深度(图3-3-14)。特别注意线性骨折和血管沟、颅缝及神经血管孔等结构的区别。

(2)CT检查易发现颅底骨折。

(3)观察颅缝分离往往需要对比双侧,一般标准为双侧颅缝相差1mm以上且单侧缝间距成人大于1.5mm、儿童大于2mm以上即可诊断(图3-3-15)。

2.间接征象:

(1)颅内积气是骨折的间接征象,特别是颅底骨折(图3-3-16)。

(2)外伤后,鼻窦或者乳突气房内可见气液平面或充满液体,这也是颅底骨折的一个间接征象,并常可根据积液部位推测骨折部位(图3-3-17)。

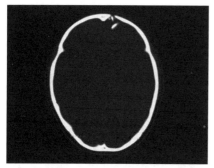

图3-3-14 颅骨骨折

骨窗像见左额骨粉碎性骨折,有多个碎骨片,其中较大骨片突向脑组织内

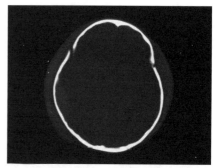

图3-3-15 颅缝分离

骨窗像见患儿两侧冠状缝显示增宽,以右侧增宽更明显

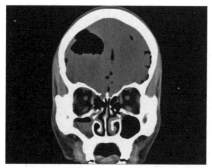

图3-3-16 颅内积气

冠状位见脑内、纵裂及颅板下方多发积气

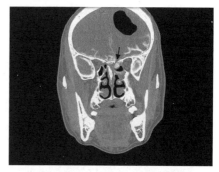

图3-3-17 外伤性脑脊液鼻漏

中颅窝底骨折,对比剂由骨折处进入蝶窦(↑),蝶窦内并见积气和积液

(宫希军 单艳棋 孙莉华)

第四节 神经系统变性疾病

多发性硬化

本病是以病灶多发、病程以缓解与复发为特征的中枢神经系统常见的脱髓鞘疾病之一。

(一)CT表现

1.病变主要位于大脑半球、脑干及脊髓。在大脑半球主要分布在侧脑室周围及深部脑白质,在脑干多见于中脑,也可位于小脑半球。

2.在上述白质区域可见局限性等或低密度病灶,大小不一;在横轴位呈圆形或类圆形,在冠状位呈条状,垂直于侧脑室,是多发性硬化的特征性表现(图3-4-1)。

3.病灶无明显占位效应,少数低密度周围有水肿,可呈轻度占位。

4.增强扫描后相对静止期病灶可无强化,活动期病灶呈中等度至明显的均匀或环形强化。

5.同一患者可以新旧病灶同时存在,晚期患者可伴脑萎缩。

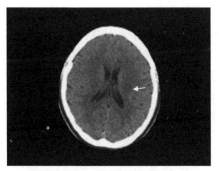

图3-4-1 多发性硬化(1)

CT平扫隐约可见侧脑室旁白质内卵圆形低密度影,边缘不清(↑)

(二)MRI 表现

1.病变主要位于大脑半球白质、脑干及脊髓,也可见于小脑半球。

2.病灶在T_1WI上呈低信号,在T_2WI上呈高信号。

3.病灶多发,大小不一;在轴位多呈圆形或类圆形,在冠状位和矢状位呈条状,垂直于侧脑室,称为"直角脱髓鞘征"。

4.无明显占位效应,少数周围有水肿。

5.增强扫描后相对静止期病灶无强化,活动期病灶为均匀或环形强化(图3-4-2)。

6.同一患者可以新旧病灶同时存在,晚期患者可伴脑萎缩。

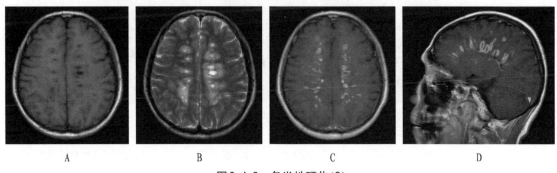

| A | B | C | D |

图3-4-2 多发性硬化(2)

A.B. 侧脑室旁多发病灶,在T_1WI上呈低信号,在T_2WI上呈高信号;C.D. 增强扫描后,病灶呈均匀性或环形强化,矢状位增强示病灶与侧脑室垂直

(徐春生)

第五节 颅 内 感 染

一、脑脓肿

(一)CT表现

1.发病4日内呈片状、边缘模糊的低密度;增强扫描后呈斑片状或脑回状强化。

2.10日病灶仍呈低密度,可见占位效应,延迟扫描病灶中心有强化。

3.10～14日可见大片状低密度区内夹杂着等密度的环状阴影,可见完整的壁;增强扫描呈明显环状强化。

4.14日后脓肿形成,周围水肿明显,增强扫描后厚薄均匀的脓肿壁呈明显强化。

5.小脓肿常呈结节状或小环形强化(图3-5-1)。

6.产气杆菌感染的脑脓肿,脓腔内可见气泡或气液平面。

(二)MRI表现

1.早期为急性脑炎表现,呈不规则形边缘模糊的长T_1、长T_2信号,随着炎症的进一步发展,增强扫描后可见斑片状或脑回状强化。

2.脓肿形成期,在大片状长T_1、长T_2信号中见环状等T_1、稍短T_2信号,中心为长T_1、长T_2信号,在DWI上呈高信号,增强扫描呈明显环状强化(图3-5-2)。

3.脓肿周围脑水肿呈长T_1、长T_2信号,有程度不一的占位效应。

4.小脓肿常呈结节状或小环形强化。

5.产气杆菌感染的脑脓肿,脓腔内可见气体信号或气液平面。

(三)鉴别诊断

主要应与肿瘤坏死、囊变相鉴别,通常脓肿壁厚薄均匀,肿瘤囊变其壁厚薄不均。

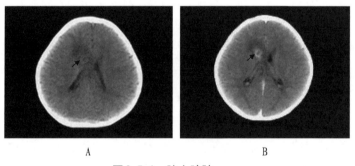

A   B

图3-5-1 脑小脓肿

A.CT平扫见右额叶侧脑室旁有一片状低密度区,边缘模糊(↑),脑室受压;B.增强扫描见病灶有环形强化(↑),壁欠光滑均匀,周围有低密度水肿区

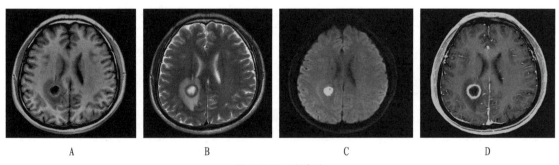

A   B   C   D

图3-5-2 脑脓肿

A.B.脓肿壁呈环状等T_1、稍短T_2信号,脓腔呈长T_1、长T_2信号,周围水肿亦呈长T_1、长T_2信号;

C.DWI示脓液呈高信号;D.增强扫描后呈明显环状强化,内壁光滑

二、脑膜炎及脑炎

化脓性脑膜炎

(一)CT表现

1.早期平扫表现正常,增强扫描后可见脑膜异常强化,可有程度不一的脑水肿。

2.晚期由于脑膜粘连可致交通性脑积水和脑软化及脑萎缩(图3-5-3,图3-5-4)。

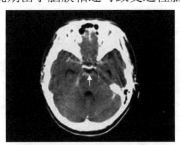

图3-5-3　化脓性脑膜炎

增强扫描见鞍上池脑膜异常增厚并强化(↑),脑池缩小,两侧侧脑室颞角显示扩大

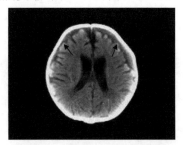

图3-5-4　化脓性脑膜炎并发症

CT平扫见两侧额顶部颅板下方新月形硬膜下积液(↑),并见脑沟及前纵裂增宽,脑室扩大

(二)MRI表现

1.早期平扫可无异常表现,随着病变进展,T_1WI和FLAIR可以显示脑沟、脑裂、脑池内脓性分泌物略高于正常脑脊液信号。

2.增强扫描可见局限性增厚并明显强化的脑膜,并可伸入脑沟内。

3.晚期由于蛛网膜粘连导致交通性脑积水或梗阻性脑积水。

结核性脑膜炎

(一)CT表现

1.鞍上池、大脑外侧裂密度增高,增强扫描后可见鞍上池强化,大脑半球凸面的脑膜部分亦可见异常强化(图3-5-5)。

2.脑实质弥漫分布的粟粒样结核灶呈高密度,明显强化,灶周可见水肿。

3.脑膜和脑内结核病灶可以出现斑点状和结节样钙化,部分患者可出现腔隙性脑梗死灶。

4.晚期由于脑膜粘连呈脑积水表现。

(二)MRI表现

1.脑基底池、侧裂池炎性渗出物显示为T_1WI低信号,信号略高于脑脊液;T_2WI较高信号,信号略低于脑脊液;增强扫描后相应区脑膜增厚强化(图3-5-6)。

2.侧脑室旁、基底节区、丘脑和中脑可见长T_1、长T_2信号的腔隙性梗死灶。

3.晚期由于脑膜粘连引起不同程度的交通性脑积水改变。

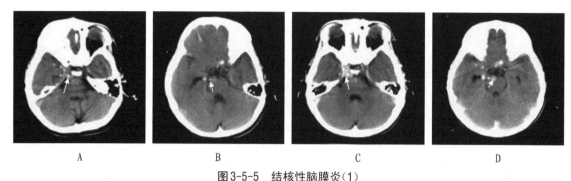

图3-5-5 结核性脑膜炎(1)

A.B. 平扫见鞍上池高密度结节及钙化点(↑);C.D. 增强扫描见结节灶强化(↑)

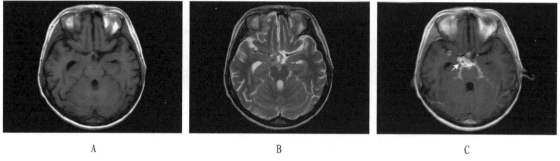

图3-5-6 结核性脑膜炎(2)

A.B. 脑基底池、侧裂池内见条片状稍长 T_1、稍长 T_2 信号炎性渗出物,T_1WI 信号略高于脑脊液,T_2WI 信号略低于脑脊液;C. 增强扫描相应区脑膜增厚呈条状、蜂房状强化(↑)

急性病毒性脑炎

(一)CT 表现

1.累及单侧或双侧大脑半球;平扫为低密度区,边缘模糊。

2.增强扫描病变边缘线样或环形强化,可有占位征象(图3-5-7)。

3.部分患者可表现为脑皮质呈脑回样高密度,为皮质出血所致;有的呈脑弥漫性损害,造成广泛脑软化、脑萎缩及皮质钙化。

(二)MRI 表现

1.病灶可单发或多发,可对称或不对称,也可为弥漫性。

2.病灶常表现为长 T_1、长 T_2 信号。绝大多数病毒性脑炎的共同特点是容易累及脑灰质,表现为脑回样长 T_2 信号(图3-5-8)。

3.部分病灶内可见出血。

4.MRI 增强可以无强化,也可有不同程度、不同形状的弥漫性或脑回样强化。

5.少部分患者可见脑软化灶、局限性脑萎缩等改变。

(三)鉴别诊断

脑膜炎需结合临床病史和实验室检查才能做出正确诊断。

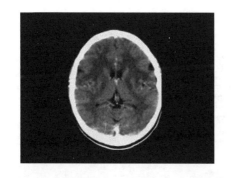

图 3-5-7　急性病毒性脑炎(1)
　　增强扫描见两侧额颞叶和基底节区呈对称性低密度改变,边缘不清,未见明确强化,中线结构居中

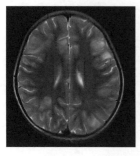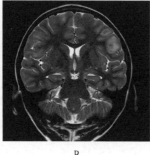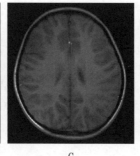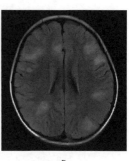

A　　　　　　　　　B　　　　　　　　　C　　　　　　　　　D
图 3-5-8　急性病毒性脑炎(2)
　　A.B. 轴位及斜冠状位T₂WI 示两侧大脑皮质多发片状稍长 T₂信号,脑回肿胀,脑沟变浅;C.T₁WI 示病灶呈稍长T₁信号,显示欠清;D.FLAIR 示病灶呈高信号

（张俊祥　赵　茹　孙莉华）

第六节　脊　髓　病　变

椎管内肿瘤

室管膜瘤(脊髓内肿瘤)

(一)CT表现

1.位于脊髓内,长轴与脊髓平行,可呈跳跃式多发病灶,呈实性或囊实性。

2.表现为脊髓呈梭形肿大,周围蛛网膜下隙对称性狭窄;增强扫描呈均匀或不均匀强化(图3-6-1A)。

3.伴发脊髓空洞症时,CT平扫表现为低密度改变,椎管可扩大。

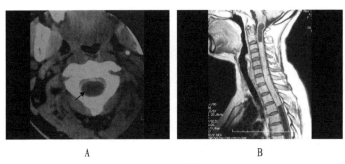

图3-6-1 脊髓室管膜瘤(1)

A.CTM显示C2水平脊髓明显增粗(↑),周围蛛网膜下隙狭窄,脊髓密度尚均匀;B.MRI增强扫描矢状位清晰地显示肿瘤大小、形态和位置

(二)MRI表现

1.脊髓增粗,肿瘤多位于脊髓中央,边界清楚。

2.瘤体在T_1WI上多为等或低信号,在T_2WI上呈高信号;肿瘤内可见囊变、坏死、出血,呈现相应的信号改变。

3.增强扫描后,肿瘤多呈强化均匀,少数为不均匀强化,囊变坏死区无强化。

4.部分病例在T_2WI上于肿瘤的上下极见低信号,称为"帽征",为出血引起的含铁血黄素沉积所致。

5.多有邻近脊髓水肿,呈长T_1、长T_2信号,伴中央管扩张(图3-6-2)。

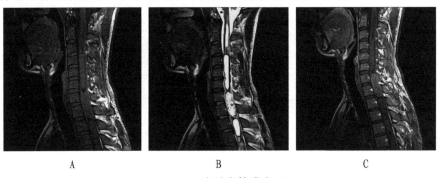

图3-6-2 脊髓室管膜瘤(2)

A. 矢状位T_1WI示肿瘤位于C7~T1节段髓内,呈稍低信号,上下界清晰;B.T_2WI肿瘤呈不均匀稍高及高信号,其内见多发囊变,两端脊髓中央管明显扩张;C. 增强扫描T_1WI示肿瘤轻中度不均匀强化,囊变区无强化,边界清楚

星形细胞瘤(脊髓内肿瘤)

(一)CT表现

1.脊髓内星形细胞瘤可多灶性发生,但大多相互连续累及多节段。

2.CT轴位见病变脊髓呈梭状不规则增粗,与正常段分界不清(图3-6-3)。

3.瘤体可为实性及囊实性,呈浸润性生长,边界不清。

4.增强扫描肿瘤可呈不均匀强化。

5.脊髓造影(CTM):伴发脊髓空洞时可见空洞内延迟充盈对比剂(图3-6-3)。

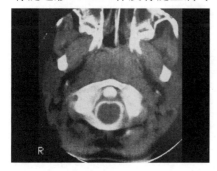

图3-6-3 脊髓星形细胞瘤(1)

CTM C2水平脊髓明显增粗,密度均匀,
周围蛛网膜下隙明显狭窄

(二)MRI表现

1.脊髓内好发于颈胸段,累及范围较广,多个脊髓节段受累。

2.病变段脊髓增粗,多偏一侧,边界不清。

3.瘤体平扫在T_1WI上呈低或等信号,在T_2WI上呈高信号。

4.肿瘤囊变常见,一般无帽征(图3-6-4)。

5.增强后病灶呈不均匀强化。

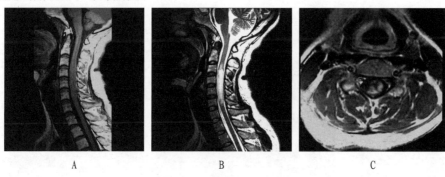

A B C

图3-6-4 脊髓星形细胞瘤(2)

A. 矢状位T_1WI示C3~C6节段脊髓增粗,呈稍低信号,边界不清;B.T_2WI示肿瘤呈高信号,邻近瘤体上下极脊髓见小片状水肿;C. 轴位增强扫描T_1WI示肿瘤片状不均匀明显强化

神经鞘瘤(脊髓外硬膜内肿瘤)

(一)CT表现

1.平扫肿瘤呈圆形实质性肿块,与脊髓相比呈稍高密度,脊髓受压移位。

2.肿瘤易向椎间孔方向呈哑铃状生长于椎管内外,局部椎管及椎间孔扩大,椎体骨质吸收破坏等(图3-6-5)。

3.增强扫描呈不同程度的强化,均匀度不及脊膜瘤,囊变区不强化。

4.CTM可显示肿瘤压迫脊髓的情况,肿瘤水平周围蛛网膜下隙狭窄,其上下节段蛛网膜下隙增宽,矢状面或冠状面重组可以显示(图3-6-5)。

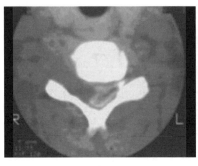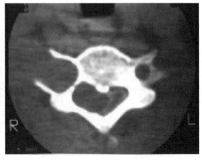

图3-6-5 神经鞘瘤(1)

A.B.CTM显示肿瘤为哑铃状软组织肿块,密度均匀,脊髓受压变形移位,相应水平周围蛛网膜下隙狭窄,可见局部椎管及椎间孔扩大、椎体骨质吸收破坏等

(二)MRI表现

1.最常见于颈段和腰段椎管内,一般位于脊髓的腹外侧方,边界清楚光滑。

2.肿瘤在T_1WI上呈等信号,在T_2WI上呈高信号,信号多不均,囊变常见。

3.增强后实质部明显强化,液化坏死区不强化,囊变明显时可呈环状强化,无硬膜尾征(图3-6-6)。

4.脊髓受压向对侧移位,肿瘤侧蛛网膜下隙增宽。

5.肿瘤可由椎间孔延伸至椎管外而呈哑铃状(图3-6-7)。

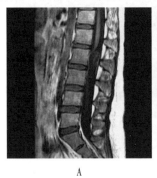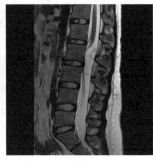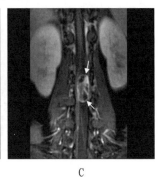

图3-6-6 神经鞘瘤(2)

A. 矢状位T_1WI示L2～L3节段马尾后方见椭圆形肿块,呈低信号;B. T_2WI示肿瘤呈明显囊变,囊壁及囊内间隔呈等信号;C. 冠状位增强扫描T_1WI示肿瘤呈环状及片状强化,马尾受压向右移位,肿瘤侧蛛网膜下隙增宽(↑)

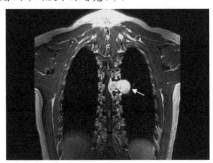

图3-6-7 神经鞘瘤(3)

冠状位增强扫描示肿瘤边界清楚,呈哑铃状向椎管外生长(↑)

神经纤维瘤(脊髓外硬膜内肿瘤)

(一)CT表现

CT平扫和CTM检查,表现与神经鞘瘤相似,不能将两者区分开(图3-6-8)。

(二)MRI表现

1.肿瘤在T_1WI上呈等信号,在T_2WI上显示肿瘤因病变内部的高含水量而呈显著高信号,同时可见病变中心的信号强度减低。

2.发生于神经纤维瘤病(Ⅰ型)者,常为多发,表现为多个大小不一的圆形或类圆形肿块,分布广泛(图3-6-9)。

3.神经纤维瘤多呈梭形,边界清楚,一般无包膜,囊变、坏死少见。

4.增强扫描肿瘤一般呈显著均匀强化。

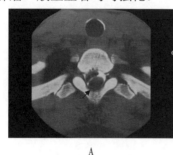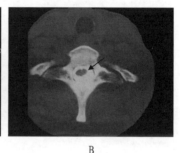

A　　　　　　　　　　　　B

图3-6-8　神经纤维瘤

A.B.CTM显示于硬膜囊内可见肿瘤呈卵圆形充盈缺损(↑),脊髓明显受压变形,向右前移位(长↑)。肿瘤上方同侧蛛网膜下隙增宽

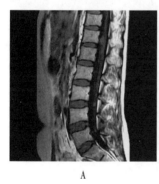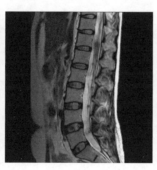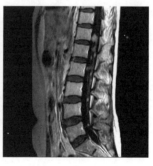

A　　　　　　　　　B　　　　　　　　　C

图3-6-9　神经纤维瘤病(Ⅰ型)

A.矢状位T_1WI示胸腰段椎管内多个大小不一结节状等信号肿块;B.T_2WI示肿瘤呈等信号;C.增强扫描T_1WI示肿瘤均匀明显强化

脊膜瘤(脊髓外硬膜内肿瘤)

(一)CT表现

1.脊髓外硬膜下软组织肿块,呈等密度或稍高密度,可见不规则钙化灶。

2.病灶水平蛛网膜下隙狭窄,其上下方的蛛网膜下隙增宽,脊髓不同程度受压(图3-6-10)。

3.增强扫描病灶呈中度强化。

4.CTM较平扫更好地显示肿瘤与脊髓和周围的关系。

（二）MRI 表现

1.平扫T_1WI瘤体呈等或稍低信号;在T_2WI上呈稍高信号,钙化明显时呈低信号。

2.增强扫描后肿瘤明显呈均匀强化,极少囊变、出血。瘤体呈类圆形或宽基底与硬膜相连,可见硬膜尾征(图3-6-11)。

3.部分肿瘤可由椎间孔延伸至椎管外而呈哑铃状。

4.病灶水平蛛网膜下隙狭窄,其上下方的蛛网膜下隙增宽,脊髓受压。

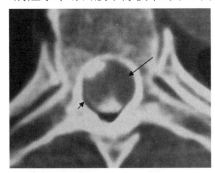

图3-6-10　脊膜瘤（1）
CTM见硬膜囊内肿瘤致充盈缺损(↑),
脊髓受压明显移位(长↑)

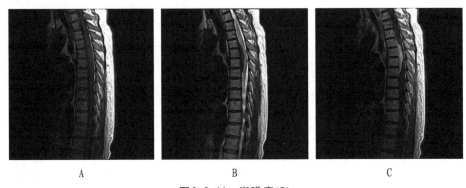

A　　　　　　　　　　　B　　　　　　　　　　　C

图3-6-11　脊膜瘤（2）
A.B. 矢状位T_1WI及T_2WI示上胸段椎管内脊髓前方见梭形肿块,呈等T_1及等T_2信号;C. 矢状位增强T_1WI示胸段椎管内脊髓前方肿瘤均匀明显强化,宽基底附着于硬脊膜,可见硬膜尾征

椎管内转移瘤（硬膜外肿瘤）

（一）CT表现

1.CT可清晰地显示椎体和附件的骨质破坏改变,椎管内硬膜外软组织肿块,密度均匀或不均匀。

2.肿瘤多位于硬膜囊的后方或后外侧方,硬膜囊受压并向对侧移位,蛛网膜下隙狭窄(图3-6-12)。

3.增强扫描后肿瘤可有不同程度的强化。

4.CTM对硬膜囊和脊髓受压移位显示优于平扫(图3-6-12)。矢状面重建图像对肿瘤上下范围的显示较好。

(二)MRI表现

1.肿瘤多单发,亦可为多发。

2.硬膜外脂肪信号消失,肿瘤在T_1WI上呈低信号,在T_2WI上呈稍高到高信号。

3.可有邻近脊椎转移表现(图3-6-13)。

4.脊髓及蛛网膜下隙受压移位。

5.增强扫描后肿瘤呈结节状或环状强化。

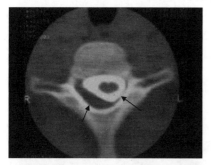

图3-6-12　硬膜外转移瘤
CTM见椎管右后方硬膜外间隙增宽,其内可见软组织肿块(↑),硬膜囊和脊髓明显受压,向对侧移位(长↑),蛛网膜下隙宽窄不一。相应水平椎体骨质结构未见破坏

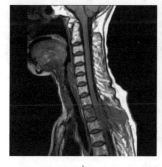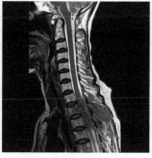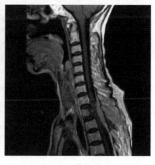

A   B   C

图3-6-13　喉癌胸椎及硬膜外转移瘤
A.矢状位在T1WI上示T1～T3节段脊髓后方与前方硬膜外转移瘤呈低信号,T2椎体及T1～T3棘突亦见转移呈低信号;B.在T_2WI上肿瘤呈稍高信号,脊髓及蛛网膜下隙包绕受压而明显变窄;C.T1～T3节段脊髓后方与前方硬膜外转移瘤增强示肿瘤中度且均匀性强化

(张俊祥　赵小英　宫希军)

第七节　头颈部肿瘤

一、鼻咽癌

(一)CT表现

1.平扫见咽隐窝消失、变平,咽后壁软组织增厚(图3-7-1)。

2.咽旁间隙受累时,表现为脂肪层消失或向外侧移位,邻近肌束轮廓不清。

3.肿瘤侵入鼻腔和鼻窦时,可直接显示软组织肿块(图3-7-2)。如果海绵窦受累,增强扫描表现为一侧海绵窦增大,其内可见充盈缺损。

4.肿瘤可经翼腭窝向中颅窝及眶后部蔓延。

5.鼻咽癌的淋巴结转移最早发生于颈静脉周围淋巴结。肿大淋巴结情况对制订放射治疗方案有重要参考意义。

(二)MRI 表现

1.局部软组织肿块:

(1)好发于咽隐窝及顶后壁,可表现为一侧咽隐窝变浅、消失,黏膜增厚;形成肿块时常突入鼻咽腔,鼻咽腔变形,左右不对称。

(2)肿块在T_1WI上呈等信号,在T_2WI上呈稍高信号,呈轻中等强化(图3-7-3)。

(3)局部组织界面消失,咽旁间隙变小或闭塞。

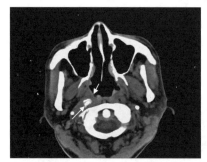

图3-7-1 鼻咽癌(1)

CT平扫见右侧咽隐窝(↑)和咽鼓管隆突消失,局部软组织肿块,其内见小片状钙化(长↑)

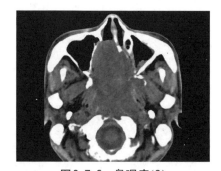

图3-7-2 鼻咽癌(2)

CT平扫见鼻咽部巨大软组织肿块,向前经后鼻孔侵犯鼻腔,颅底及翼突内、外板广泛性骨质破坏

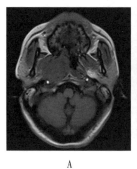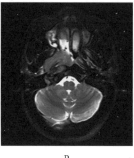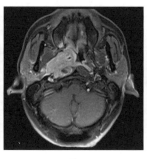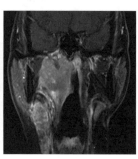

| A | B | C | D |

图3-7-3 鼻咽鳞癌伴颈部淋巴结转移

A.B. 分别为横断面T_1WI及T_2WI,示右侧鼻咽部软组织肿块,致鼻咽腔狭窄,右侧咽隐窝、咽旁间隙消失;C.D. 分别为横断面、冠状面增强抑脂T_1WI,示右侧鼻咽部肿块明显强化,累及范围显示更清晰,右颈部肿大淋巴结亦明显强化

2.深部浸润:

(1)肿块较大时,侵入翼腭窝及颞下窝,向深部侵犯翼内、外肌致咽旁间隙变窄或消失。

(2)向前扩展可填塞后鼻孔、鼻腔,侵犯上颌窦。

（3）向上生长时，可引起枕骨斜坡、蝶骨大翼及破裂孔区骨质破坏，继之向颅内侵犯，在T_1WI上颅底骨髓高信号消失是诊断骨质侵犯的重要征象。

（4）一侧或双侧颈部淋巴结肿大，呈类圆形软组织肿块。

（三）鉴别诊断

鼻咽纤维血管瘤增强扫描有明显强化，颞下窝肿瘤使咽旁间隙向内移位，鼻咽癌使咽旁间隙向外移位。

二、喉 癌

（一）CT表现

1.声门型：

（1）多位于声带前部邻近前联合处。

（2）早期表现为一侧声带增厚，外形不规则。

（3）喉癌较明显时，表现为声带显著增厚、变形或软组织肿块（图3-7-4），可见杓状软骨移位和周围软组织及喉软骨的破坏。

（4）会厌前间隙和喉旁间隙消失。

（5）若对侧声带明显不规则或出现小结节，提示已侵入对侧。

2.声门上型：

（1）肿瘤位于会厌、杓会厌襞、室带和喉室等处者。

（2）肿瘤部位软组织不规则增厚和出现肿块，喉腔变形、狭窄（图3-7-5）。

（3）会厌前间隙和喉旁间隙受侵，表现为低密度的脂肪消失。

（4）喉软骨受累，表现为不规则骨破坏。

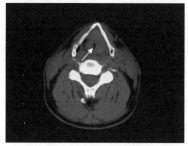

图3-7-4 声门型喉癌

CT平扫见左侧声带和前联合明显增厚，
喉腔变形，声门裂变窄（↑）

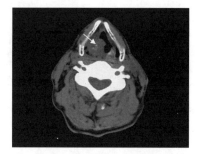

图3-7-5 声门上型喉癌

CT平扫见右侧喉腔内软组织肿块，其内
见斑点状钙化（↑），右侧室带、杓会厌皱襞
和梨状窝受侵

3.声门下型：多由声门区或梨状窝病变侵犯所致，周围的黏膜厚度＞1mm为异常或表现为结节、肿块和变形（图3-7-6）。

4.全喉型：CT检查出现前述各型喉癌的混合表现（图3-7-7）。

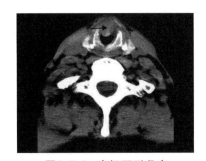

图3-7-6 声门下型喉癌

CT平扫通过环状软骨层面见声门下区
喉前壁局部软组织肿块(↑),并突向喉腔使
其变形

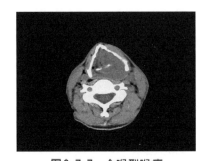

图3-7-7 全喉型喉癌

CT平扫左半喉内软组织肿块,累及前后
联合,喉腔及喉旁间隙消失,左侧甲状软骨
受压推移

5.转移途径:直接蔓延、经颈部淋巴转移,晚期还可经血行转移。

(二)MRI表现

1.声门型:

(1)约75%的声门区喉癌位于真声带前部邻近前联合处。

(2)早期表现为一侧声带增厚,外形不规则。

(3)喉癌较明显时表现为声带显著增厚变形,有软组织肿块,在T_1WI上呈等信号,在T_2WI上呈高信号,增强后呈中度强化(图3-7-8)。

(4)会厌前间隙和喉旁间隙消失。

(5)若见两侧声带明显不规则或出现小结节,提示已侵入对侧。

2.声门上型:

(1)分为前组病变和后外侧组病变,其中后者又分为边缘型和假声带/喉室型。

(2)前组病变常呈圆形生长;会厌前下部肿瘤可侵犯会厌前间隙。

(3)边缘型病变起自杓会厌皱襞的内侧面,可呈外生性生长。

(4)假声带/喉室型病变多呈黏膜下生长,可侵犯喉旁间隙。

(5)肿瘤部位软组织呈不规则增厚和肿块,喉腔变形、狭窄(图3-7-8)。

(6)会厌前间隙和喉旁间隙受侵,表现为高信号的脂肪消失。

3.声门下型:

(1)原发的声门下癌罕见,更多情况下是由声门区或梨状窝病变的侵犯所致。

(2)肿瘤呈环状蔓延生长。

(3)约50%的病例临床发现时就有环状或甲状软骨的受累。

(4)肿瘤与环状软骨的关系很重要,需保存声带的手术,环状软骨必须完整。

4.全喉型:病变累及真声带、喉室,声门上区和(或)声门下区。常伴有声带固定、深部侵犯和淋巴结转移。

(三)鉴别诊断

1.喉水肿:黏膜弥漫增厚,边缘光滑,两侧较对称。

2.声带息肉:多数基底狭窄,可带蒂,鉴别困难时可借助活检。

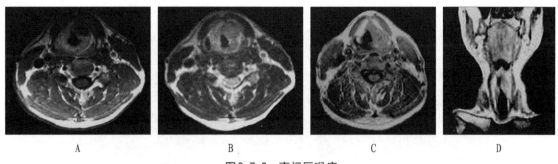

图3-7-8　声门区喉癌

　　A. 为经声门区的连续横断面T₁WI示左侧及前部声带明显增厚,外形不规则,并见软组织肿块,肿瘤呈略低或等信号,喉旁间隙内脂肪消失;B. 为经声门区的连续横断面T₂WI,示肿瘤呈不均匀的较高信号;C. D. 分别为经声门区的横断面和冠状面增强T₁WI,示肿瘤呈较均匀的中等程度强化

（郑根林　尹传高　夏春华　洪雪冬）

第八节　中耳乳突炎

一、急慢性炎症

(一)CT表现

1.单纯型:主要为鼓室、乳突气房黏膜增厚,气房骨壁增厚、硬化,听小骨部分被破坏及粘连。

2.肉芽型:以肉芽增生和骨质被破坏为主要表现,大多发生于气化差、板障或硬化型乳突(图3-8-1)。

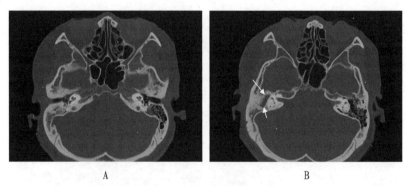

图3-8-1　慢性中耳乳突炎

　　A. B. CT平扫见右侧乳突呈硬化型,同侧上鼓室和鼓窦被肉芽组织充填(↑),窦壁骨质轻度被破坏(长↑)

3.胆脂瘤型:是由角化鳞状上皮不断堆积而成的,其内衬充满角质碎片的囊。

4.并发症:常见有耳源性脑脓肿、乙状窦血栓性静脉炎、耳后骨膜下脓肿、岩尖炎、面神经管破坏性面神经麻痹等。

(二)MRI 表现

1.单纯型:鼓室和乳突气房内呈软组织信号影,在T_1WI上呈等信号,在T_2WI上呈高信号,中耳内听小骨被破坏,结构消失(图3-8-2)。

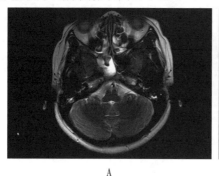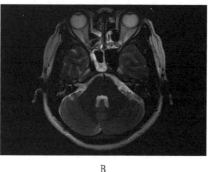

A   B

图3-8-2 单纯型中耳乳突炎

A.B. 中耳水平横断面T_2WI示两侧中耳乳突区信号增高,气房黏膜增厚

2.肉芽肿型:T_1WI呈中高混杂信号,T_2WI呈高信号。胆固醇肉芽肿在T_1WI和T_2WI均呈高信号。

3.胆脂瘤、肉芽肿和脓液在MRI平扫上信号有区别。在T_1WI上,肉芽肿呈等信号,胆脂瘤呈稍低信号,脓液呈低信号改变,三者依次信号减低;在T_2WI上正好相反。

(三)鉴别诊断

中耳癌:呈浸润性生长,边界不清,DWI呈高信号,增强扫描呈明显强化。

二、胆脂瘤型中耳炎

(一)CT表现

1.CT显示中耳内胆脂瘤的软组织肿块和骨质被破坏(图3-8-3),增强扫描时病灶不强化。

2.特征性表现是鼓棘或外耳道棘骨质被破坏,听小骨破坏消失。

3.合并中耳乳突炎见鼓室及乳突气房透亮度减低,炎症性渗出见气液平面。

4.可引起脑脓肿和侧窦脓肿等颅内并发症。

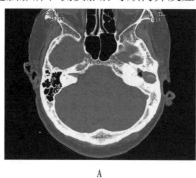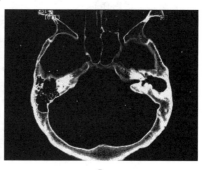

A   B

图3-8-3 胆脂瘤型中耳炎

A.CT平扫见左侧乳突软组织密度影,鼓窦扩大;B.骨窗示局部骨质缺损,边缘骨质硬化

(二)MRI表现

1.中耳鼓室及鼓窦区见类圆形或不规则形软组织影,T_1WI呈等偏低信号,T_2WI呈较高信

号,信号往往不均匀(图3-8-4)。

2.病灶边界多数清楚。

3.冠状面有利于显示硬膜外侵犯及颅内并发症。

4.增强扫描见病灶本身不强化,但周围肉芽组织可强化。

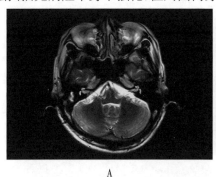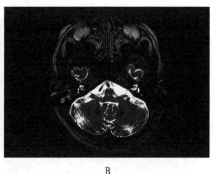

A   B

图3-8-4 胆脂瘤型中耳炎

A.B. 分别为中耳横断面T₂WI和抑脂T₂WI,示右侧中耳鼓室及鼓窦区见类圆形或不规则形高低混杂信号

(夏春华 李劲松 潘志立)

第九节 鼻窦、鼻病变

一、鼻窦炎

(一)CT表现

1.鼻窦黏膜肥厚:窦腔黏膜可呈环状增厚或呈息肉样结节影(图3-9-1)。

2.窦腔内气液平面:以上颌窦多见(图3-9-2)。

3.窦壁骨质改变:窦周骨壁正常或增厚(图3-9-1)。

4.窦壁外脂肪间隙消失:当感染向窦腔外蔓延时,脂肪间隙消失且被炎症水肿替代。

5.鼻甲肥大:以下鼻甲最多见(图3-9-2)。

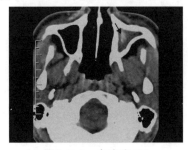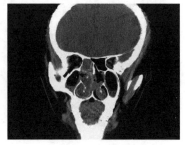

图3-9-1 鼻窦炎(1)

CT平扫见左侧上颌窦腔内含气腔隙消失,其内充满软组织密度影,并见较大钙化灶(↑),窦周骨壁增厚

图3-9-2 鼻窦炎(2)

CT冠状位平扫见两侧鼻腔、上颌窦、右侧筛窦和蝶窦内密度增高影,两侧上颌窦内并见气液平面,两侧下鼻甲明显肥大

(二)MRI 表现

1.鼻窦黏膜增厚:表现为软组织信号影,在T_1WI上呈低或等信号,在T_2WI上呈高信号(图3-9-3)。

2.分泌物较多时,窦腔内可见积液,积液多呈水样信号影,当积液中含蛋白成分较高或伴有出血时,在T_1WI和T_2WI上均呈较高信号。

3.增强扫描见黏膜明显强化。

4.急性期并发骨髓炎时,骨髓腔在T_1WI上呈低信号,在T_2WI上呈高信号。

5.鼻甲肥大,以下鼻甲最多见,以脂肪抑制冠状面T_2WI显示较佳。

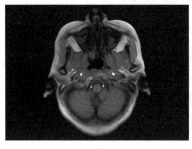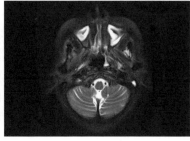

A   B

图3-9-3 鼻窦炎(3)

A.B. 分别为经上颌窦相应层面的横断面T_1WI和脂肪抑制T_2WI,示上颌窦及筛窦黏膜增厚,表现为与窦壁平行状软组织信号影,在T_1WI上呈低或等信号,在T_2WI上呈高信号

二、鼻窦、鼻肿瘤

上 颌 窦 癌

(一)CT 表现

1.上颌窦癌的特征性表现是窦腔内软组织肿物合并骨质破坏。

2.上颌窦内不规则软组织肿块,密度不均匀(图3-9-4),内可见坏死、囊变、钙化。

3.肿瘤多呈浸润性生长,可见不同程度的骨质破坏,并沿破坏区向周围侵犯(图3-9-5)。

4.增强扫描见不均匀强化,坏死、囊变区不强化。

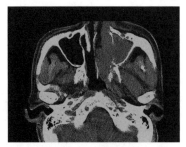

图3-9-4 上颌窦癌(1)

CT平扫见左侧上颌窦区肿块破坏内侧壁,进入左鼻腔,并阻塞后鼻孔和鼻泪管

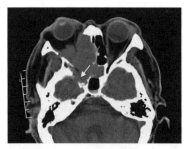

图3-9-5 上颌窦癌(2)

CT平扫见右侧上颌窦上部肿块向上生长,右眼球后方及筛窦区见外形不规则软组织肿块,且累及颅内(↑),局部广泛骨质被破坏,眼球突出

(二)MRI表现

1.上颌窦内不规则形软组织肿块,在T₁WI上呈等信号,在T₂WI上呈不均匀高信号。

2.窦壁骨质破坏为诊断的重要征象,最常见内壁被破坏。

3.增强扫描见肿块明显不均匀强化(图3-9-6)。

4.MRI在显示肿瘤组织侵及眶内、翼腭窝、颞下窝等较CT更清楚、更全面。

(三)鉴别诊断

早期需与上颌窦炎、上颌窦囊肿及上颌窦肉芽肿性炎症相鉴别。增强扫描后肿瘤组织强化较炎症为弱。癌肿常引起骨破坏,而炎症及囊肿常为窦壁增生、硬化。

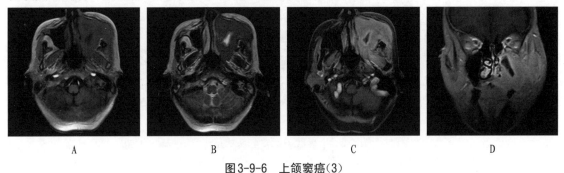

图3-9-6　上颌窦癌(3)

A.B. 分别为横断面T₁WI及T₂WI,示左侧上颌窦区见软组织肿块影,呈等T₁、等T₂信号,中央见部分窦腔残存,前、外、内侧壁骨质被肿瘤组织取代,左侧鼻腔受累,左下鼻甲破坏,侵犯左颊部软组织;C.D. 横断面及冠状面T₁WI增强,示肿瘤明显强化

鼻腔内翻性乳头状瘤

(一)CT表现

1.鼻腔内软组织肿块,边缘规则,密度较均匀。

2.肿瘤较大时,患侧鼻腔扩大,鼻中隔移位,鼻道堵塞,骨质被吸收(图3-9-7)。

3.肿块形态不规则,侵犯周围结构伴有明显骨质破坏,应考虑恶变可能。

4.肿瘤内可见点、条状钙化,骨壁可见增生、硬化表现。

5.增强扫描时,因肿瘤血管较少,肿瘤呈轻至中度强化。

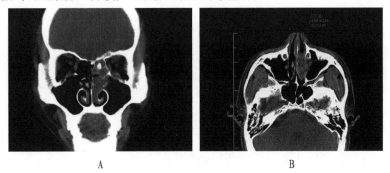

图3-9-7　鼻腔内翻性乳头状瘤(1)

A.CT冠状位见左侧鼻腔软组织肿块,密度大致均匀,肿块经上颌窦半月裂孔进入左侧上颌窦;

B.CT轴位平扫见左侧鼻腔扩大,鼻道堵塞,鼻中隔轻度移位,骨壁骨质被吸收

(二)MRI 表现

1.鼻腔内软组织肿块,在T_1WI上为中低信号,在T_2WI上为高信号(图3-9-8)。

2.增强扫描呈中等强化。

3.肿瘤较大时,患侧鼻腔扩大,鼻中隔移位,鼻道堵塞,邻近骨质被吸收。

4.肿块形态不规则,侵犯周围结构伴有明显骨质破坏,应考虑恶变可能。

5.骨质破坏以上颌窦内侧壁为主,晚期可有广泛破坏。

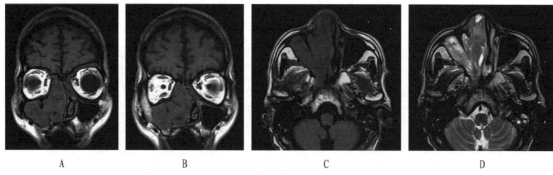

图3-9-8　鼻腔内翻性乳头状瘤(2)

A～D. 冠状面T_1WI(A.B)、横断面T_1WI(C)及横断面T_2WI(D)示右侧鼻腔、上颌窦及筛窦内软组织肿块,形态不规则,T_1WI显示为中低信号,与肌肉信号强度相仿;T_2WI显示为混杂信号,内见等信号及高信号,右侧鼻腔堵塞,窦壁骨质有吸收

(三)鉴别诊断

1.鼻息肉:表现为类圆形结节,一般无骨质破坏,增强扫描后无强化。

2.鼻腔血管瘤:增强扫描肿块有明显强化。

3.恶性肿瘤:不规则软组织肿块,呈浸润性生长,侵蚀性骨破坏,周围组织浸润,边界不清,增强扫描病灶呈不均匀强化。

(宫希军　李劲松　郑根林)

第十节　眶内病变

一、外伤

(一)CT表现

1.眶内异物:容易发现金属异物(图3-10-1),而低密度异物常很难被发现(图3-10-2)。

2.眼眶骨折:可见骨折线、眶内积气、眼眶内出血等征象(图3-10-3)。

3.眼球破裂:表现为眼球变形、不完整的眼环、眼球内出血(图3-10-4)和球内积气(图3-10-5)。

4.视神经损伤:多见于视神经管骨折、视神经直接损害或周围出血,可出现视力障碍或失明。

5.眼球痨:因外伤、手术、反复视网膜出血、慢性眼内炎症、放射线照射等原因导致的眼球萎缩、钙化,眼球内的组织结构不能辨认,患侧视力丧失(图3-10-6)。

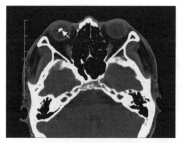

图3-10-1 眶内金属异物

右眼球中央部位金属异物(↑)

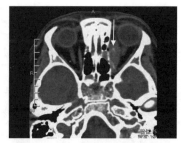

图3-10-2 眶内非金属异物

左眼眶内壁与内直肌之间见稍高密度异物(↑),且伴肉芽肿样病灶

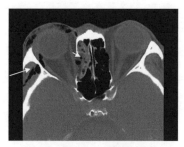

图3-10-3 眼眶骨折

右眼眶内壁筛骨纸板凹陷性骨折(↑),伴筛窦积血,眶内及右颞部皮下积气(长↑)

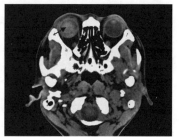

图3-10-4 眼球内出血

右眼球内玻璃体出血,眼球内密度增加(↑)

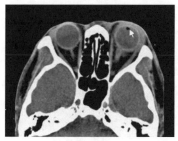

图3-10-5 眼球破裂伴球内积气

左眼球内小气泡影(↑)

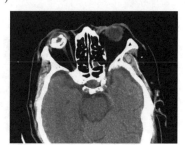

图3-10-6 眼球痨

右眼球萎缩,眼球内见不规则斑块状钙化灶

(二)MRI 表现

1.金属异物:伪影较多。铁磁性金属异物是MRI检查的禁忌证。

2.非金属异物:在T_1WI、T_2WI和质子密度像上均呈低信号。眼球内异物在T_2WI上显示较清楚;球后眶内异物在T_1WI上显示较好,但脂肪抑制T_2WI可提高较小异物诊断的敏感性(图3-10-7)。

3.MRI可较好地显示颅内并发症,如脑挫伤等。

4.晶状体破裂:晶状体信号混杂,与玻璃体及前房互通。

5.眼球破裂:表现为眼球变小、变形,眼内容物明显减少。

6.视神经损伤:出现视力障碍或失明,可见视神经信号异常。

7.眼眶骨折:MRI显示的是骨折的继发改变。

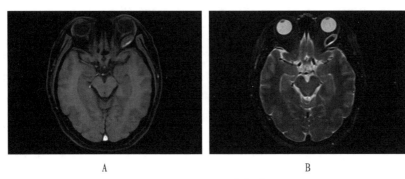

图3-10-7　眼眶内血肿

A. 横断面T₁WI示左侧眼眶肌锥内偏外侧见一椭圆形等信号影,边缘见条状高信号,边界清楚;
B. 横断面T₂WI示病灶呈环形高信号,中央呈低信号

二、眶内肿瘤

泪　腺　癌

(一)CT表现

1.泪腺区见形态不规则、边界不清楚、密度不均的软组织肿块,有时可见钙化(图3-10-8)。

2.肿瘤位于眼眶的外上方,压迫眼球向内向下移位。

3.增强扫描病灶呈不均匀明显强化,强化程度较显著。

4.眶壁骨质破坏。

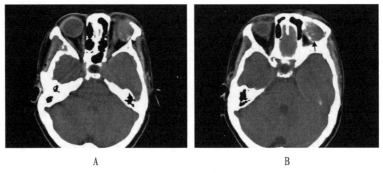

图3-10-8　泪腺癌(1)

A.B.CT平扫见左侧泪腺区软组织肿块,其内见多发钙化(↑),眼球受压下移,左侧泪腺窝扩大

(二)MRI表现

1.泪腺区见形态不规则、边界不清楚的软组织肿块,压迫眼球向内向下移位。

2.在T₁WI上呈不均匀等低混合信号,在T₂WI上呈等高信号。

3.增强扫描后,病灶呈明显不均匀强化,非强化部分多为液化坏死区(图3-10-9)。

4.邻近眶壁骨质破坏,呈锯齿状。

5.有时肿瘤累及邻近结构,可侵犯颅内,形成眶颅交通。

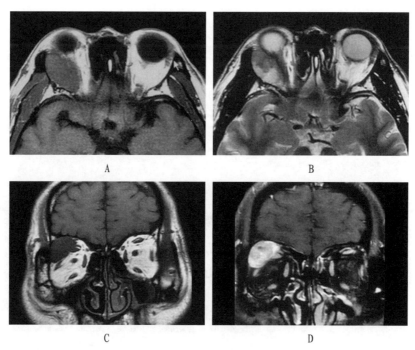

图3-10-9　泪腺癌(2)

A. 横断面T₁WI示右侧泪腺区见形态不规则、边界不清楚的软组织肿块,压迫眼球向内向下移位。其信号混杂,呈等低混合信号;B. 横断面T₂WI肿块呈不均匀等高信号;C. 冠状面T₁WI示肿块压迫上直肌和外直肌,但邻近外侧额骨未见明显侵犯;D. 增强扫描冠状面脂肪抑制T₁WI,增强扫描后病灶呈明显不均匀强化

(三)鉴别诊断

泪腺良性混合瘤为泪腺区圆形或卵圆形肿块,密度(信号)均匀,边界清楚,增强扫描后轻至中度强化,无骨质破坏。

视网膜母细胞瘤

(一)CT表现

1.CT平扫眼球内见圆形或不规则形边界清楚的高密度肿块(图3-10-10)。

2.钙化是本病的特征性表现(图3-10-10)。

3.增强扫描病灶未钙化部分有强化,边缘清楚。

4.可引起眼球突出、视神经增粗、视神经管扩大,并累及肌锥和颅内。

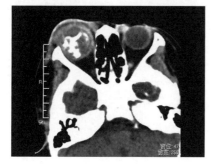

图3-10-10　视网膜母细胞瘤(1)

CT平扫见右眼球内高密度肿块,内有不规则钙化,右眼球增大、向前突出,眼环不均匀增厚

(二)MRI 表现

1.眼球内见异常不规则形软组织肿块影,位于眼球后部向玻璃体生长。

2.与正常玻璃体信号相比,肿块在T_1WI上呈轻至中度高信号,在T_2WI上呈中度或明显低信号。

3.增强扫描肿块呈不均匀轻至中度强化(图3-10-11)。

4.与眼外肌相比,球外扩散的肿块呈略长T_1、长T_2信号,增强扫描呈轻至中度强化。

5.视神经鞘增粗提示肿瘤扩散至视神经周围蛛网膜下隙,提示预后不良。

6.MRI能够发现脑内转移。

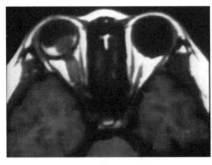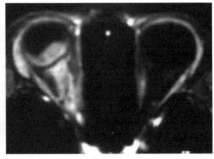

A   B

图3-10-11　视网膜母细胞瘤(2)

A. 横断面T_1WI示球内后部肿块,呈轻至中度高信号;B. 增强扫描脂肪抑制T_1WI,肿块呈不均匀轻至中度强化,且见同侧视神经亦增粗、强化

(三)鉴别诊断

1.永存原始玻璃体增生症:钙化少见,病灶位于晶状体和视网膜后壁之间。

2.Coat's病:又称渗出性视网膜炎,T_1WI、T_2WI显示视网膜下积液为均匀高信号影;增强扫描后脱离的视网膜明显强化而视网膜下渗出液不强化。

3.脉络膜骨瘤:好发于年轻女性,钙化位于脉络膜,在T_1WI和T_2WI上均呈低信号。

4.转移瘤:多见于成人,有原发肿瘤病史,易发生于眼球后壁。

脉络膜黑色素瘤

(一)CT 表现

1.早期肿瘤较小时,多在眼球后极见眼环局限性增厚,呈扁盘状(图3-10-12)。

2. 当肿瘤继续生长进入玻璃体时,形成头圆、底大、颈部狭窄的蘑菇云状(图3-10-13);晚期可穿破眼环向眶内生长。

3.肿瘤平扫呈高密度(图3-10-12),常合并有视网膜下积液。

4.增强扫描瘤体呈中度强化(图3-10-13)。

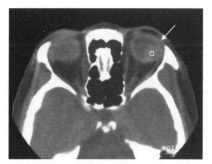

图3-10-12 脉络膜黑色素瘤(1)

CT平扫见左眼球外后壁基底较宽的软组织肿块,邻近眼球壁增厚(↑)

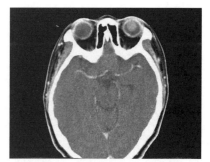

图3-10-13 脉络膜黑色素瘤(2)

左眼球内蘑菇云状软组织肿块,基底位于眼球前壁,增强扫描见瘤体中度强化,边界清楚

(二)MRI表现

1.眼球壁见肿块影,多呈蘑菇状、半球形或类圆形。

2.肿块常在T_1WI上呈高信号,在T_2WI上呈低信号(图3-10-14)。

3.可继发性视网膜脱离。

4.增强扫描后肿瘤呈轻至中度强化,继发性视网膜脱离区不强化。

5.眼球外扩散转移:大多经巩膜导管播散;少数经视神经扩散,表现为视神经增粗,明显强化,伴脑内转移。

(三)鉴别诊断

1.脉络膜血管瘤:好发于眼球后极部脉络膜的良性肿瘤,常合并有颜面部血管瘤(Sturge-Weber综合征)。

2.脉络膜转移瘤:转移瘤有原发癌灶,常呈扁平状。

3.视网膜下出血:增强扫描不强化。

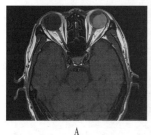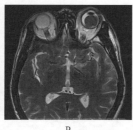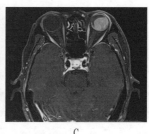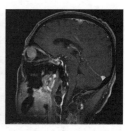

A B C D

图3-10-14 脉络膜黑色素瘤(3)

A. 横断面T_1WI示左眼球内类圆形稍高信号;B. T_2WI示肿块呈低信号;C. D. 横断面及斜矢状面增强扫描T_1WI示肿块中度强化

视神经胶质瘤

(一)CT表现

1.视神经呈局限性梭形、梨形或条状增粗,也可表现为整条视神经增粗或结节状隆起,密度均匀,边界清楚(图3-10-15A)。

2.瘤体呈均匀或不均匀轻或中度强化(图3-10-15B)。

3.肿瘤可沿视神经管向颅内生长,约90%的病例可见视神经管扩大。

(二)MRI表现

1.视神经呈管状、梭形、球形或偏心性增粗,且迂曲、延长,与脑实质相比,肿瘤在T_1WI上呈低信号,在T_2WI上呈较高信号。

2.视神经周围见眶内前部视神经蛛网膜下隙扩大。

3.部分肿瘤周围见蛛网膜增生,为更长T_1、长T_2高信号。

4.增强扫描:肿瘤轻度至明显强化(图3-10-16)。

5.如果同时累及眶内、视神经管内视神经和视交叉,则呈哑铃征。

6.神经纤维瘤病可有双侧视神经胶质瘤,同时颅内也可见到病灶。

(三)鉴别诊断

1.视神经鞘脑膜瘤:增强扫描见视神经两侧强化的瘤体与不强化的视神经形成典型的双轨征,并出现视神经"包埋现象"。

2.海绵状血管瘤:血供丰富,大多位于球后肌锥内。

3.视神经炎:表现为视神经轻度增粗,无明显肿块征象。

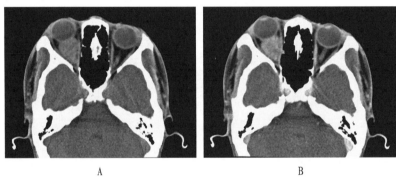

A   B

图3-10-15 视神经胶质瘤(1)

A.CT平扫见右眼眶内沿视神经走行的梭形软组织肿块,密度均匀,边界清楚,右眼球突出;B.增强扫描见瘤体呈均匀性中度强化

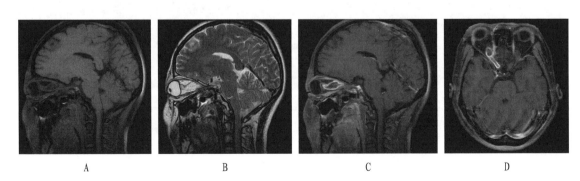

A   B   C   D

图3-10-16 视神经胶质瘤(2)

A. 矢状面脂肪抑制T_1WI示视神经明显增粗,呈低信号;B. 矢状面T_2WI示增粗的视神经呈高信号;C. 矢状面压脂T_1WI增强扫描示肿块周边明显强化,中央囊变坏死区无明显强化;D. 横断面脂肪抑制T_1WI增强扫描示肿块沿视神经蔓延至颅内

视神经鞘脑膜瘤

(一)CT表现

1.平扫:脑膜瘤包绕视神经呈管状或梭形增粗(图3-10-17A),也可呈偏心性生长,视神经受压偏于一侧(图3-10-17D)。肿瘤呈等密度或略高密度,部分瘤内有钙化,冠状面可显示稍高密度的瘤体或环形钙化包绕视神经,称为"袖管征"(图3-10-17C)。

2.增强扫描:肿瘤明显均匀强化,视神经不强化,可见视神经周围两条平行的线状高密度影,称为"双轨征"(图3-10-17B,图3-10-17D)。

3.发生于视神经管内的脑膜瘤常导致视神经管扩大,骨质增生或破坏。

4.累及视交叉或颅内的脑膜瘤表现为视交叉增粗及颅内肿块。

(二)MRI表现

1.脑膜瘤包绕的视神经呈管状或梭形增粗,也可呈偏心性生长,肿瘤大多呈等T_1、等T_2信号。

2.增强扫描:肿瘤明显,呈较均匀强化,包埋于其内的视神经不强化,脂肪抑制的增强T_1WI表现为双轨征(图3-10-18)。

3.发生于视神经管内的脑膜瘤常表现为管内视神经增粗,视交叉和视束脑膜瘤表现为椭圆形肿瘤,均呈等T_1、等T_2信号,增强扫描后呈明显强化。

4.脑膜瘤恶性变表现为脑膜瘤广泛侵犯眶内组织和眶骨破坏。

(三)鉴别诊断

1.主要与视神经胶质瘤相鉴别。

2.视神经炎和视神经转移瘤可见双轨征,鉴别诊断须结合临床。

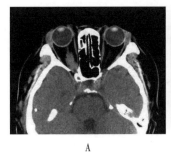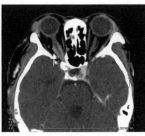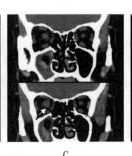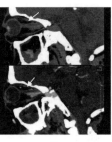

A   B   C   D

图3-10-17 视神经鞘脑膜瘤(1)

A.CT平扫见右侧视神经管状增粗,病灶密度均匀,边界清楚;B.增强扫描见肿瘤明显均匀强化,平行位于视神经两侧,呈双轨征(↑);C.CT平扫冠状位见肿瘤包绕视神经偏心性生长,密度略高于视神经,呈袖管征(↑);D.斜矢状位(上为平扫,下为增强扫描)见肿瘤偏心性生长,增强扫描明显呈均匀强化,可见双轨征(↑)

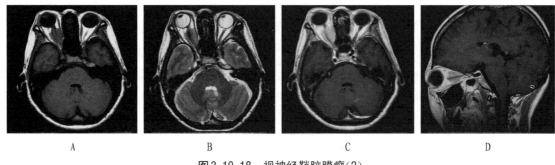

图3-10-18　视神经鞘脑膜瘤(2)

A. T₁WI右眼肌锥内见椭圆形肿块,呈等信号,包绕视神经;B. T₂WI示肿瘤呈等信号,边界清楚;
C. D. 分别为横断面和矢状面增强T₁WI,示肿块明显均匀强化,中央视神经无强化,呈双轨征

眶内神经鞘瘤

(一)CT表现

1. 多发生于眶上部和内侧、肌锥内外,多为类圆形、哑铃状或串珠状,边界清楚(图3-10-19A)。

2. 平扫肿瘤密度与眼外肌接近,内见囊变区(图3-10-19A),少数肿瘤内见钙化灶。

3. 增强扫描肿瘤实性部分呈中度均匀强化,囊变区不强化(图3-10-19B)。

4. 肿瘤缓慢膨胀性生长,可压迫视神经、眼外肌移位,致眶内壁筛骨纸板内移,同侧筛窦变窄。眶上裂扩大和外缘后翘提示肿瘤向颅内蔓延。

(二)MRI表现

1. 多发生于眶上部和内侧,肌锥内外,多为类圆形、哑铃状或串珠状,边界清楚(图3-10-20)。

2. 肿瘤呈稍长T₁、稍长T₂信号(与脑灰质信号相比),大多数信号不均匀,显示囊变。

3. 增强扫描肿瘤实性部分呈明显强化,较均匀,囊变区不强化。

4. 肿瘤缓慢膨胀性生长,可压迫视神经、眼外肌及眶内壁筛骨纸板移位。

(三)鉴别诊断

实性者需要与海绵状血管瘤、神经纤维瘤、泪腺混合瘤相鉴别,囊性者需要与黏液囊肿、皮样囊肿和寄生虫囊肿相鉴别。

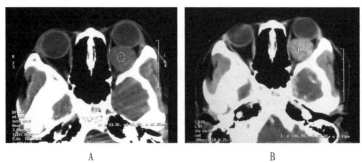

图3-10-19　眶内神经鞘瘤(1)

A. CT平扫见左眶肌锥内类圆形软组织肿块,边界清楚;B. 增强扫描病变呈中度强化

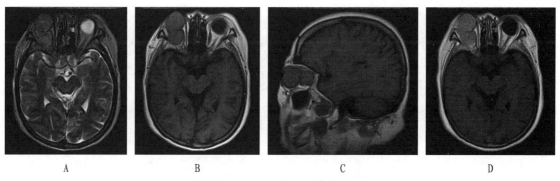

图3-10-20　眶内神经鞘瘤（2）
A～C. 分别为横断面 T_2WI 及 T_1WI、斜矢状面 T_1WI 示右侧眼眶球内及肌锥内见软组织肿块影，边界尚清，呈等 T_1、稍长 T_2 信号；D. 增强扫描未压脂示中等均匀强化，视神经受累显示欠清

眶内恶性淋巴瘤

（一）CT表现

1.眶内不规则高密度肿块影，边界清楚，密度均匀，常沿眼球或邻近眶骨塑形生长，骨破坏少见（图3-10-21A）。

2.增强扫描病变呈轻中度均匀增强，绝大多数位于眶脂肪内（图3-10-21B）。

（二）MRI表现

1.眼眶内肿块无包膜，呈浸润性生长，可侵犯邻近周围组织。

2.病变信号均匀，T_1WI 信号等于肌肉，T_2WI 信号高于肌肉，增强扫描呈明显强化（图3-10-22）。

3.肿瘤常沿肌锥外间隙、眼球或其邻近眶骨而呈塑形性生长，较具特征性。

4.肿块体积较大而占位效应不明显是非霍奇金淋巴瘤的特征性表现之一。

（三）鉴别诊断

1.炎性假瘤：肌腱常受累，其强化程度较淋巴瘤明显。

2.毛细血管瘤：发生于婴儿期，通常位于上眼睑，表现为局限性隆起，在 T_2WI 上信号更高，增强扫描后强化更明显，呈血管样强化。

3.泪腺肿瘤：较小良性肿瘤常局限于泪腺区，不伴有眼外肌受累，较大的良性肿瘤可有压迫性骨质吸收；恶性肿瘤MR信号多不均匀，可伴有骨质破坏。

4.眼眶转移性肿瘤：最多见于眼球，多数有原发肿瘤病史，可伴骨质破坏。

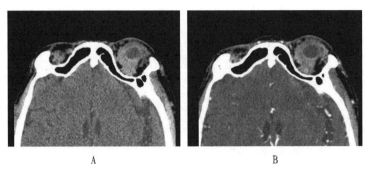

图 3-10-21　眶内恶性淋巴瘤（1）

A. CT 平扫见左侧眶内不规则高密度肿块,边界清楚,密度均匀,沿眼球塑形生长;B. 增强扫描病变呈轻度均匀强化

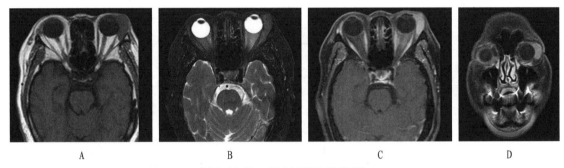

图 3-10-22　眶内恶性淋巴瘤（2）

A. B. 分别为眼眶的横断面 T_1WI 及 T_2WI,示左侧泪腺区见一不规则形的软组织肿块,T_1WI 和 T_2WI 均呈等信号,肿块沿肌间隙生长,眼球壁与肿物接触面无压迹或凹陷,壁亦无增厚;C. D. 横断面和冠状面增强,T_1WI 示病灶明显均匀强化

（夏春华　李劲松　王万勤）

第四章　呼吸和循环系统

第一节　肺 部 感 染

一、大叶性肺炎

(一)X线表现

表现为肺大叶或肺段均匀性实变,边界多清晰。

(二)CT表现

1.早期(充血期):表现为毛玻璃样改变,边缘模糊,其内隐约可见血管影。

2.实变期:为密度均匀、边界清楚的致密阴影,呈大叶或肺段分布,其内肺纹理消失,可见空气支气管征(图4-1-1)。

3.消散期:为散在大小不等的斑片状影。

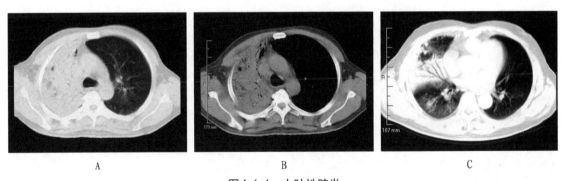

A　　　　　　　　　　B　　　　　　　　　　C

图4-1-1　大叶性肺炎

　　A.肺窗见右肺上叶大片实变中"空气支气管征";B.纵隔窗见"空气支气管征"更清楚;C.肺炎实变期,其"空气支气管征"十分明显,右肺下叶炎性浸润及左肺代偿性肺气肿

(三)MRI表现

1.早期(充血期):T_2WI上表现为淡片状高信号影,边界模糊。

2.实变期:多呈大片状长T_1、长T_2信号(图4-1-2,图4-1-3),T_2WI上显示病灶较T_1WI更清晰,呈肺叶或肺段分布,其内肺纹理消失,可见空气支气管征(图4-1-2C),DWI呈高信号(图4-1-2D)。

3.消散期:见散在大小不等的斑片状长T_1、长T_2信号。

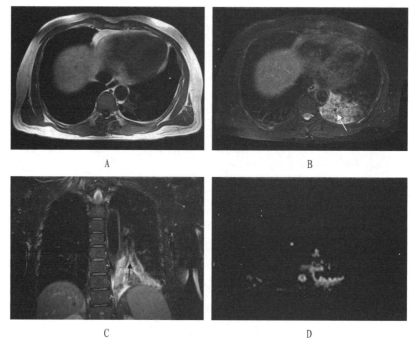

图4-1-2　左肺下叶肺炎

　　A.T₁WI示左肺下叶大片状异常信号,与同层面肌肉信号相比较,呈等信号或低信号;B.压脂T₂WI示病灶呈明显高信号,中间见散在类圆形低信号支气管影(↑),病灶边界尚清晰;C.冠状位T₂WI示病灶呈明显高信号,另见病灶内低信号支气管树穿行(↑),病灶与邻近肺组织边界清楚;D.DWI示病灶大部分周边部呈高信号

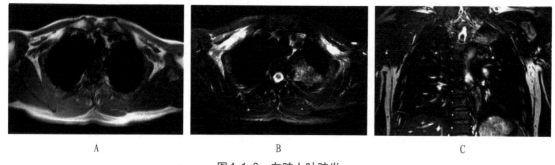

图4-1-3　左肺上叶肺炎

　　A.T₁WI示左肺上叶尖后段大片状异常信号,与同层面肌肉信号相比较,呈等信号或低信号;B.压脂T₂WI示病灶呈较高信号,边界尚清晰;C.冠状位T₂WI示病灶呈较高信号,与邻近肺组织分界清晰

(四)鉴别诊断

　　大叶性肺炎应与肺结核和中央型肺癌相鉴别:前者CT表现为叶、段支气管通畅、实变和空气支气管征,无肺门肿块和纵隔淋巴结肿大,并结合病史、化验、支气管镜活检和抗生素治疗,短期随访不难做出鉴别。

二、支气管肺炎（小叶性肺炎）

(一)X线表现

表现为肺纹理增多,两肺中下肺野可见沿支气管分布的小斑片状病灶。

(二)CT表现

好发于两肺中下部内中带,见大小不等的小片状或结节状阴影,常沿肺纹理分布,边缘模糊,可融合成大片状,可伴肺气肿或肺不张(图4-1-4)。

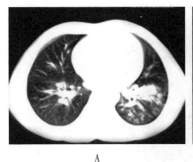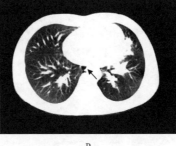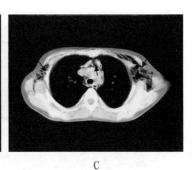

A   B   C

图4-1-4 小叶性肺炎

A.两肺下叶外、后基底段散在分布大小不等、沿肺纹理分布的片状实变,边缘模糊,部分融合成大片状;B.肺窗见左肺下舌段和内前、外基底段及两侧后基底段斑片状实变;右心缘后方椎体前方有少量纵隔积气(↑);C.纵隔窗见前后纵隔及两侧胸壁软组织皮下广泛积气(↑)

(三)鉴别诊断

典型小叶性肺炎通过普通X线胸片即可明确诊断。若反复发作或疑有支气管扩张(简称"支扩"),可进一步做HRCT检查。

三、肺脓肿

(一)X线表现

1.急性期:大片浓密炎性浸润,出现空洞和气液平面,结合典型症状和体征可明确诊断为急性肺脓肿。

2.慢性期:急性期后,若灶周出现条索状、斑片状影和厚壁空洞则为慢性肺脓肿。

3.血源性肺脓肿:多表现为两肺多发类圆形致密影,中心可有小空洞或气液平面。

(二)支气管造影或体层摄影

现很少应用。慢性肺脓肿呈多叶蔓延、多腔相通和多支引流典型表现。

(三)CT表现

急性肺脓肿:CT上呈大片致密阴影,边缘模糊,坏死液化区呈低密度改变,有的可融合成大的空洞,其内可见气液平面(图4-1-5)。洞壁较厚者,内缘毛糙不整,呈虫蚀状。增强扫描脓肿壁强化呈高密度环(图4-1-6)。

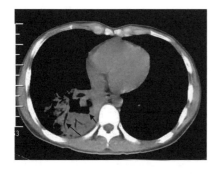

图4-1-5 急性肺脓肿(1)

右肺下叶背段大片状阴影和较大的不规则低密度空洞,其内有较大的气液平面(↑),实变区见明显的空气支气管征(长↑)

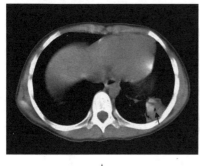 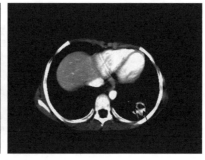

A   B

图4-1-6 急性肺脓肿(2)

A. CT平扫见左肺下叶后基底段团块状炎性病灶,密度不均,其内有小空洞(↑);B.增强扫描见左肺下叶炎性病变及脓肿壁不规则强化,空洞内见气液平面(↑)

(1)急性期可伴胸腔积液或胸膜增厚,破入胸腔可引起脓胸或脓气胸。

(2)慢性肺脓肿:常表现为纤维厚壁空洞和肺组织纤维化,空洞形态多不规则,呈多房或有分隔,有时呈蜂窝状(图4-1-7)。空洞内可见气液平面,灶周可有慢性炎症、支气管扩张等病灶,邻近胸膜常有明显增厚。

(3)血源性肺脓肿:CT表现为两肺多发片状或圆形病灶,边缘可模糊,常有肺气囊,可并发脓胸、脓气胸(图4-1-8)。

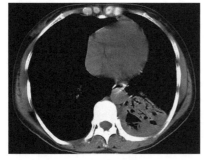 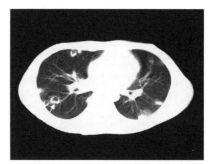

图4-1-7 慢性肺脓肿

左肺下叶巨大团块状实变,有多个大小不等、形态不一的空洞,呈多房状,其外缘与胸壁粘连

图4-1-8 血源性肺脓肿

两肺近胸膜下散在分布多发片状或结节状病灶,结节灶内见多个空洞形成(↑)

(四)MRI 表现

1.急性肺脓肿:MRI 上呈大片阴影,边缘模糊不清,在T₁WI 上呈中等信号,在T₂WI 上呈中高信号,信号不均匀;坏死液化区呈更长T₁、更长T₂信号影(图4-1-9);DWI 呈高信号,ADC 呈低信号,空洞壁厚,呈稍长T₁、稍长T₂信号,其内可见气液平面,部分多房性空洞可融合成大的空洞。增强扫描脓肿壁强化呈环状高信号。急性期可伴胸腔积液或胸膜增厚,脓肿破入胸腔可引起脓胸或脓气胸。

2.慢性肺脓肿:空洞形态多不规则,呈多房或分隔,有时呈蜂窝状,增强扫描后T₁WI 上显示十分清晰。洞内可见气液平面,灶周可有慢性炎症、支气管扩张和纤维条索灶。邻近胸膜常有明显增厚。

3.血源性肺脓肿:两肺多发片状或圆形病灶,呈长T₁、长T₂信号,中心液化坏死时呈更长T₁、更长T₂信号,可有空洞形成,病灶边缘可模糊,可并发脓胸、脓气胸。

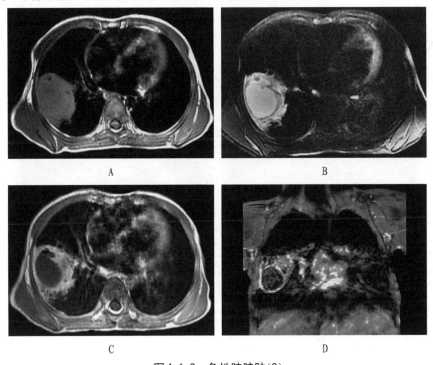

图4-1-9　急性肺脓肿(3)

A. T₁WI 示右下肺大片状高信号,其前部见低信号的气体影;B. 压脂T₂WI 示病灶中心呈高信号,周边脓肿壁呈稍高信号,其周见片状高信号的渗出,信号不均,边界不清;C. 横断位增强扫描T₁WI 示脓肿壁和周围渗出性病灶明显强化,脓腔无强化;D. 冠状位压脂增强扫描T₁WI 清楚显示环形强化的脓肿壁,周边渗出强化不均匀

(五)鉴别诊断

1.肺结核空洞:无明显急性炎症症状,空洞壁较薄,或有浅小气液平面,灶周可见卫星灶,常可见引流支气管。

2.癌性空洞:肿块边缘清楚,可有分叶、毛刺,空洞多为厚壁、偏心性,内缘凹凸不平,肺门及纵隔淋巴结肿大。

四、肺结核

原发性肺结核

(一)X线表现

1.原发综合征:表现为肺内大小不一的云絮状阴影,病变与肺门间有条索状淋巴管炎和肺门淋巴结肿大,形成双极或哑铃状阴影,典型者目前较少见。

2.胸内淋巴结结核:通常位于右侧气管、支气管旁或肺门区,表现为自纵隔向肺野突出的结节阴影或肺门周围炎。

3.少数肿大淋巴结可压迫支气管形成肺不张,病变恶化可形成空洞或发生播散。

(二)CT表现

1.原发综合征:原发病灶好发于中叶、下叶或上叶前段,呈小斑片状阴影,密度均匀,边缘模糊(图4-1-10)。

2.病灶扩大进展为大片状阴影,可占据一个或数个肺段,甚至全叶实变。

3.淋巴结炎表现为肺门旁边缘模糊的结节状影(图4-1-11)。

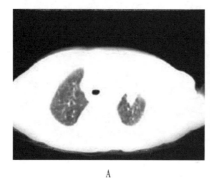 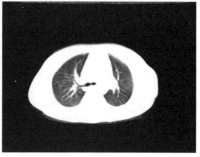

A   B

图4-1-10 原发综合征(1)

A.B. 患儿,15个月。左肺上叶前段斑片状影,病灶下方有条索状阴影伸向肺门,病灶内有多发高密度钙化

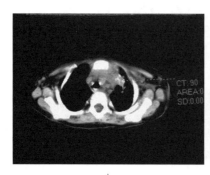 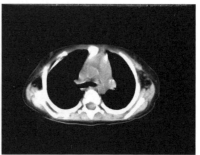

A   B

图4-1-11 原发综合征(2)

A.B. 左肺门旁有肿大淋巴结,其内并见钙化灶

4.原发病灶可发生干酪样坏死,形成空洞,发生支气管播散或淋巴、血行播散(图4-1-12)。

5.胸内淋巴结结核:表现为气管、支气管旁,肺门和隆突下淋巴结肿大。分为炎症型和结节型。

(1)炎症型:表现为肺门和气管旁淋巴结肿大,密度增高,边缘模糊。

(2)结节型:表现为肺门和气管旁有圆形或卵圆形结节灶,边缘锐利,少数可呈分叶状(图4-1-13)。

(3)上述两型均可发生钙化。

6.CT增强时,若发现肿大的淋巴结呈低密度坏死肿块,周边呈环状增强带,则为胸内淋巴结结核的典型表现(图4-1-14)。

7.胸膜炎:表现为局限性胸膜增厚或渗出性改变。

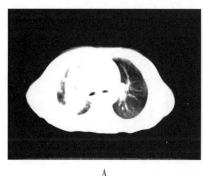
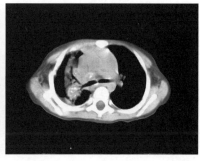

A　　　　　　　　　　　　B

图4-1-12　原发综合征(3)

A.B. 患儿,2岁。右肺上叶前段及下叶背段条片状影,边缘清楚。右肺门、纵隔淋巴结和下叶原发灶内见成簇钙斑。右侧胸膜不规则增厚

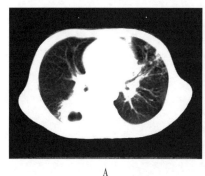
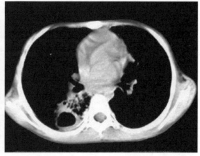

A　　　　　　　　　　　　B

图4-1-13　原发综合征(4)

A. 患儿,8岁。右肺下叶背段斑片状影,其内见一1.0cm×1.5cm空洞,左肺上叶有支气管播散病灶;B.纵隔窗空洞更显清楚,内有气液平面,为多发空洞

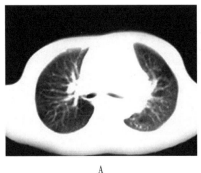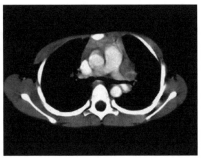

A   B

图4-1-14 胸内淋巴结结核

A. 患儿,7岁。CT平扫见左肺门明显增大,左主支气管受压变形;B. 增强扫描见左肺动脉旁1.6cm×2.2cm大小的类圆形肿大融合之淋巴结,强化欠均匀,略呈分叶状

(三)鉴别诊断

1.肺炎:有急性感染症状,抗感染治疗后短期内可吸收消散,无肺门淋巴结肿大,因此鉴别不难。

2.淋巴瘤:多为两侧性分布,气管旁或肺门、隆突下可有多个淋巴结肿大,可融合成团。

继发性肺结核

(一)X线表现

X线表现多种多样,可单独或同时存在。

1.渗出性病变:表现为小片状、云絮状阴影,呈肺段或肺叶分布。

2.增殖性病灶:主要为腺泡结节,表现为密度较高的圆形或花瓣样小结节灶。

3.干酪性肺炎:表现为肺叶或肺段的实变,密度均匀或有虫蚀样空洞。

4.空洞:可多发也可单发,多为薄壁空洞,有的可见气液平面。

5.纤维性病灶:大多由增殖性病灶愈合而成,表现为结节状及条索状纤维病变。

6.肺结核晚期:有多种性质病变存在,可发生广泛性纤维化、慢性纤维性空洞和支气管播散。

(二)体层摄影

可发现可疑空洞及气管、支气管旁和肺门淋巴结肿大。

(三)CT表现

1.斑片状阴影:呈分散的小片状或斑片状密度增高影,边缘模糊,密度均匀或不均匀,可伴有小空洞或钙化。常发生在上叶尖后段和下叶背段(图4-1-15、图4-1-16、图4-1-17)。

2.结节状阴影:单发或多发,直径在2 cm以下,呈圆形或类圆形,可伴有单个或多个小空洞,也可有钙化。

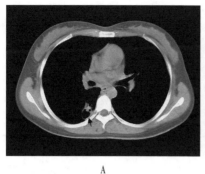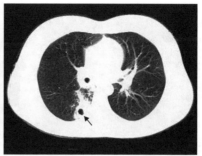

A B

图4-1-15　继发性肺结核(1)

A.B. 右肺下叶背段斑片状阴影,其内有一小空洞(↑)

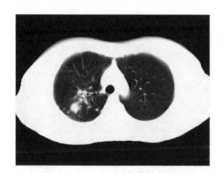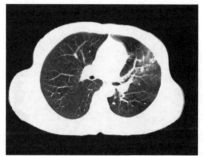

图4-1-16　继发性肺结核(2)　　　　**图4-1-17　继发性肺结核伴急性出血**

右肺上叶后段不规则斑片状及结节状　　　　左肺上叶上舌段小斑片状阴影,局部肺

阴影,部分边缘模糊　　　　　　　　　　呈毛玻璃样影,为急性出血改变

3.干酪性肺炎:较少见,表现为肺段或肺叶的实变,边界可清楚或模糊,密度不均匀,可见到不规则空洞或空气支气管征,有的可有播散病灶(图4-1-18)。

4.空洞性肺结核:以空洞为主的浸润病灶,常伴灶周或下叶支气管播散病灶(图4-1-19,图4-1-20)。

5.结核球:是一个被纤维包绕的干酪性病灶,多为孤立性病灶,呈圆形或椭圆形,可有分叶,直径不小于2cm,灶内可有钙化,灶周有卫星灶,干酪性坏死可形成空洞。

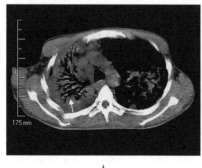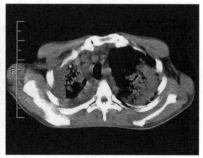

A B

图4-1-18　干酪性肺炎

A.B. 两肺上叶大片状实变,密度不均匀,可见不规则空洞,其中右肺实变区内可见明显的空气支气管征(↑),气管旁淋巴结肿大

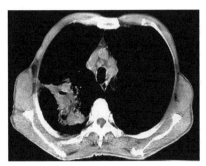

图 4-1-19　空洞性肺结核

右肺上叶大块状干酪性病灶,密度不均匀,内有多发小空洞

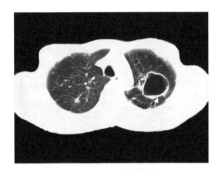

图 4-1-20　肺结核薄壁空洞

左肺上叶尖后段有大小约 2cm×2cm 的薄壁空洞,内有浅气液平面(↑),空洞周围有少量点状和条状病灶。右上肺并见小结节灶

(四)HRCT

分支状小叶中心病灶是结核支气管播散的特征性表现。

(五)鉴别诊断

1. 与非结核性肺炎的鉴别:肺炎好发于两肺下叶后基底段,肺结核多位于两肺上叶尖后段和下叶背段,呈片状或结节状影,常伴纤维条索影,灶周有卫星灶或支气管播散,可伴有空洞或钙化。少数早期鉴别有困难时,可于抗感染治疗后短期复查或在痰中找结核杆菌。

2. 结核性空洞与癌性空洞的鉴别:前者洞壁较薄,洞壁内外缘光滑,后者多为厚壁空洞,洞壁内缘不平,有结节状突起,外壁多呈分叶状。

血行播散型肺结核

(一)分型

可分为急性粟粒型肺结核和慢性血行播散型肺结核。前者为大量结核杆菌一次侵入血循环所引起,以初次感染多见;后者为较少量的结核杆菌多次地侵入血循环所致,以再次感染多见。

(二)X线表现

急性粟粒型肺结核表现为两肺野均匀分布、大小一致及密度相同的粟粒状病灶。亚急性及慢性血行播散型肺结核表现为分布不均、大小不一及密度不同的多种性质病灶。

(三)CT表现

1. 急性粟粒型肺结核:CT特征性表现为两肺弥漫分布、大小一致的粟粒样致密影,直径为 1～2mm,密度均匀,无钙化(图4-1-21)。较大的粟粒性病灶,密度较高,可有融合倾向(图4-1-22)。

2. 亚急性及慢性血行播散型肺结核:病变可小如粟粒,大至结节,可为渗出增殖灶,也可有钙化和纤维化。两肺上中部多见,也可局限于一侧肺,病灶可融合产生干酪样坏死,形成空洞和支气管播散(图4-1-23)。

3. 常有肺门或纵隔淋巴结肿大。

（四）鉴别诊断

HRCT有助于鉴别诊断,提高病灶定性的可靠性。

1.急性粟粒型肺结核:

（1）血行转移性肿瘤:病灶大小不一、分布不均,下肺多于上肺,老年人多见,原发灶明确,抗结核治疗无效。

（2）肺血吸虫病:病灶大小不一,形态各异,可为点状、结节状或斑片状,病灶分布不均,以中下肺的内中带为多。患者来自疫区且血液嗜酸性粒细胞增多。

2.慢性血行播散型肺结核:

（1）硅沉着病:多见于两肺中部,结节大小为2～3mm,边缘清楚,两肺门可增大。

（2）肺泡细胞癌:多见于两肺中下野,常呈小结节状或小斑片状影,分布不均匀,也可有较大的结节灶或融合灶。痰中可找到癌细胞,抗结核治疗无效。

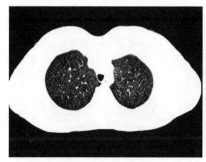 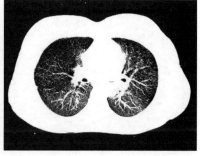

A   B

图4-1-21 急性粟粒型肺结核（1）

A.B.HRCT见两肺野均匀分布大小一致的针尖样致密阴影

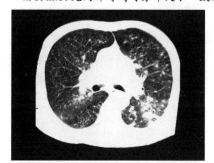 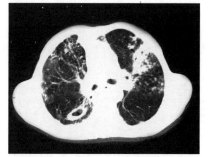

图4-1-22 急性粟粒型肺结核（2） **图4-1-23 慢性血行播散型肺结核**

两肺散在粟粒样致密影,左肺下叶背段病灶相互融合 两肺散在分布大小不一的结节状及斑片状影,部分融合,右肺下叶背段见0.5cm×1.2cm厚壁空洞,两肺上叶前段有支气管播散

结 核 球

（一）X线表现

1.好发于上叶尖后段和下叶背段。

2.表现为圆形或椭圆形病灶,单发多见,偶有分叶,密度较高且较均匀。常见斑点状或沙粒

101

状钙化,若发现球内有层状钙化或裂隙样空洞,则为典型所见。

3.灶周有斑点状或结节状卫星灶。

(二)高千伏或体层摄片

更好地显示肿块的轮廓和球内结构,如钙化、空洞等。现已少用。

(三)CT表现

1.结核球呈圆形或类圆形结节或肿块,以单发多见,边缘光滑整齐,密度均匀或不均匀(图4-1-24)。

2.层状、弧形或同心圆状钙化为其特征性表现(图4-1-24)。

3.少数边缘有分叶和毛刺。

4.斑点状或结节状卫星灶常见。

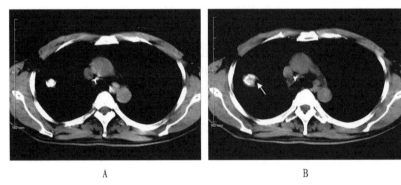

图4-1-24　结核球(1)

A.右肺上叶前段见 $0.8cm \times 1.2cm$ 的结节灶,其内有多个呈层状排列的钙化;B.偏肺门侧见 $0.5cm \times 0.8cm$ 的空洞(↑)

(四)MRI表现

1.结核球呈圆形或类圆形结节或肿块,以单发多见,边缘光滑,少数边缘有分叶和毛刺。

2.在 T_1WI 上病灶呈稍低信号;在 T_2WI 上中心呈低信号,包膜呈高信号;伴明显钙化者 T_1WI 和 T_2WI 均呈低信号,增强后周边包膜强化(图4-1-25)。

3.斑点状或结节状卫星灶常见。

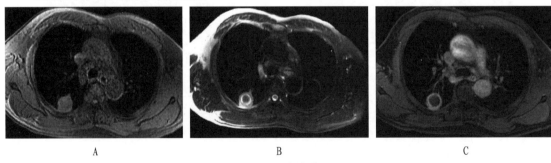

图4-1-25　结核球(2)

A. T_1WI 示右上肺稍低信号结节影;B. T_2WI 示中心呈低信号,包膜呈高信号;C.增强扫描 T_1WI 示包膜呈明显环形强化,中央区域没有强化

（五）鉴别诊断

1.周围型肺癌：单发分叶状，可见短细毛刺、空泡征，钙化少见，可呈分散点状。

2.炎性假瘤：边缘更光滑、锐利，密度均匀一致，一般无钙化，周围无卫星灶，有时两者区别较困难。

（鲍家启　胡克非　钱银锋）

第二节　肺间质病变

一、间质性肺炎

（一）X线表现

常累及两肺，肺纹理增粗、模糊，交织成网状，肺门密度增高、结构不清。

（二）CT表现

表现为两肺支气管血管束增粗，伴毛玻璃样影和小斑片状影及小结节状密度增高影。在HRCT上表现为两下肺或胸膜下小叶间隔增厚，支气管和血管周围间质增厚，出现毛玻璃样影，有的可伴有小叶性实变，呈小斑片状影（图4-2-1，图4-2-2）。

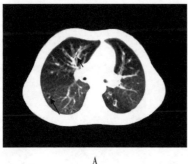 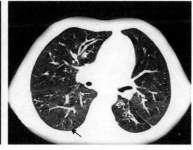

A　　　　　　　　　　　　　　　　B

图4-2-1　间质性肺炎（1）

A.两肺上叶前段支气管血管束增粗，管壁增厚，可见双轨征（↑），以右侧为明显。两肺下叶呈毛玻璃样改变，右侧见多个细小点状结节灶（长↑）；B.HRCT见右下肺增厚的小叶间隔（↑）和血管影

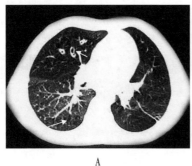 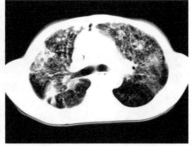

A　　　　　　　　　　　　　　　　B

图4-2-2　间质性肺炎（2）

A.HRCT见两肺前部密度减低，右侧并见支气管扩张（↑），左侧斜裂增厚，右下肺后部出现"马赛克灌注"现象（长↑）；B.两肺广泛性小斑片状影及毛玻璃样影，支气管血管束增粗、模糊

二、特发性肺间质纤维化

(一)X线表现

1.早期表现为两下肺出现模糊或毛玻璃样改变,进而呈细小网织阴影。

2.晚期表现为广泛增粗的网织结节样阴影和蜂窝样影。

3.常有肺体积缩小、肺动脉高压和肺源性心脏病征象。

(二)CT表现

毛玻璃样改变、不规则线状影、胸膜下线和蜂窝状影为CT检查的主要特点,尤其HRCT能较早发现该病的微细结构变化。

1.毛玻璃样影:表现为肺实质的片状略高密度影,似毛玻璃样改变,肺纹理存在,多见于两肺下叶,尤其下叶后基底段,毛玻璃样影的存在常表明病变具有活动性(图4-2-3)。

2.不规则线状影:为胸膜下小叶间隔增厚,宽1mm,长1~2cm,可呈分支状或呈多角形相连的线形影,以两肺下叶多见(图4-2-4)。

3.胸膜下线:纤细弧形线影2~5cm长,与胸膜平行走向,多见于两下肺后、外部近胸膜面1cm以内(图4-2-5A)。

4.支气管扩张:肺间质广泛性纤维化,肺组织扭曲变形,发生牵拉性支气管扩张(图4-2-5B,图4-2-5C)。

5.蜂窝肺:为晚期表现,好发于中下肺外带胸膜下3~4cm,呈圆形薄壁囊状影,壁厚0.8~1mm,后期呈弥漫性分布,提示为不可逆性改变(图4-2-5D)。

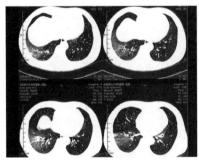

图4-2-3 特发性肺间质纤维化(1)

HRCT见右肺下叶大片状毛玻璃样影,其内可见肺纹理

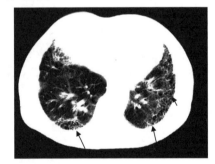

图4-2-4 特发性肺间质纤维化(2)

左下肺小叶间隔增厚(↑)和两下肺胸膜下蜂窝及网状阴影(长↑)

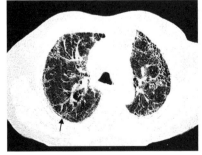

A

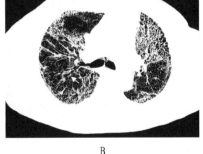

B

图4-2-5 特发性肺间质纤维化(3)

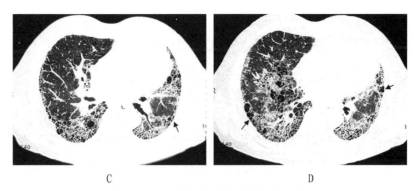

C   D

图4-2-5 特发性肺间质纤维化(3)(续)

A.HRCT见右上肺与胸膜平行走向的胸膜下线(↑)及两肺胸膜下蜂窝及网状阴影;B.C.特发性肺纤维化晚期表现,两肺呈广泛性蜂窝阴影,两下肺见牵引性支气管扩张(↑);D.两下肺呈广泛分布的蜂窝阴影(↑)

(三)MRI表现

1.斑片状影:表现为肺实质的斑片状T_1WI低信号和T_2WI较高信号影,多见于两肺下叶,尤其下叶后基底段(图4-2-6)。

2.小结节影:为间质及实质结节,2~5mm大小,以两肺下叶多见。

3.支气管扩张:肺间质广泛性纤维化,肺组织扭曲变形,发生牵拉性支气管扩张。

4.网状或蜂窝状影:为晚期表现,好发于中下肺外带胸膜下3~4cm,呈圆形薄壁囊状影,壁厚0.8~1mm,后期呈弥漫性分布,提示为不可逆性改变。

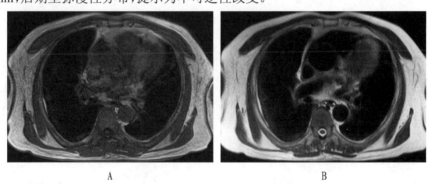

A   B

图4-2-6 特发性肺间质纤维化(4)

A.T_1WI示右中下肺和左下肺胸膜下多发斑片状低信号,边界不清;B.T_2WI示病灶呈稍高信号,周围肺组织内见多个条索状信号

(四)鉴别诊断

蜂窝状影常见于多种慢性肺部疾病的晚期,应密切结合临床和实验室检查加以鉴别。

1.石棉肺:蜂窝状影好发于两下肺,胸膜斑为其特征性表现,有石棉接触史。

2.结节病:蜂窝状影常见于两上肺,呈支气管血管周围分布,尚有融合块影,肺门和纵隔淋巴结肿大,因此诊断并不难。

3.外源性过敏性肺泡炎:蜂窝状影也常呈胸膜下分布,多为弥漫性分布,MRI难以鉴别,确诊主要依靠过敏史、支气管肺泡灌洗和肺活检。

第三节 气 道 病 变

一、支气管扩张

(一)X线表现

早期轻度患者可无异常发现。

1.直接征象:扩张而含气或含分泌物的支气管呈不规则管状透明影和杵状致密影及蜂窝样透亮区,有的可见气液平面。

2.间接征象:肺纹理增多、紊乱或呈网状,也可见肺内炎症和肺不张。

(二)支气管造影

支气管造影可显示扩张支气管的分布范围、形态及支气管发育情况。鉴于造影技术有一定的难度和风险,目前几乎被HRCT所替代。

(三)CT表现

1.直接征象:

(1)囊状扩张:含气支气管呈囊状扩大,成簇的囊状扩张可形成串珠状或蜂窝状,囊壁光滑。若扩张的支气管管径大于伴行的肺动脉管径,则形成特征性的印戒征(图4-3-1)。

(2)柱状扩张:扩张的支气管呈柱状或管状,管壁增厚。当扩张的支气管与扫描平面平行时,常表现为分支状的轨道征(图4-3-2)。

(3)静脉曲张状扩张:扩张的管腔粗细不均匀,呈蚯蚓状迂曲,与柱状扩张相类似(图4-3-3)。

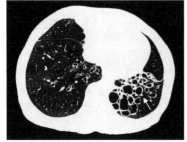

图4-3-1 支气管囊状扩张

HRCT见两肺下叶多发大小不等的囊状病灶,呈蜂窝状改变,最大的囊的直径为1.3cm,囊壁较薄,且见印戒征(↑)

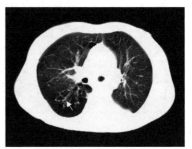

图4-3-2 支气管柱状扩张

CT平扫见右肺下叶背段支气管扩张呈柱状,少数呈囊状扩大和支气管黏液栓(↑)

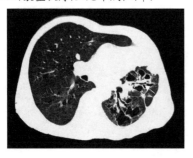

图4-3-3 支气管静脉曲张状扩张

HRCT见左肺下叶支气管呈典型的静脉曲张状(↑)及囊状表现

2.间接征象：

如出现支气管黏液栓、肺不张及肺部感染等，支气管黏液栓CT上呈棒状或结节状高密度灶（图4-3-4）。

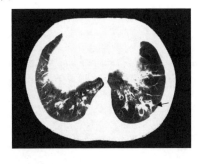

图4-3-4 支气管扩张伴感染

CT平扫见左肺下叶支气管多呈囊状扩张，囊腔内有气液平面，并见柱状高密度黏液栓（↑），两肺炎性及纤维化病变

（四）鉴别诊断

1.肺大疱：壁薄如丝，腔内无气液平面，邻近肺组织常有肺气肿。

2.蜂窝肺：为慢性肺部疾病的晚期表现，呈圆形薄壁囊状影，为弥漫性分布，多见于两下肺叶，不难鉴别。

二、复发性多软骨炎

（一）CT表现

1.气管管壁弥漫性增厚，内壁和外壁轮廓光滑；局限性或结节样增厚少见。

2.气道管壁密度增高，密度从轻度增高到钙化。钙化常呈泥沙样或布丁样，仅累及气道的软骨部分（图4-3-5）。

3.气道管腔狭窄：广泛性狭窄和局限性狭窄，占50%，以声门下方较多见，可合并肺气肿、肺小叶炎症，薄层CT扫描可发现本病中的周围支气管狭窄及狭窄后的支气管扩张。

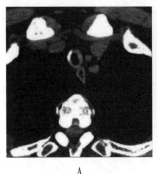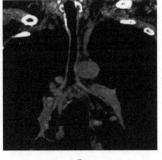

A   B

图4-3-5 复发性多软骨炎

A.B. 气道壁密度增高，增高到钙化，累及气道软骨部分

（二）鉴别诊断

1.支气管结核：管腔狭窄范围较长，呈多叶段分布；管腔狭窄和扩张相间隔；CT显示管壁多为中心性环状增厚，可有点状、条状钙化；管腔内常有不强化的软组织或钙化物充填；肺部可发现结核病灶。

2.气管支气管淀粉样变：CT示管壁呈波浪状不均匀弥漫/局限增厚；管腔环状或不对称狭窄；可出现管壁弥漫性或结节性钙化，不向管腔内突入，可累及后壁。

3.骨化性气管支气管病:主要特征有黏膜下层多个骨软骨样结节;结节主要分布在气管下2/3及近端主支气管;结节主要位于前壁及两侧壁,后壁黏膜未见钙化影。

三、气管、支气管异物

(一)影像表现

1.直接征象:金属、石块及牙齿等不透X线的异物在胸部X线片上可显影。根据阴影形态可判断为何种异物。正位及侧位胸片能够定位。密度低的异物在穿透力强的正斜位胸片及支气管体层片上引起气道透亮阴影中断(图4-3-6)。

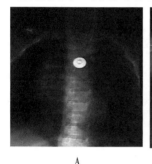
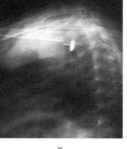

A   B

图4-3-6 气管异物(1)
A. 正位片显示圆形金属异物影;B. 结合侧位片能定位金属异物(图钉)的位置

2.间接征象:非金属异物在X线上不易被显示,可根据异物引起的间接征象而诊断。

(1)气管异物:异物引起呼气活瓣阻塞时,发生阻塞性肺气肿,使两肺含气量增加。由于吸气时,进入肺内的气体比正常时少,胸腔负压增大,引起回心血量增多,故心脏阴影增大,同时膈肌上升。呼气时,因气体不能排出,胸内压力增高,使心影变小,膈肌下降。这些改变与正常时吸气心影变小、膈肌下降,呼气心影变大、膈肌上升的情况相反(图4-3-7)。

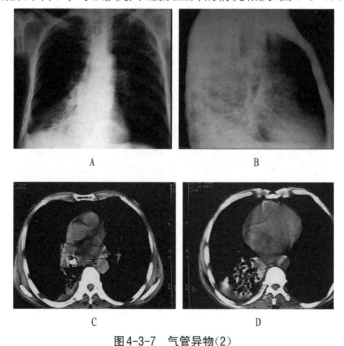

A   B

C   D

图4-3-7 气管异物(2)
A.B. 气管内异物使胸腔负压加大,引起回心血量增多,故心脏阴影增大,同时膈肌上升;C.D. 支气管阻塞数小时后可发生小叶性肺炎,较长时间的阻塞后发生肺不张

(2)主支气管异物：

①一侧肺透光度增高：呼气性活瓣阻塞时，患侧肺透明度升高，肺血管纹理变细。

②纵隔摆动：电视透视或拍摄呼气、吸气相胸片进行对比判断。呼气性活瓣阻塞时，纵隔在呼气相向健侧移位，吸气时恢复正常位置。吸气性活瓣阻塞时，纵隔在吸气相向患侧移位，呼气时恢复正常位置。

③阻塞性肺炎和肺不张：支气管阻塞数小时后可发生小叶性肺炎，较长时间的阻塞后发生肺不张。阻塞性肺炎表现为斑片状阴影，肺纹理增粗、密集、模糊。肺不张后，肺体积缩小，呈致密阴影。长期肺不张，引起支气管扩张和肺纤维化，使阴影的密度不均匀。

④其他改变：肺泡因剧烈咳嗽而致内压增高，破裂，肺间质内有气体进入，发生间质性气肿。气体沿间质间隙进入纵隔而发生纵隔气肿，表现为纵隔旁带状低密度阴影。继之发生颈部气肿，面、头、胸部皮下气肿。气体从纵隔破入胸腔，发生气胸。

(3)肺叶支气管异物：早期为阻塞性肺炎，为反复发生或迁延不愈的斑片状阴影。发生肺不张后，肺体积缩小、密度增高。病变发生在相应的肺叶内。

(二)鉴别诊断

根据病史及相应症状，临床诊断可确立。X线检查，可确诊疾病及明确异物位置。注意与食管内异物区别。

(鲍家启　胡克非　范　羽)

第四节　肺部肿瘤

一、错构瘤

(一)X线表现

X线见结节状均匀或不均匀致密的阴影，可见钙化。爆米花征是肺错构瘤的特征性表现。

(二)CT表现

1.多表现为肺内球形或轻微分叶状结节阴影，直径多<4cm，周围肺组织正常。

2.瘤体内有点状、线状或特征性爆米花样钙化。病灶越大，通常钙化可能越多。瘤体内还可见点状低密度脂肪影(图4-4-1)。

3.中央型多为主支气管或叶支气管内软组织样密度结节，边缘光滑，结节附着处的支气管壁无增厚，肺段支气管的错构瘤仅表现为支气管截断。病变支气管远端肺组织内有阻塞性肺炎或肺不张形成的肺组织实变影。

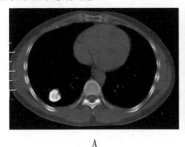 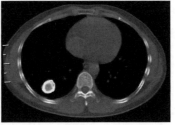

A　　　　　　　　　　　　　B

图4-4-1　肺错构瘤(1)

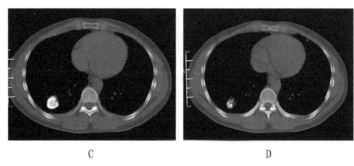

C   D

图4-4-1　肺错构瘤(1)(续)

A～D.CT平扫连续层面观察见右肺下叶内有一类圆形高密度结节,边界清楚,密度不均匀,大部分病灶钙化,边缘更明显,中央密度稍低

4.周围型表现为肺内孤立结节,肿块呈圆形或椭圆形,病灶边界清楚、轮廓光滑,很少分叶,也可有轻度凹凸不平状或不规则状。增强扫描时,绝大多数病灶无明显强化。

(三)MRI表现

1.多表现为肺内球形或轻微分叶状结节阴影,直径多小于4cm,边界光滑锐利,周围肺组织正常。

2.瘤体在T_1WI上多呈均匀中等强度信号,高于同层面肌肉信号,但低于脂肪信号;在T_2WI上多呈高信号,可见线条状或裂隙状低信号,具有特征性。

3.瘤体内有大范围的具有诊断特征的脂肪组织存在时,在T_1WI和T_2WI上均呈与同层面皮下脂肪相似的高信号(图4-4-2),脂肪抑制像呈低信号;化学位移成像有助于检查少量的脂肪。有较大范围钙化存在时,一般于诸序列加权像上皆呈低信号。

4.增强扫描后,瘤体呈轻度强化。

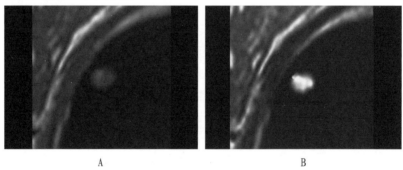

A   B

图4-4-2　肺错构瘤(2)

A.横断位T_1WI示肿块呈等信号,内见结节状高信号的脂肪成分,肿块边缘光滑;B.横断位T_2WI示肿块呈不均匀性高信号

二、硬化性肺细胞瘤

(一)X线表现

肺孤立性肿块,直径2～7cm,边缘清晰、光整,密度均匀,少见浅分叶。

(二)CT表现

1.病灶大多紧邻胸膜或位于胸膜下(包括叶间胸膜),无某一肺叶分布倾向。

2.孤立类圆形肿块,轮廓清楚,边界大多光整锐利,可有浅分叶,密度较均匀,少数见点样钙化(图4-4-3)。

3.见较特殊的影像学征象,如空气半月征,即肿瘤的周边呈现弧形含气空腔,但较少见。

4.增强扫描早期病灶呈明显强化,达到峰值后仍持续延迟强化较长时间,强化均匀;体积较大时,可呈不均匀的花斑样强化,具有一定的诊断价值。贴边血管征是其另一较具有特征性的征象,即增强扫描时,病灶边缘存在明显强化粗大血管断面,有学者称之为肺血管增粗征或肺血管引入征(图4-4-4)。

（三）MRI 表现

在T_1WI上表现为稍低信号,在T_2WI上表现为高信号,T_1WI和T_2WI均夹杂部分点状低信号。

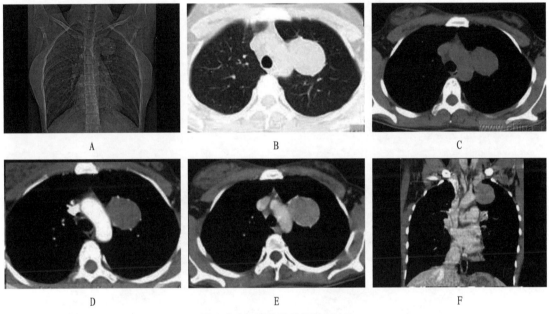

图4-4-3　硬化性肺细胞瘤(1)

A.CT定位片示左上肺野内带肿块,边缘光整,无分叶;B.C.CT平扫肺窗及纵隔窗示左肺上叶主动脉弓旁5cm×6cm大小类圆形肿块,边缘光整,密度均匀,无分叶;D.E.增强扫描动脉期肿块呈中度较均匀强化,静脉期持续强化,可见典型贴边血管征;F.静脉期MPR重组直观显示肿块紧贴纵隔大血管旁,边界清楚,密度均匀

（四）鉴别诊断

1.肺炎性假瘤:

(1)多位于两肺下叶,呈光滑圆形肿块。

(2)多数肿块形态不规则,边缘毛糙,有渗出改变,邻近胸膜常有增厚、粘连等慢性炎症征象。

(3)炎性假瘤强化亦明显,但无贴边血管征。

2.肺结核球:两肺上叶多见,直径多小于3cm,有明显钙化,周围见卫星灶,病灶中心可呈干酪样坏死,增强扫描呈环形强化。

3.肺错构瘤:肿块含脂肪、软骨成分,多见明显钙化,典型为爆米花样,少见强化。

4.周围型肺腺瘤:与其类似的良性肿瘤征象,但无硬化性肺细胞瘤较特异的增强征象。

5.肺癌:

(1)肿块边缘毛糙,有短毛刺,分叶征。

(2)邻近胸膜凹陷征、胸膜浸润。

(3)肺门、纵隔淋巴结增大。

(4)增强扫描有强化,但无贴边血管征。

6. Castleman病:

(1)病灶位于纵隔内,多见于气管旁,胸膜侧宽基面,可有纵隔胸膜掀起包绕征象。

(2)肿块大,边界较清,增强扫描后强化显著,但无贴边血管征。

7.神经源性肿瘤:

(1)肿块边界光整,增强扫描可明显强化,无贴边血管征。

(2)神经源性肿瘤常更靠近脊柱旁沟,贴着椎体生长,纵隔面宽基底。

(3)可见椎间孔扩大和椎体侵蚀。

8.孤立性胸膜纤维瘤:

(1)肺周围胸膜下肿块,多位于后、侧胸壁处。

(2)肿块胸膜面多为宽基底,沿胸壁呈钝角丘状生长。

(3)肿块边缘光整,增强扫描呈明显强化,无贴边血管征。

(4)见胸膜尾征和胸膜蒂征象。

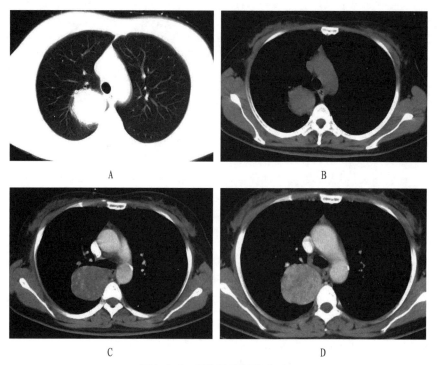

A B

C D

图4-4-4 硬化性肺细胞瘤(2)

A.B.CT平扫肺窗及纵隔窗示右肺上叶后段纵隔胸膜下一类圆形肿块,边缘光整,呈浅分叶,中心见小点状钙化;C.D.增强扫描呈中度不均匀花斑样强化,肿块边缘见增粗血管包绕

三、肺癌

根据发病部位分为中央型肺癌、周围型肺癌和弥漫型肺癌。中央型肺癌：是指发生于肺段及以上支气管的肺癌，以鳞癌和小细胞癌为多。周围型肺癌：是指发生于肺段支气管以下的肺癌，以腺癌为多。弥漫型肺癌：是指发生于细支气管或肺泡上皮的癌。CT是目前除常规胸片以外检查肺部肿瘤的首选方法。

(一)中央型肺癌

1.CT表现：主要表现为肺门肿块、支气管改变及气道阻塞征象。

(1)支气管改变：支气管壁增厚、管腔狭窄和闭塞。早期黏膜浸润CT可无异常发现，当病灶增大，可出现支气管壁增厚和管腔狭窄。狭窄可为环状狭窄、管状狭窄、偏心狭窄或鼠尾状狭窄，甚至完全闭塞截断(图4-4-5)。

(2)肺门肿块：表现为不规则结节或分叶状肿块，晚期原发灶和肿大的淋巴结融合，可形成巨大肺门肿块(图4-4-6)。癌组织若发生坏死，可形成空洞，多见于鳞癌，一般洞壁较厚、内缘凹凸不平(图4-4-7)。

(3)气道阻塞征象：主要表现为局限性肺气肿、阻塞性肺炎和肺不张(图4-4-8)。

(4)胸膜、心包改变：表现为胸膜不规则增厚、胸膜壁结节及胸腔积液，大量胸腔积液可掩盖肺门肿块和肺不张，需进一步抽取胸腔积液后再做CT扫描，心包亦可见增厚和积液(图4-4-9)。

(5)肺癌晚期：向纵隔内大血管、心脏和食管侵犯，出现相应的CT征象，如肿块包绕腔静脉或肺动脉，则造成血管腔狭窄和轮廓不规则等，增强扫描时显示得更加清楚。

(6)肺门和纵隔淋巴结转移：通常把纵隔淋巴结直径＞15mm或肺门淋巴结＞10mm作为淋巴结转移的标准(图4-4-6C,图4-4-6D)。

(7)CT多平面重组和虚拟支气管镜能够清晰地显示支气管管腔的阻塞情况和支气管的改变(图4-4-10)。

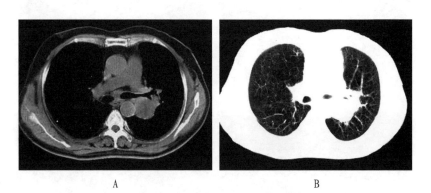

A   B

图4-4-5　左肺下叶中央型肺癌

A.B. 左主支气管壁后方类圆形肿块,左主支气管和下叶支气管管腔明显受压变窄

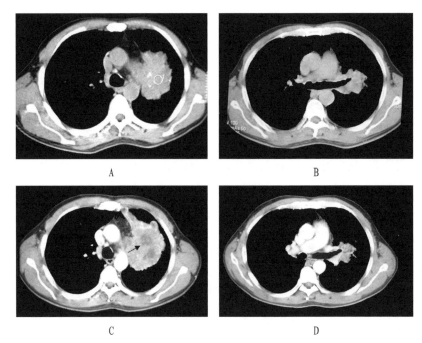

A   B

C   D

图4-4-6　左肺上叶中央型肺癌

A. B. 左肺门及上叶支气管大肿块,明显分叶,密度不均匀,内见点状钙化及低密度坏死区,左主支气管及上叶支气管明显受压变窄;C. D. 增强扫描见肿块轻度强化,内见低密度坏死区(↑),主-肺动脉窗及气管前间隙淋巴结肿大

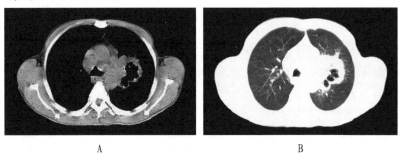

A   B

图4-4-7　左肺中央型肺癌伴空洞

A. B. 左肺门肿块与纵隔淋巴结融合形成巨大肿块,内见一较大的1.5cm×2.5cm不规则空洞,洞壁内缘凹凸不平

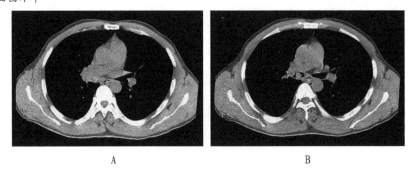

A   B

图4-4-8　右肺中间段支气管肺癌伴阻塞性肺炎

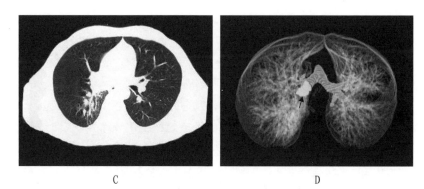

C　　　　　　　　　　D

图4-4-8　右肺中间段支气管肺癌伴阻塞性肺炎（续）

　　A. 中间段支气管腔内肿块与腔外淋巴结融合；B. 肿块向上累及右主支气管；C. 右肺下叶背段阻塞性肺炎；D. 三维表面重组，见中间段支气管腔腔内瘤体(↑)

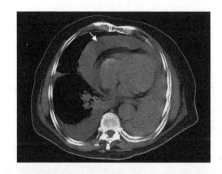

图4-4-9　左肺上叶肺癌伴胸膜、心包转移

　　左肺上叶腺癌晚期伴右侧胸腔积液、心包浸润和心包积液(↑)

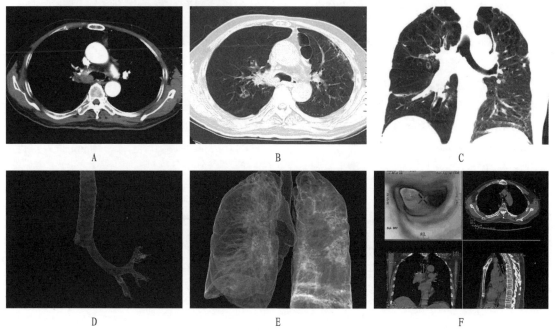

A　　　　　　　　　　B　　　　　　　　　　C

D　　　　　　　　　　E　　　　　　　　　　F

图4-4-10　中央型肺癌

　　A. 右主支气管腔内肿块与肺门淋巴结融合；B. 右肺门增大，边缘不整；C. 冠状位MPR，示右主支气管累及范围；D. 支气管树成像，示右主支气管中断，远端未显示；E. 支气管、肺透明成像，右主支气管中断；F. 气管及支气管虚拟内镜，显示右主支气管腔内肿块大小、形态及管腔狭窄或闭塞程度

2.MRI表现：主要表现为肺门肿块、段以上支气管改变及支气管阻塞征象。

（1）支气管改变：正常支气管壁在自旋回波（SE）T_1 或 T_2 加权成像上均为中等信号。肿瘤侵犯时，因为肿瘤组织含水分多，在 T_2WI 上呈较高信号。另可见支气管腔狭窄，严重时可闭塞，不同切面可表现为节段性狭窄、偏心性狭窄、鼠尾样狭窄或截断（图4-4-11C）。

（2）肺门肿块：多表现为不规则或分叶状肿块，有时管壁浸润型肺癌可无明显肿块，仅见支气管壁不规则增厚。MRI在显示肿块方面优于CT之处在于 T_2WI 纵隔心血管腔呈低信号或无信号，易于衬托较高信号的肿块。阻塞性肺炎及肺不张常与肿块信号有较明显的差异，易于显示CT上被掩盖在阻塞性病变里的肿块（图4-4-11C，图4-4-13E）。MRI多方位成像易判断肿块的范围及其与邻近血管的关系（图4-4-11C，图4-4-13G）。肿瘤组织在 T_1WI 上呈与同层面的肌肉信号相似的中等信号（图4-4-11A，图4-4-12A，图4-4-13A），在 T_2WI 上呈不同程度的高信号，一般信号不均匀（图4-4-11B，图4-4-12B）。肿瘤内坏死区在 T_1WI 上呈低信号，在 T_2WI 上呈高信号；空洞区呈无信号，伴感染时可见液平，内壁凹凸不平，可见壁结节。

（3）支气管阻塞征象：主要表现为局限性肺气肿、阻塞性肺炎和肺不张。MRI尚不能显示局限性肺气肿。阻塞性肺炎根据病期不同，其信号强度不同，在 T_1WI 和 T_2WI 上与肿块相比，均可为低、等或高信号，以 T_1WI 上低信号、T_2WI 上高信号多见。阻塞性肺不张在 T_1WI 及 T_2WI 上一般均低于肿瘤组织的信号强度。平扫MRI对肿块与阻塞性病变的区分率为60%~70%，以 T_2WI 上区别肿瘤组织与阻塞性肺炎或阻塞性肺不张更加容易（图4-4-11B，图4-4-11C，图4-4-13E），特别是结合冠状位或矢状位可直接显示肿块与阻塞性病变间关系。阻塞性肺炎和肺不张内的支气管黏液嵌塞于 T_1WI 上呈条状低信号，在 T_2WI 上呈条状高信号。

（4）胸膜、心包改变：肺癌侵犯胸膜或心包时，表现为胸膜局灶性增厚或出现壁结节及胸腔积液，心包亦可见增厚和心包积液。

（5）侵犯纵隔大血管、心脏和食管时，表现为肿块与这些结构间的脂肪消失，肿块包绕管壁超过180°，管腔受压变形、变窄，甚至闭塞，远端管腔扩张（图4-4-13）。

（6）肺门和纵隔淋巴结转移：平扫 T_1WI 上极易区别淋巴结与纵隔血管，因为淋巴结信号强度位于高信号纵隔脂肪和极低信号的流空血管与气管之间（图4-4-11A），在 T_2WI 上亦有类似表现（图4-4-11B，图4-4-13B），结合冠状位或矢状位很容易显示淋巴结位置与毗邻结构关系（图4-4-11C，图4-4-13G）。通常把纵隔淋巴结直径＞15mm或肺门淋巴结＞10mm作为淋巴结转移的标准。

（7）增强后，早期动态扫描 T_1WI 有利于鉴别肿块与阻塞性病变，多数两者之间有明显的信号强度差异，阻塞性病变的强化程度高于肿块的，但是差异程度不一，仅极少数病例因缺少明显的信号差异而难以鉴别（图4-4-13F）。

3.X线表现：

中央型肺癌：为一侧肺门块影，边缘不规则或由肿块引起的阻塞性肺炎、肺气肿和肺不张等。

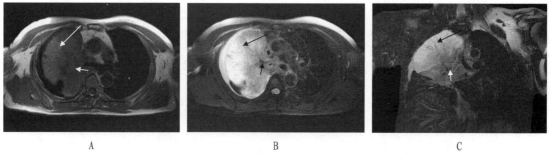

A　　　　　　　　B　　　　　　　　C

图4-4-11　右肺上叶中央型肺癌(1)

A. T$_1$WI示右肺门部不规则肿块,与同层面肌肉信号相比较,呈等信号(↑),上肺组织不张、阻塞性炎症,呈稍高信号(长↑),并见气管前腔静脉后间隙及隆嵴下淋巴结肿大;B. C.压脂T$_2$WI示右肺门部不规则肿块影,呈较高信号(↑),上肺组织不张、阻塞性炎症,呈明显高信号(长↑),两者分界清楚,并见气管前腔静脉后间隙及气管隆嵴下淋巴结肿大;冠状面压脂T$_2$WI清楚显示右肺门部不规则肿块包绕右侧主支气管、上叶支气管及中间支气管,表现为渐进性明显狭窄,呈鼠尾征,并见气管隆嵴下淋巴结肿大

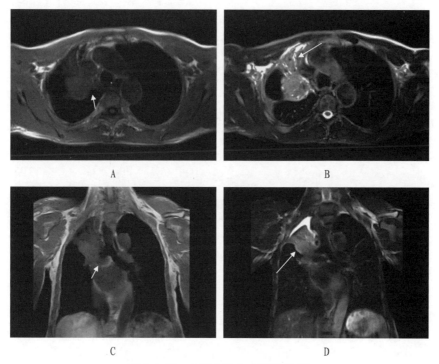

A　　　　　　　　B

C　　　　　　　　D

图4-4-12　右肺上叶中央型肺癌(2)

A. B. T$_1$WI示右上肺支气管开口处见密实肿块(↑),呈肌肉样等信号,压脂T$_2$WI呈明显高信号,伴右上肺不张,呈长T$_1$、稍长T$_2$信号(长↑);C. D.冠状位显示右肺上叶支气管"截断"(↑),相应区见肿块影(长↑),压脂T$_2$WI见右上肺不张,组织信号较肿块明显为低,两者分界清楚

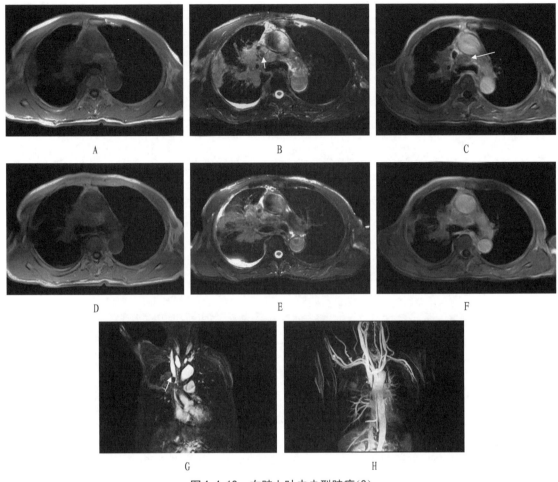

图4-4-13　右肺上叶中央型肺癌（3）

A.B.C. 分别为相应的横断位 T_1WI、抑脂 T_2WI 和增强 T_1WI，示右主支气管前方不规则肿块，与同层面肌肉信号相比较，T_1WI 相似、T_2WI 略增高，增强后轻度强化，肿块侵犯上腔静脉（↑），可见右侧侧胸壁转移，另见气管前腔静脉后间隙明显肿大淋巴结（长↑）；D.E.F. 分别为主支气管水平相应的横断位 T_1WI、抑脂 T_2WI 和增强 T_1WI，示右主支气管外上方不规则肿块，与同层面肌肉信号相比较，T_1WI 相似、T_2WI 略增高，增强后轻度强化，远端肺呈阻塞性不张表现，阻塞性病变 T_1WI 上与肿块分界不清，但 T_2WI 信号明显高于肿块，可区分，但增强后 T_1WI 上两者难以区分；G.H. 分别为对比增强血管成像冠状位原始单层像和MIP像，清晰地显示肿瘤侵犯上腔静脉致管腔明显狭窄伴上腔静脉及其远端分支明显扩张，并见上腔静脉内低信号血栓形成（↑）

（二）周围型肺癌

1.CT表现：多种多样，主要表现为分叶征、空泡征、毛刺征和胸膜凹陷征等。可为圆形分叶状实质性肿块（图4-4-14，图4-4-15），肿块偏心部位出现单个或多个小泡状低密度区（图4-4-16），瘤体边缘出现短、细密集毛刺（图4-4-17），瘤灶内出现空气支气管征，偏心性细小点状钙化，癌肿与邻近胸壁出现条状或三角形胸膜凹陷征（图4-4-18），较大的肿块可发生坏死，出现偏心性厚壁空洞。

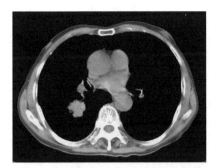

图4-4-14 右肺下叶周围型肺癌伴分叶征

右肺下叶外基底段1.7cm×1.8cm肿块,呈明显分叶,密度均匀

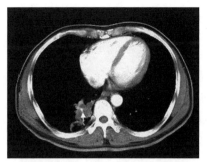

图4-4-15 右肺下叶后基底段鳞癌

增强扫描见肿块无明显强化,肿块边缘不规则并包绕血管(↑)

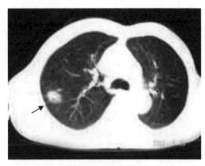

A

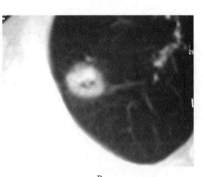

B

图4-4-16 右肺上叶周围型肺癌伴空泡征

A. 右肺上叶类圆形小结节灶,密度不均,胸膜凹陷(↑);B.局部放大像,病灶内有2个小泡状低密度区

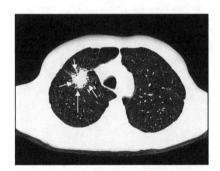

图4-4-17 右肺上叶周围型肺癌伴毛刺征

HRCT见右上肺孤立性结节灶,瘤-肺交界面毛刺影(↑)和泡状低密度影(长↑),另见局限性肺气肿,周围支气管、血管向肿块集中

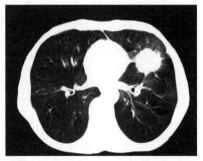

图4-4-18 周围型肺癌伴胸膜凹陷征

左肺下舌段2.5cm×2.8cm肿块,边缘较清楚,有毛刺征,略呈分叶状,有胸膜凹陷征

2.MRI表现:由于常规MRI肺部扫描空间分辨率较低,对1cm以下的病灶难以显示,肿块与肺界面的毛刺征和肿块内部的钙化显示困难,但MRI多方位成像、多参数成像的特点,使其仍不失为较大肺癌诊断的工具之一。

（1）肺内圆形或类圆形实质性肿块，边缘光滑或分叶状，在T_1WI上一般与肌肉呈等信号，在T_2WI上呈中高信号，内部可见更长T_1、更长T_2的液化坏死区（图4-4-19）。在T_2WI上肿块内部点簇状高信号多见于腺癌，鳞癌少见，有一定的组织学鉴别价值。

（2）肿块偏心部分可出现单个或多个小泡状T_1WI和T_2WI低信号，即空泡征。

瘤体边缘可见细而短的密集毛刺征，增强T_1WI有利于本征显示。在T_1WI和T_2WI上肿块内可见管状低信号，即空气支气管征。肿块与邻近胸壁间出现条索状或三角形水样信号，即胸膜凹陷征。较大的肿块内可发生坏死，出现偏心性厚壁空洞，空洞内壁不光整。

（3）多方位成像有助于确定肿块对胸壁、纵隔和心脏大血管的侵犯情况，尤其在T_1WI上壁层胸膜下高信号脂肪层消失是判定肿瘤侵犯胸壁的重要征象，有利于肿瘤T分期。

还可清晰地显示肺门、纵隔淋巴结肿大及较大的肺内转移灶（图4-4-20，图4-4-21）。增强T_1WI可提高组织对比度，有利于区别肿瘤供血实质部与液化坏死区（图4-4-19D）。

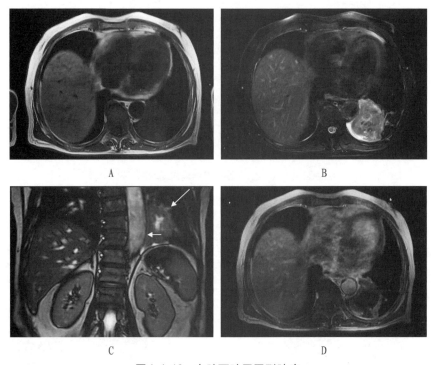

图4-4-19　左肺下叶周围型肺癌

A. 在T_1WI上示左肺下叶内后基底段类圆形肿块，与同层面肌肉信号相比较，呈等信号，中间见较低信号液化区，边界尚清晰；B. 压脂T_2WI示相应肿块呈较高信号，中间散在小片状高信号液化区，肿瘤边界尚清楚；C. 冠状位T_2WI示肿块与邻近降主动脉（↑）边界清楚，与周边部下肺动静脉（长↑）关系密切；D. 增强扫描T_1WI示相应肿块周边部明显强化，中间液化坏死区，周边边界尚清楚

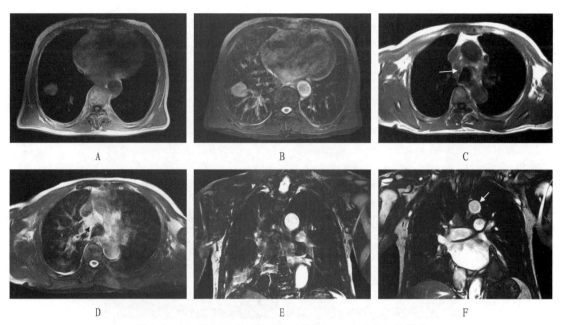

图4-4-20　右肺下叶周围型肺癌伴纵隔多发性淋巴结肿大

　　A. 在T₁WI上示右肺下叶外基底段类圆形肿块,与同层面肌肉信号相比呈等信号,周边边界尚清楚,呈浅分叶;B. 压脂T₂WI示相应肿块呈较高信号,内部信号尚均匀,周围见毛刺征;C.D. 气管前腔静脉后间隙肿大淋巴结,信号强度与肺内肿块相似,呈等T₁、长T₂信号(↑);E. 冠状位T₂WI示右下肺肿块呈分叶状;F. 冠状位T₂WI示气管前腔静脉后间隙肿大淋巴结(↑)

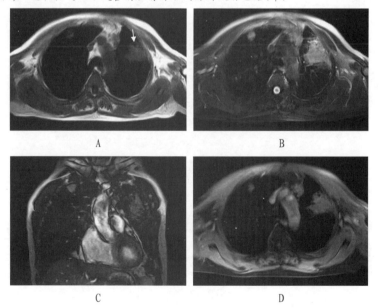

图4-4-21　左肺上叶周围型肺癌伴两肺多发性转移瘤

　　A.T₁WI示左肺上叶不规则肿块,与同层面肌肉信号相比较,呈等信号,周边部见空泡征(↑),肿块侵犯胸壁,以广基底与胸壁相连,右上肺见两处类圆形转移瘤,前纵隔见多发淋巴结肿大,呈融合性;B. 压脂T₂WI示相应的肺部原发肿块、转移瘤及纵隔肿大淋巴结均呈相似的较高信号;C. 冠状位T₂WI示左肺原发肿块及右上肺的转移瘤;D. 增强扫描压脂T₁WI示左肺原发肿块、转移瘤及纵隔肿大淋巴结均有较明显的强化

3.X线表现：肺实质内孤立性结节或肿块，呈圆形或椭圆形，多呈分叶状，密度较淡或不均匀，瘤周常有毛刺，偶见癌性空洞（壁厚、偏心、内壁不光滑）。

(三)弥漫型肺癌

1.CT表现：主要表现为结节和浸润实变。

(1)肺炎样浸润实变：主要特征为在较高密度的实变区内出现高密度的血管影，病变可融合或大片肺炎样实变，内见空气支气管征。

(2)两肺弥漫性结节：直径多在3cm以下，内见空泡征空气支气管征分叶征和毛刺征。边缘模糊，常伴肺门和纵隔淋巴结肿大（图4-4-22）。

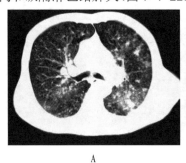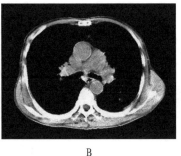

图4-4-22　弥漫性肺癌

A.两肺广泛性斑片状及小结节状病灶伴肺炎样浸润；B.两侧肺门、纵隔淋巴结肿大

2.X线表现：早期表现为结节状或肺炎样浸润，晚期表现为弥漫性结节样或斑片状影。

(四)鉴别诊断

肺内肿块应密切结合临床，与结核球、炎性假瘤、肺脓肿、肺转移瘤、错构瘤和支气管囊肿等病进行鉴别，特别是小肺癌的定性诊断，即使应用HRCT，有时也只能提示良性或恶性的可能性。因为没有一种HRCT征象是小肺癌所特有的，结节边缘分叶或切迹、毛刺影、针尖状偏心性钙化只能做出倾向于肺癌的诊断，胸膜凹陷征对鉴别良性与恶性的意义不大。如结节内发现脂肪密度则是错构瘤的特征性表现，若含液性密度则可能为肺脓肿。

（鲍家启　张俊祥　范　羽）

第五节　纵　隔　肿　瘤

一、胸腺瘤

(一)X线表现

1.胸腺瘤多位于前纵隔中部，贴近心底部，向一侧突出。形态多变，通常呈圆形、椭圆形，略呈分叶状。

2.少数特殊形态的胸腺瘤可近似三角形，类似于肺不张和胸膜增厚。

(二)CT表现

1.平扫见前纵隔大血管前方实性或囊性肿块，与大血管界面较平直。少数胸腺瘤可伸展至叶间裂，类似肺内肿块。

2.肿瘤包膜完整者，其边缘光滑，实质密度均匀（图4-5-1A）。

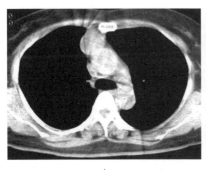
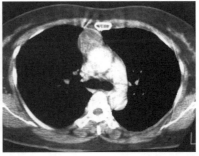

A   B

图 4-5-1 胸腺瘤（1）

A.CT平扫见右前上纵隔、升主动脉前方软组织肿块，边缘清楚；B.增强扫描见肿块实质不均匀强化，包膜完整

3.瘤体易发生出血、坏死和囊变。完全囊变者称胸腺囊肿，囊内容物CT值与水的密度接近（图4-5-2）。良性及恶性胸腺瘤均可呈斑点状钙化。

4.增强扫描常呈不均匀强化（图4-5-1B）。胸腺囊肿增强扫描时，呈薄壁球状强化。

5.恶性胸腺瘤约占15%，其密度不均匀，易穿破包膜，边缘不规则，周围脂肪界面消失。常易侵犯胸骨、心包、胸膜和肺（图4-5-3）。侵入胸膜则类似胸膜间皮瘤，侵犯肺时有类似肺炎样改变。

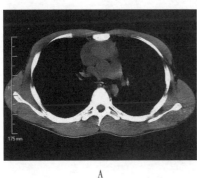
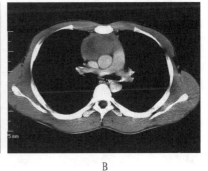

A   B

图 4-5-2 胸腺瘤（2）

A.CT平扫见前上纵隔囊实性肿块；B.增强扫描肿物位于大血管起始部，与大血管界面较平直，实质区轻度强化

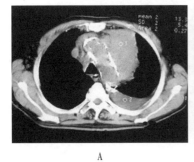
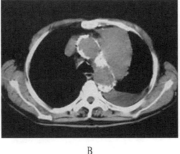
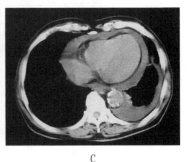

A   B   C

图 4-5-3 恶性胸腺瘤

A.B.平扫见左前上纵隔、主动脉弓前方实性肿块，边缘略不规则，周围脂肪界面消失；C.肿瘤侵及胸膜、心包，引起胸腔积液、心包积液

(三)MRI 表现

1.平扫见流空低信号大血管前方前纵隔区实性或囊实混合性肿块,一般呈类圆形,也可分叶或呈不规则形。

2.包膜完整、肿块较小者,边缘光滑,信号均匀,在T_1WI上呈中低信号、在T_2WI上呈较高信号(图4-5-4)。瘤体内发生出血、坏死和囊性变时,则信号混杂。形态规则的良性胸腺瘤大小多在3~6cm,而有侵袭性者多数在6~10cm。多方位多参数成像可显示侵袭性胸腺瘤的侵袭征象,包括心包、胸膜、胸壁、肺及大血管受侵等(图4-5-5)。如肿块与邻近结构间的边界不规则高度提示肿瘤侵犯可能。

3.肿瘤放疗后,在T_2WI上复发的瘤组织呈高信号,而纤维化组织呈低信号,具有疗效的评定价值。

4.全身弥散加权像成像(whole body-DWI,WB-DWI)可见病灶区呈高信号,不仅能显示侵袭性胸腺瘤的原发病变,还能发现纵隔肺门淋巴结、心包胸膜、全身远处脏器与骨骼的转移灶,更有助于诊断分期。

5.对比增强扫描后,肿瘤实质多有轻至中度强化。

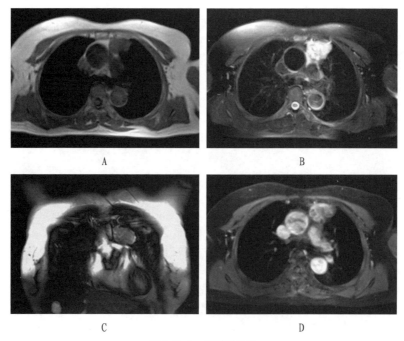

A

B

C

D

图4-5-4 胸腺瘤(3)

A.T_1WI示前纵隔大血管前方胸腺区一类圆形肿块,呈肌肉样等信号,边界光整,与邻近升主动脉及肺动脉主干间脂肪间隙存在;B.压脂T_2WI示肿块呈明显高信号,信号不均匀,内见多处更高信号液化区;C.冠状位T_2^*WI示肿块边界光整,呈较高信号,中间杂以多发小片状更高信号液化区;D.增强压脂T_1WI示肿块呈中等度强化,中间坏死区不强化

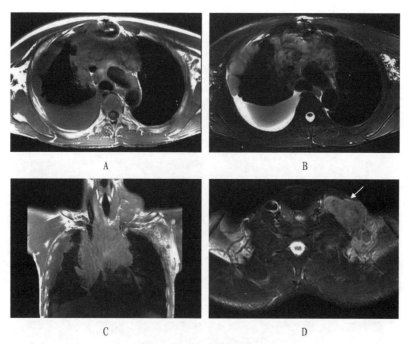

图 4-5-5 侵袭性胸腺瘤

A. T₁WI 示前纵隔大血管前方胸腺区不规则形肿块,呈肌肉样等信号,边缘不整,侵入纵隔,包绕上腔静脉,右侧胸壁多个结节状转移灶,右侧胸腔后部积液呈弧形稍低信号;B. 压脂 T₂WI 示肿块呈不均匀性高信号,右侧胸壁转移呈类似信号,胸腔积液呈更高信号;C. 冠状位 T₁WI 示肿块边界不整,包绕上腔静脉,右侧胸壁转移呈多结节融合灶;D. 压脂 T₂WI 示左锁骨上肿大淋巴结(↑)

(四)鉴别诊断

1.胸腺肥大:常无症状,CT图像上呈梭形,肿块边缘较平直,X线胸片上多呈风帆状。

2.胸腺增生:一般年龄较小,可单侧或双侧,呈弥漫性增大,但外形仍保持三角形。

3.畸胎瘤:位置较胸腺瘤低,瘤内常有脂肪密度和骨骼样密度。

二、淋巴瘤

(一)X线表现

正位片上纵隔影呈对称性增宽,呈波浪状;侧位片病变位于中纵隔上中部、气管旁及肺门区。

(二)CT表现

1.多发淋巴结肿大,以血管前间隙和气管旁最常见,易融合成不规则肿块(图4-5-6)。常与颈部周围淋巴结病变同时存在。

2.常侵犯纵隔两侧或肺门淋巴结,呈对称性,很少单独侵犯一侧肺门淋巴结或后纵隔淋巴结(图4-5-7)。

3.淋巴瘤可液化坏死,尤其放疗后。坏死区密度减低,CT值较低,但钙化很少。

4.淋巴瘤增强扫描多数呈均匀强化,中心坏死者呈环状或间隔状强化。

5.周围组织受压性改变,压迫上腔静脉,可引起上腔静脉变形或闭塞,气管受压变扁。

6.外侵表现：

（1）侵犯肺组织：由血行转移在肺野内形成多发结节（图4-5-8），由支气管、血管和淋巴管蔓延形成条索状改变（图4-5-9），由肺门淋巴结直接侵入肺内形成肿块或纵隔向肺内伸展的浸润阴影。

（2）侵犯胸膜和心包：可形成胸腔积液和心包积液。

（3）侵犯胸骨和肋骨：可引起骨质破坏。

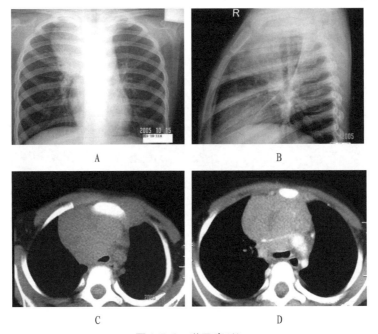

图4-5-6　淋巴瘤（1）

A.正位片见右上纵隔增宽,边缘呈波浪状;B.侧位片前上纵隔胸骨后区密度增高;C.CT平扫见胸骨后软组织肿块,向右侧突出,密度同肌肉相仿,无钙化,纵隔结构明显受压;D.增强扫描见肿块内密度不均匀,内有条片状低密度影

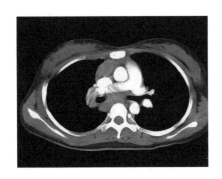

图4-5-7　淋巴瘤（2）

增强扫描见右肺门、隆突下、升主动脉右前方有多个肿大淋巴结,相互融合成团并均匀强化

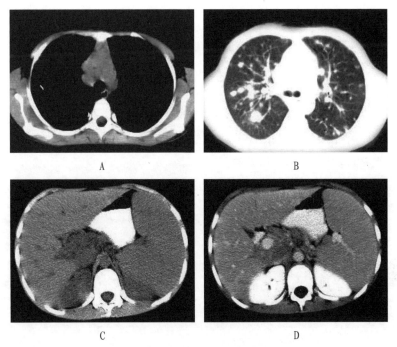

图4-5-8 淋巴瘤肺、腹腔、腹膜后浸润

A.CT平扫见纵隔窗血管前间隙增大淋巴结;B.肺窗见两肺内大小不等结节灶;C.D.C为平扫,D为增强扫描。肝脾明显增大,肝门、腹膜后见多个肿大淋巴结融合成团块

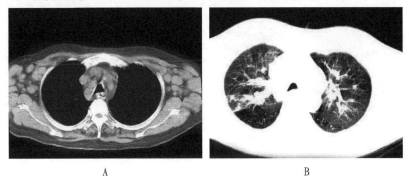

图4-5-9 淋巴瘤肺浸润

A.CT平扫见纵隔窗右侧气管旁及两侧腋窝多个肿大淋巴结;B.肺窗见两肺中带条索状影,沿支气管束分布

(三)MRI表现

1.直接征象:

(1)部位:恶性淋巴瘤早期为肺门、气管旁等中上纵隔淋巴结肿大,无融合;晚期融合成巨块状,边缘清楚。常表现为纵隔两侧或肺门区对称性肿块影,很少单独侵犯一侧肺门淋巴结和后纵隔淋巴结。

(2)信号:在T_1WI上病灶呈稍低信号,其信号强度与肌肉接近,但高于肺门区流空的大血管,在高信号纵隔脂肪组织衬托下易显示;在T_2WI上呈较高信号,信号强度稍低于纵隔脂肪组织,与流空低信号大血管有较大的信号差异。淋巴瘤可液化坏死,尤其放疗后,坏死区相对于非坏死实质区在T_1WI上呈更低信号、在T_2WI上呈更高信号。对比增强扫描后实质部分呈中等度强化。WB-DWI上受累淋巴结呈高信号,可检测到全身受累淋巴结,有利于淋巴瘤的临床分期和化疗疗效的评价。

(3)周围组织受压性表现:压迫上腔静脉,可引起上腔静脉变形或闭塞(图4-5-10),气管受压移位、变扁。

2.外侵表现:

(1)侵犯肺组织:通过血行转移,在肺内形成多发结节,也可直接侵犯肺组织形成肿块。

(2)侵犯胸膜和心包:可形成胸腔积液和心包积液。

(3)侵犯胸骨和肋骨:可引起骨质破坏。

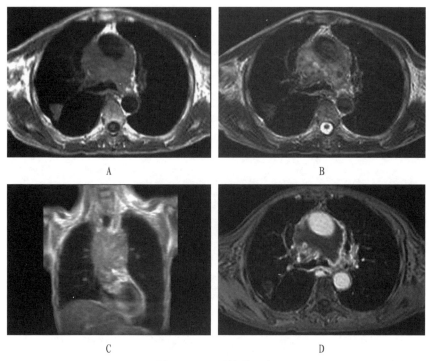

图4-5-10　恶性淋巴瘤

　　A.T₁WI示中纵隔内肿大淋巴结融合成团,呈等信号,包绕并压迫上腔静脉致其闭塞,肺内并见三角形浸润灶;B.T₂WI示病灶呈稍高信号,信号不均匀;C.冠状位T₁WI清楚显示两侧纵隔对称性肿大;D.增强压脂T₁WI示病灶周边明显强化,中心无强化

(四)鉴别诊断

1.淋巴结核:多见于儿童,常位于气管、支气管旁,多数有钙化。

2.结节病:肺门淋巴结肿大常呈两侧对称性分布,且与纵隔分界清楚。

3.转移瘤:多有原发肿瘤病史,两侧纵隔多不对称,常见转移淋巴结中心坏死。

三、畸胎瘤

(一)X线表现

1.肿瘤多位于前纵隔中部,心脏与升主动脉的交界处,少数位于弓上和前纵隔下部。

2.肿块呈分叶状,轮廓清楚光滑,密度不均匀,在肿瘤内有时能见到骨骼和牙齿状影及钙化灶。

(二)CT表现

1.畸胎瘤发生于前纵隔,相当于大血管离开心脏的部位。只有少数畸胎瘤(5%)发生于后纵隔。

2.肿瘤以横向生长多见,它与心脏大血管接触面呈凸起形。

3.实性畸胎瘤:

(1)CT平扫表现为类圆形或不规则形的混杂密度肿块。

(2)密度呈多样化表现,有脂肪、软组织、水样密度和钙化区与壁结节(图4-5-11,图4-5-12)。当出现骨骼和牙齿样密度影时(图4-5-13),可做出畸胎类肿瘤定性诊断。

4.恶性畸胎瘤:

(1)肿瘤边缘不清,形态不规则或呈分叶状。

(2)瘤内密度均匀或不均匀,不均匀者示有坏死或出血存在(图4-5-14)。

(3)肿瘤短期内显著增大。

5.囊性畸胎瘤:

(1)CT平扫表现为边缘光滑的厚壁囊性肿块(图4-5-15),囊壁可呈蛋壳样钙化。囊内可出现脂液平面。

(2)增强扫描后,囊壁明显强化,而囊内容物不强化。

(3)囊性畸胎瘤出血或合并感染后,囊内容物CT值明显增高(图4-5-16),出现液液平面;当肿瘤破裂引起纵隔炎症并发支气管瘘时,肺内可有感染改变(图4-5-17)。

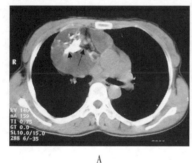
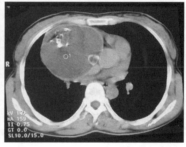

A   B

图4-5-11　实性畸胎瘤(1)

A.CT平扫见右前上纵隔内混杂密度肿块,内有高密度钙化(↑)、软组织密度和低密度的脂肪成分(长↑);B.其下方层面示肿瘤包膜完整

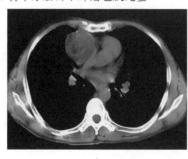
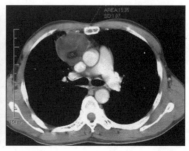

A   B

图4-5-12　实性畸胎瘤(2)

A.CT平扫见右中上纵隔内实性肿块,内有脂肪成分,CT值为-54HU,包膜有小钙化灶;B.增强扫描见肿块轻度强化,包膜完整

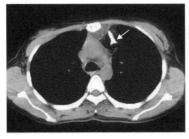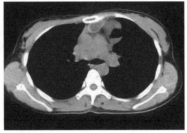

图4-5-13 实性畸胎瘤（3）

A.B.CT平扫见前纵隔内混杂密度占位,内有牙齿(↑)、软组织和水样密度

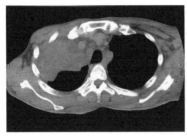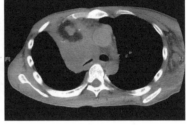

图4-5-14 恶性畸胎瘤

A.B.CT平扫见前纵隔内混杂密度占位,呈分叶状,包绕肺门,右主支气管明显变窄

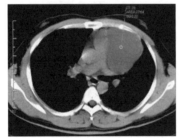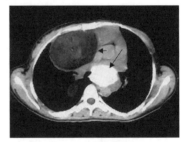

图4-5-15 囊性畸胎瘤（1）

CT平扫见左上纵隔内囊性肿块,密度均匀,CT值20HU,包膜完整

图4-5-16 囊性畸胎瘤（2）

CT平扫见右上纵隔内囊性肿块,其内有高密度出血灶。肿块与大血管接触面为凸起形(↑),右肺动脉与降主动脉之间见含钡明显扩张的食管(长↑)

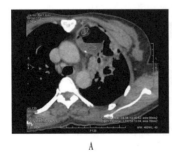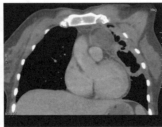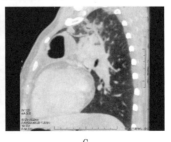

图4-5-17 囊性畸胎瘤破裂并发纵隔和肺部炎症、支气管胸膜瘘

A.B左前上纵隔类圆形囊实性病灶,内有脂肪和水样成分,囊左侧壁不完整,左上胸腔包裹性积气;C.左肺上叶前段和舌段见高密度影

(三)MRI 表现

1.畸胎瘤:发生于前纵隔,相当于大血管根部。只有少数畸胎瘤(5%)发生于后纵隔。

2.实性畸胎瘤:

(1)肿块呈类圆形或不规则形的混杂信号。

(2)肿瘤内含有脂肪、水样、软组织、骨骼和牙齿等异常混杂信号,特别是出现与皮下脂肪信号一致的T_1WI呈高信号、T_2WI呈中等信号、压脂像脂肪组织呈低信号时,具有重要的诊断价值。较小钙化多不能显示,当出现较大的骨骼和牙齿结构时,可表现为中间骨髓质脂肪样信号、周边低信号,具有诊断特征性(图4-5-18)。

(3)恶性畸胎瘤:肿瘤边缘不清,形态不规则或呈分叶状。瘤内信号均匀或不均匀,不均匀者表示有坏死或出血存在。肿瘤短期内显著增大。

3.囊性畸胎瘤:

(1)平扫表现为边缘光滑的厚壁囊性肿块。囊内可出现脂液平面。

(2)增强扫描后囊壁明显强化,而囊内容物不强化(图4-5-19)。

4.当肿瘤破裂引起纵隔炎症和并发支气管瘘时,提示肺内可有感染改变。

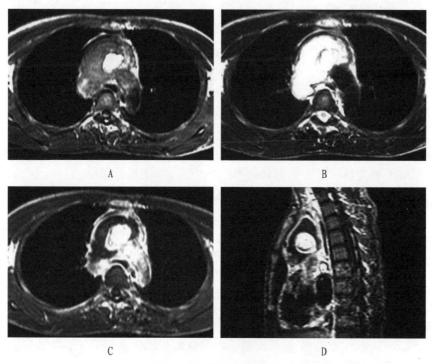

图4-5-18 实性畸胎瘤(4)

A.T_1WI示前纵隔大血管前方有不规则形肿块,呈肌肉样等信号,中心见结节状脂肪样高信号,病灶向后延伸至中纵隔;B.T_2WI示肿块呈明显高信号,包膜呈低信号;C.增强T_1WI示肿块包膜强化,中心无强化;D.矢状位增强T_1WI示肿块位于大血管根部,向后延伸

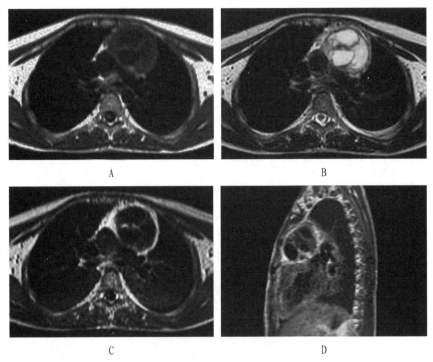

图4-5-19　囊性畸胎瘤（3）

A. T₁WI示前纵隔大血管前方类圆形肿块,呈不均匀性低信号,与主动脉弓分界清楚;B. T₂WI示肿块内多个高信号的囊,囊间隔呈低信号;C. 增强T₁WI示肿块包膜及间隔强化,囊性部分无强化;D. 矢状位增强T₁WI示肿块位于大血管根部前方

（四）鉴别诊断

胸腺瘤与心脏大血管接触面大多为灌铸形或平坦形,以纵向生长为主,对纵隔推压作用较轻。囊性畸胎瘤和囊性胸腺瘤因所含成分不同,CT值会有明显差别。

四、神经源性肿瘤

（一）X线表现

1. 表现为胸椎前方或两旁密度均匀、边缘清楚的半圆形影。

2. 肿块与脊柱相交,呈钝角。

3. 常压迫肋骨使之变薄,甚至破坏,椎间孔有时扩大。

（二）CT表现

1. 多见于后纵隔脊柱旁,类圆形或椭圆形边界较清楚的密度略低于胸壁肌肉的软组织肿块（图4-5-20A）。恶性者,边缘不清。

2. 神经鞘瘤易发生囊变、出血。完全囊变的神经鞘瘤和局限性包裹性积液有时不易区别。神经源性肿瘤较少钙化,相对多见于神经母细胞瘤,呈斑点状、细沙粒状钙化（图4-5-20A,图4-5-21）。

3. 肿瘤易侵犯肋骨和椎体,产生骨质压迫和缺损;通过椎间孔进入椎管,肿瘤呈哑铃状改变,椎间孔往往有扩大（图4-5-22）。

4. 肿瘤与纵隔交角以钝角多见,其最大径位于纵隔内,肿块与肺的交界面十分光滑（图4-

5-20A,图4-5-20B)。

　　5.增强扫描时良性、恶性肿瘤均有不同程度的强化,两者均可并发胸腔积液(图4-5-20B)。

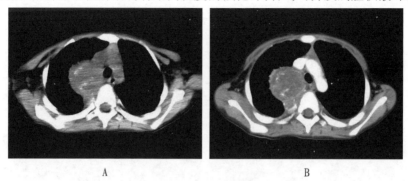

A

B

图4-5-20 神经母细胞瘤(1)

　　A.CT平扫见右后纵隔脊柱旁巨大软组织肿块,与纵隔交角为钝角,边界清楚,内有斑点状钙化;
B.增强扫描见肿瘤轻度强化,包膜完整

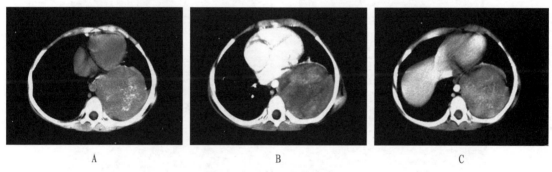

A

B

C

图4-5-21 神经母细胞瘤(2)

　　A.CT平扫见左后纵隔内球形肿块,实质内见斑点状和沙粒状钙化;B.C.增强扫描见肿瘤包膜部
分强化,实性部分强化不均匀

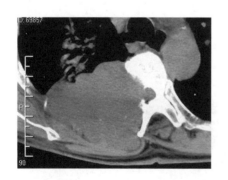

图4-5-22 神经源性肿瘤伴骨质破坏

　　CT平扫见右后纵隔分叶状软组织肿块,
相邻椎骨及肋骨明显骨质破坏,肿块侵及椎
管内

(三)MRI表现

　　1.部位:肿块多位于后纵隔脊柱旁。

　　2.形态:肿块呈圆形或类圆形;如跨椎间孔生长则呈哑铃状,为其特征(图4-5-23);良性者
一般边界尚清晰,直径大于5cm且形态不规则提示恶性可能。

3. 信号：肿瘤实质部在 T_1WI 上呈肌肉样等信号，在 T_2WI 上呈较高信号，无液化或坏死时信号均匀；肿瘤内液化坏死区 T_1WI 信号更低、T_2WI 信号更高；亚急性期出血在 T_1WI 与 T_2WI 上均呈高信号。神经鞘瘤较神经纤维瘤更容易出现液化坏死；神经纤维瘤可出现较为特征的靶征，即在 T_2WI 上病灶中心呈较低信号而周边呈高信号。

4. 邻近骨质改变：肿瘤邻近椎体、椎弓根及肋骨常见受累，良性肿瘤表现为压迫性骨质吸收，恶性肿瘤则为侵蚀性骨质破坏；跨椎管内外生长者易导致椎间孔扩大。

5. 增强扫描表现：对比增强扫描后，肿瘤实质部分呈明显强化，出血和液化坏死区不强化（图 4-5-24）。

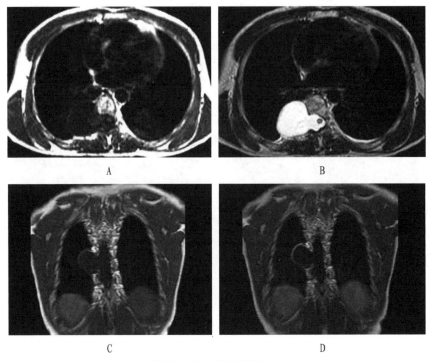

A　　　　　　　　　　B

C　　　　　　　　　　D

图 4-5-23　神经鞘瘤（1）

A. T_1WI 示右后纵隔囊性占位，向内延伸至椎管内，病灶呈低信号，边界清楚；B. T_2WI 示病灶呈明显高信号，同侧椎间孔明显扩大，呈哑铃状改变；C. 冠状位 T_1WI 更清楚显示病灶与椎管之间关系；D. 冠状位增强 T_1WI 示病灶的囊壁强化

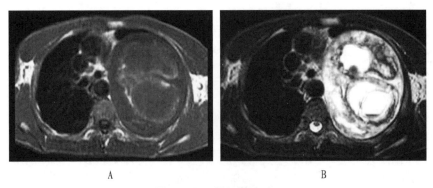

A　　　　　　　　　　B

图 4-5-24　神经鞘瘤（2）

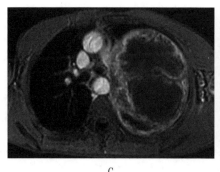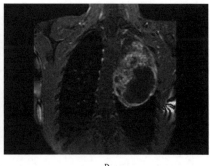

C　　　　　　　　　　　　　　　　　D

图4-5-24　神经鞘瘤(2)(续)

A.T₁WI示左后纵隔巨大占位,占据左侧胸腔大部,呈稍低信号,内见多环形高信号,病灶边界清楚;B.T₂WI示病灶呈不均匀性高信号;C.D.横断位和冠状位增强T₁WI示病灶实性部分及病灶内分隔明显强化

(四)鉴别诊断

1.神经源性肿瘤位于纵隔上部,应与胸内甲状腺鉴别,后者与甲状腺相连,增强后强化显著。

2.位于纵隔下部者应与食管囊肿相鉴别,后者以囊性为主,胸椎椎体可伴有畸形。

(钱银峰　胡克非　洪志友)

第六节　胸　膜　病　变

一、胸腔积液

(一)X线表现

少量积液表现为肋膈角变钝;中等量积液表现为外高内低的弧形液面;大量积液表现为一侧肺野均匀高密度影,纵隔向对侧移位。

(二)CT表现

1.游离积液:

(1)少量积液:表现为与后壁胸膜平行的水样密度,弧线带状影。

(2)中等量积液:为新月形低密度区,弧线向内侧凹陷(图4-6-1)。

(3)大量积液:常压迫肺导致肺不张,压迫膈肌角向前移位;严重时,可导致膈肌向下翻转,在肝膈之间形成水样低密度区,类似肝囊肿。

2.包裹性积液:表现为基底较宽的凸镜形阴影,与胸壁相交呈钝角,呈水样密度,邻近的肺组织受压。附近的胸膜增厚,可构成胸膜尾征(图4-6-2,图4-6-3)。

3.叶间积液:呈梭状或球状,沿叶间裂方向走行,呈水样密度(图4-6-4)。两端的叶间胸膜常有增厚,类似彗星尾状。

4.脓胸:为胸腔感染所致,增强扫描时,壁层胸膜增强明显,形成脏壁层胸膜分离征,后期胸膜往往有钙化(图4-6-5)。

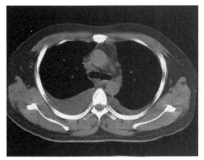

图4-6-1 胸腔积液(1)

右侧中等量积液,左侧少量积液(游离性)

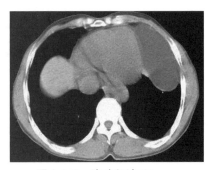

图4-6-2 胸腔积液(2)

左前侧胸壁包裹性积液

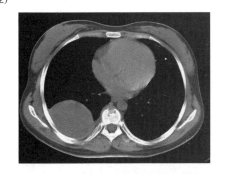

图4-6-3 胸腔积液(3)

胸椎结核患者,右后胸壁包裹性积液呈凸镜形

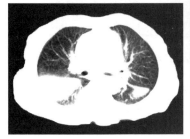 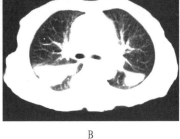 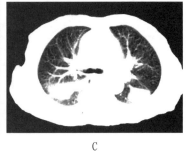

A   B   C

图4-6-4 胸腔积液(4)

A-C.双侧斜裂积液

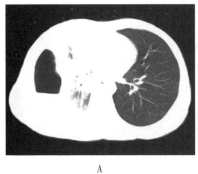 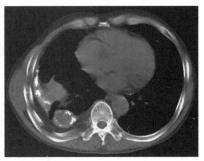

A   B

图4-6-5 胸腔积液(5)

A.肺窗见右侧包裹性气胸,并见较大气液平面;B.纵隔窗见胸膜广泛增厚伴钙化,并见少量胸腔积液及同侧胸廓塌陷,肋间隙变窄

(三)MRI 表现

1.游离积液:积液信号一般与同层面椎管内脑脊液信号一致,当为血性积液时,在 T_1WI 上呈高信号。

(1)少量积液:表现为与胸膜平行的水样信号,即在 T_1WI 上呈均匀低信号、在 T_2WI 上呈均匀高信号,横断位呈弧形带状影(图4-6-6)。

(2)中等量积液:横断位呈新月形水样长 T_1、长 T_2 区,弧线向内侧凹陷(图4-6-7)。

(3)大量积液:常压迫肺导致肺不张,压迫膈肌角向前移位;严重时,可导致膈肌向下翻转,冠状面 T_2WI 易显示这些结构及其位置。

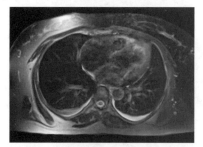

图4-6-6 两侧胸腔少量积液

T_2WI 示两侧胸腔弧形带状高信号的积液

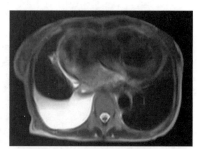

图4-6-7 右侧胸腔中等量积液

T_2WI 示右侧胸腔新月形高信号的积液

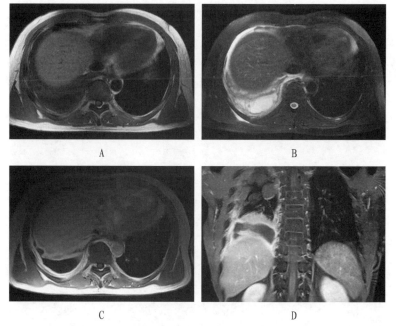

A

B

C

D

图4-6-8 结核性胸膜炎伴右侧胸腔包裹性积液

A. T_1WI 示右侧包裹性积液中心呈低信号,壁呈等信号;B. T_2WI 示积液中心呈高信号,壁呈稍高信号;C. 增强 T_1WI 示壁明显强化;D. 冠状位增强 T_1WI 更清楚地显示积液的包裹性及其与膈肌的关系

2.包裹性积液:表现为基底较宽的凸镜形,与胸壁相交呈钝角,呈水样信号(图4-6-8,图4-6-9)。附近的胸膜增厚,可构成胸膜尾征。

3.叶间积液:呈梭状或球状,多方位显示沿叶间裂方向走行,呈水样信号(图4-6-10)。

4.脓胸:为胸腔感染所致,增强扫描时,壁层胸膜明显强化,形成脏壁层胸膜分离征,脓液在DWI上呈高信号。

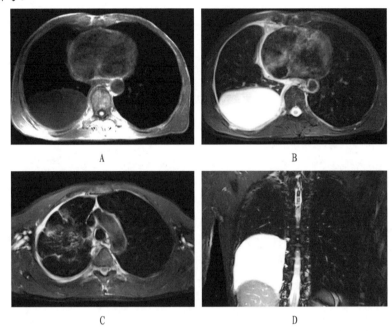

图4-6-9　右上肺结核伴右侧胸膜腔大量包裹性积液和少量游离积液

A.T₁WI示右侧包裹性积液呈低信号,病灶呈梭形;B.T₂WI示积液呈高信号;C.T₂WI示右上肺斑片状及条索状高信号的结核灶,同侧少量游离性胸腔积液;D. 冠状位T₂WI更清楚地显示积液与膈肌和肝脏间关系

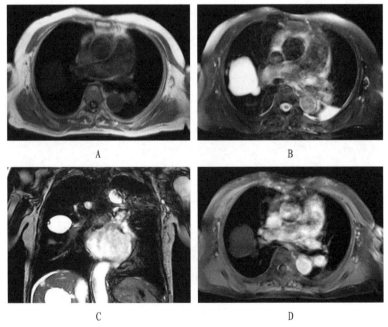

图4-6-10　叶间积液

A.T₁WI示右侧水平裂区积液呈低信号,边界清楚;B.T₂WI示积液呈高信号;C. 冠状位T₂WI示病灶呈梭形,与水平裂走行方向一致;D. 增强T₁WI示积液无强化,其周边的叶间胸膜呈弧线状强化

(四)鉴别诊断

少量胸腔积液和胸膜增厚在平扫时不易鉴别,但增强扫描后前者无强化,后者有强化。

二、气胸和液气胸

(一)X线表现

1.胸部正位(立位)片:示上肺野外带至肺尖处见条状透亮影,内无肺纹理显示,其内缘可见被压缩的脏层胸膜线。

2.胸部正位(仰卧位)片:见肺野外带及下肺野肋膈角区透亮度增强,内无纹理显示,积气量越多,肺压缩就越明显。胸腔内少量积气时,肺底部异常透亮,尤其在左侧膈肌与心脏之间,显示一条线状低密度影,衬托出左侧膈肌的顶部。如积气量大或胸腔内伴有液体时,此征象消失。

3.胸部侧位(仰卧位水平投照)片:在前肋膈角区见局限性透亮度增强,肺组织向后受压移位。

(二)CT表现

1.CT轴位扫描可显示脏层胸膜,呈弧形细线样软组织密度影与胸壁平行,其外侧即胸膜腔内极低密度的气体影,肺组织出现不同程度的受压移位(图4-6-11)。

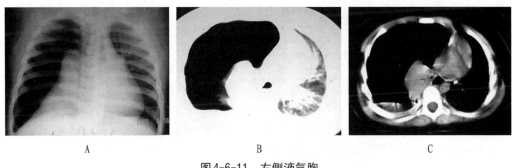

A   B   C

图4-6-11 右侧液气胸

A.正位片见右上肺及中外带内无肺纹理,肺组织受压移向下肺野及肺门区,肺组织密度增高;B.CT平扫肺窗见右肺门区团块状密度增高影,局部肺野内无肺纹理显示,气管、心脏明显向左侧移位而成为纵隔疝,左肺受压;C.纵隔窗见右肺门区团块状软组织密度影,右侧胸腔内见气液平面,心脏左移明显

2.由于CT取横断面扫描,少量气体不一定聚集在肺尖部。

3.液气胸时,胸腔内可有气液平面。

4.术后所致的支气管胸膜瘘和食管胸膜瘘行造影后,CT扫描可发现对比剂外溢征象。

(三)鉴别诊断

纵隔气肿常将纵隔胸膜向肺野推挤,并在纵隔气肿的衬托下显示纵隔胸膜线,而纵隔旁气胸是指肺野的内侧脏、壁层胸膜之间存在少量积气,在气体的衬托下显示发丝样脏层胸膜线,明显比纵隔胸膜线细,CT检查更易于鉴别。

三、胸膜粘连、肥厚和钙化

(一)X线表现

1.轻度局限性胸膜肥厚、粘连多发生于肋膈角,表现为肋膈角变浅、变钝,呼吸时膈肌运动受限。

2.发生于膈肌的胸膜粘连,常表现为膈面的幕状突起。

3.广泛的胸膜肥厚、粘连,可见胸膜带状或更广泛高密度影,胸廓塌陷,肋间隙变窄,患侧肺野密度增高,膈肌上抬,纵隔向患侧移位(图4-6-12)。

4.胸膜钙化多见于结核性胸膜炎,也可见于脓胸及出血机化或尘肺。

(二)CT表现

CT显示胸膜肥厚、粘连和钙化,比普通X片敏感(图4-6-13)。

(三)MRI表现

检查效果不如X线及CT。

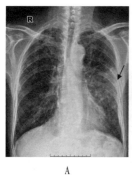 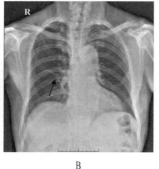

A B

图4-6-12 胸膜增厚(1)

A. 左侧胸膜增厚呈带状高密度影,致相应部位胸廓塌陷,肋间隙变窄(↑);B. 右侧叶间胸膜增厚呈高密线样表现(↑)

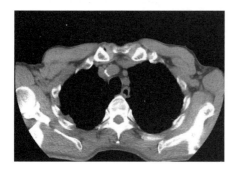

图4-6-13 胸膜增厚(2)

CT显示右上胸膜局限性肥厚、粘连

(胡克非　宫希军　钱银锋)

第七节　心脏病变

一、常见心脏病X线诊断

(一)心脏及各房室增大

1.左心室增大:具体如下(图4-7-1)。

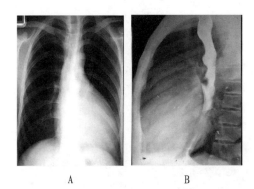

图4-7-1　左心室增大

　　A.后前位片示左室段延长并向外膨隆,心尖向左下延伸;B.左侧位服钡片示心后间隙变窄或消失

2.左心房增大:具体如下(图4-7-2)。

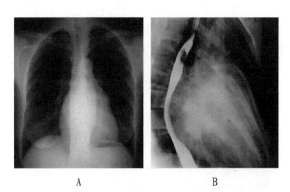

图4-7-2　左心房增大

　　A.后前位片示心左缘出现第三弓,左心耳膨隆,心右缘可见双房影,气管隆嵴角变大;B.右前斜服钡片示食管中下段压迹明显加深后移

3.右心室增大:具体如下(图4-7-3)。

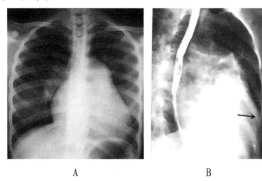

图4-7-3 右心室增大

A. 后前位片示心尖上翘、饱满,肺动脉段膨隆;B. 右前斜位片示心前缘下段向前凸,与胸骨的接触面增大,心前间隙变窄(↑)

4.右心房增大:具体如下(图4-7-4)。

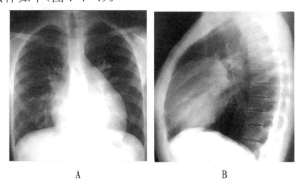

图4-7-4 右心房增大

A. 后前位片示心右缘下段向上膨隆、延长,房高比>1/2;B. 左侧位示心前缘上段延长

(二)肺血流异常

1.肺充血:具体如下(图4-7-5)。

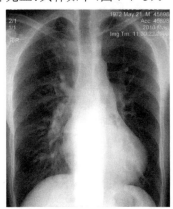

图4-7-5 肺充血

肺门区密度增加,肺动脉及其分支增多、增粗,右下肺动脉主干扩张(宽度>1.5cm),远端血管变细,呈肺门残根征改变

2.肺淤血:具体如下(图4-7-6)。

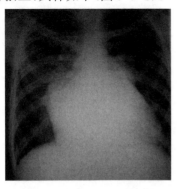

图4-7-6 肺淤血

肺野透亮度减低,肺纹理增多、模糊,以中下肺野明显,呈网状或圆点状,两侧肺门影增大,血流再分配,上叶肺静脉扩张,下叶肺静脉变细

3.肺动脉高压:具体如下(图4-7-7,图4-7-8)。

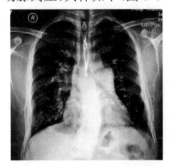

图4-7-7 肺动脉高压(1)

右心室增大,肺动脉分支失去比例,形成肺动脉截断现象或残根征

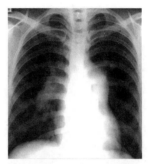

图4-7-8 肺动脉高压(2)

肺动脉增粗(右下肺动脉干>1.5cm),肺动脉段膨隆

4.肺水肿:具体如下(图4-7-9为间质性肺水肿,图4-7-10和图4-7-11为肺泡性肺水肿)。

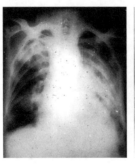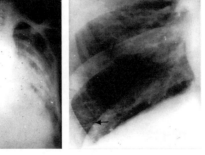

A   B

图4-7-9 间质性肺水肿

A.B.肺纹理增多、模糊,肺门血管增粗,小叶间隔增厚,KerleyB线出现(↑),即位于肺底、接近肋膈角,是延伸到胸膜表面,与胸膜垂直的短细的水平线,长2~3cm,宽1mm

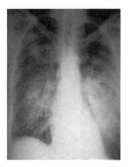

图4-7-10　肺泡性肺水肿(1)

典型者表现为蝶翼征,即位于两肺中内带的呈蝶翼状分布的云雾状高密度影

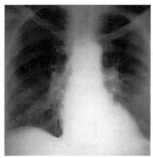

图4-7-11　肺泡性肺水肿(2)

两下肺见弥漫分布的斑片状毛玻璃影,边缘模糊

(三)先天性心脏病

1.房间隔缺损:具体如下(图4-7-12)。

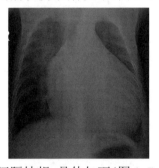

图4-7-12　房间隔缺损

右心房、右心室增大明显,左心房不大,主动脉结缩小,肺血增多,两侧肺门区血管增粗,肺野内纹理增多,以右上肺为著;肺动脉段膨隆

2.室间隔缺损:具体如下(图4-7-13)。

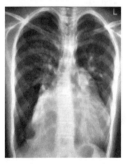

图4-7-13　室间隔缺损

心影增大,肺血明显增多,肺门动脉扩张,远端分支变细,肺动脉段膨隆,心尖向下移位

3.动脉导管未闭:具体如下(图4-7-14)。

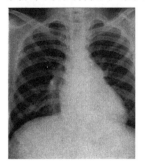

图4-7-14　动脉导管未闭

心影呈二尖瓣型,两侧肺血增多,主动脉结增大,肺动脉段膨隆,呈漏斗征;左室段延长,心尖下移

4.法洛四联症：具体如下（图4-7-15）。

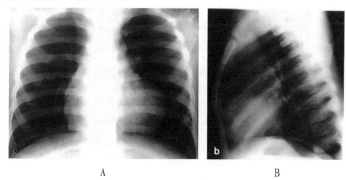

图4-7-15　法洛四联症

A.B. 心影呈靴型，肺血减少，右心室轻至中度大，主动脉增宽，肺门血管缩小，肺动脉段凹陷，心尖上翘

（四）风湿性心脏病

风湿性心脏病是因风湿热重度发作或反复发作而致的心脏瓣膜损害，以二尖瓣病变最常见。

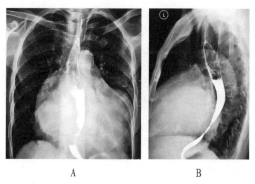

图4-7-16　风湿性心脏病（二尖瓣狭窄）

A.B. 心影呈二尖瓣型，左心房增大，右心缘可见双房影，左主支气管受压上抬，气管分叉角度增大；两肺淤血，上肺静脉增粗，下肺静脉纤细，肺动脉段膨隆；侧位片示左心房增大，食管受压后移

（五）心包疾病

1.心包积液：具体如下（图4-7-17）。

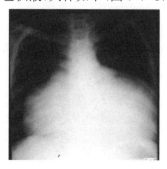

图4-7-17　心包积液

心影呈普大型烧瓶状，各房室弧度消失。上腔静脉影增宽，主动脉结影缩短

2.缩窄性心包炎:具体如下(图4-7-18)。

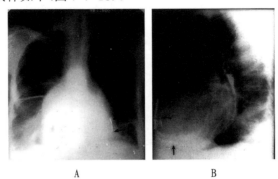

图4-7-18　缩窄性心包炎

A.B. 心影正常或轻度增大,心包钙化为特征性表现。上腔静脉影扩张,左心房压力增高,肺淤血改变

二、先天性心脏病

(一)房间隔缺损(ASD)

1.X线表现:

(1)X线表现取决于血液分流量。分流量很少的可以表现为正常。

(2)达到一定分流量时,X线后前位:主动脉结缩小。肺动脉段突出,心尖上翘,肺血流量增多。左右前斜位:肺动脉段突起,心前间隙缩小,左心房不大,右心房段延长或隆起。侧位:心前缘与胸骨接触面增加,心后三角存在。

(3)透视:肺动脉搏动增强,常有"肺门舞蹈"表现。

2.心脏造影:

导管经间隔缺损处进入左心房;当右心房压力增高并大于左心房时,右心房造影可见分流,左心房提前显影。

3.MRI检查:

SE脉冲序列MRI可直接显示房间隔的不连续,房间隔缺损的残留边缘常变钝,厚度增加。快速成像序列MRI电影能在SE序列拟诊缺损的层面,能清晰地显示有无左向右分流的血流情况,同时还能直接显示其大小和分流量。

4.CT表现:

CT平扫难以直接显示缺损的部位和大小,诊断价值不大,但可显示心脏径线的增大。MSCT增强薄层扫描能够显示有无房间隔缺损、缺损的位置和大小,特别是在MPR和三维重建图像上(图4-7-19,图4-7-20)。

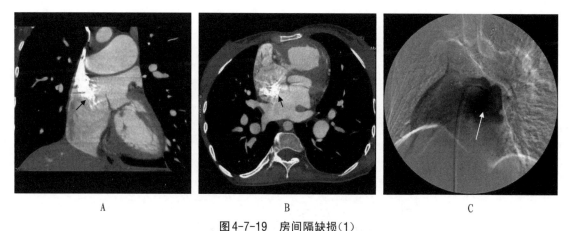

图4-7-19　房间隔缺损(1)

A～C.A为冠状面重组图像,B为横断面图像,C为DSA造影;A和B清晰地显示房间隔部分缺如,左右心房相通(↑),经DSA证实(长↑)

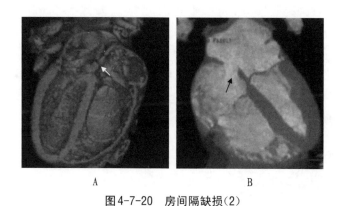

图4-7-20　房间隔缺损(2)

A.B.清晰地显示房间隔缺损的位置和大小(↑)

(1)直接征象:在增强薄层扫描上可显示房间隔影像连续性中断,并能直接测量缺损的大小。

①继发孔型:缺损主要位于卵圆窝部位,其下缘与房室瓣间尚保留一定的房间隔,两组房室瓣完整。

②原发孔型:房间隔缺损,其下缘消失直抵房室瓣环,如果两组房室瓣环相贯通成为一组房室瓣,其下室间隔不连续,为完全性心内膜垫缺损的重要指征。

(2)间接征象:右心房、右心室增大,肺纹理增多。

(二)室间隔缺损(VSD)

1.X线表现:

(1)后前位:心影正常至左心室增大为主,然后发展为右心室增大为主。肺血流量增多,肺动脉段及肺动脉干均呈比例增粗,搏动增强,有"肺门舞蹈"表现。出现肺动脉高压时,左右心室均增大。肺动脉段高度突出,周围血管变细,在肺门处出现残根状表现。左心房一般增大,右心房一般不大,至肺动脉高压时也能增大。

(2)左右前斜位:心前间隙随右心室增大而缩小,左心房增大不显著,左前斜位的心后下缘随缺损程度与肺血压力而表现为向下或向后上突起。

（3）侧位：心脏与胸骨接触面增加，心后食管三角消失。

2.MRI检查：

（1）MRI以横轴位及左心室长轴"四腔心"切层显示较佳，可显示VSD的形态及大小，测量其面积和径线。

（2）SE脉冲序列可直接显示缺损的部位及左右心室扩大和心室壁的增厚，其诊断VSD的正确性在90%以上。

（3）GRE序列MRI电影可显示左右心室间的分流，表现为亮白色血池中的低信号血流束，有利于发现小的或多发的VSD病变。

3.CT表现：

增强薄层CT扫描可以显示室间隔的缺损情况，特别是采用心电门控CT扫描时，MPR和三维重建能够更清晰地显示室间隔缺损的部位和大小，同时可以显示各房室的大小、形态和心室壁的厚度（图4-7-21）。

（1）直接征象：VSD直接征象是室间隔中断，不连续。嵴上型室间隔缺损，于肺动脉瓣下层面显示球部间隔中断。肌部室间隔缺损，常较小，于心室层面靠近心尖部见肌部室间隔中断，多为2～3mm。膜部室间隔缺损，在主动脉瓣下层面见室间隔连续性中断。隔瓣后型室间隔缺损，多在二尖瓣、三尖瓣显示层面于隔瓣后见两心室间交通，缺损邻近三尖瓣环。

（2）间接征象：分流量大者可见左右心室增大，肺血管纹理增粗增多。

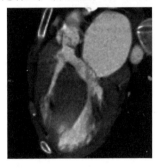

图4-7-21　室间隔缺损

室间隔缺损的斜位图像，能够清晰地显示室间隔的缺损部位和大小

（三）动脉导管未闭（PDA）

1.X线表现：

（1）后前位：心脏轻或中度增大，右心缘无明显异常，主动脉结大，主动脉、肺动脉间的凹陷消失，为漏斗征，肺动脉段隆起，左下心缘向下突起，肺血流量增多，为充血性改变，肺血管边界清楚。

（2）左前斜位：心前间隙缩小，肺动脉段隆起，心后上缘左心房可能稍大，后下缘向后下突起。

（3）侧位：心前间隙缩小，后下缘心影向后下突出。

2.心血管造影：左心室造影可见肺动脉提前显影，在主肺动脉或左肺动脉与主动脉弓远端之间可见动脉导管存在。

3.MRI检查：

（1）MRI采用横轴位、冠状位和左前斜位心短轴位可观察到未闭的动脉导管，表现为主动脉弓降部内下壁与左肺动脉起始段上外壁的直接连接。

(2)SE序列PDA常呈两者之间管状、漏斗状和窗形的低信号或无信号影,并可直接测量动脉导管的长度和内径。

(3)GRE序列对发现细小的动脉导管较敏感,狭窄的动脉导管内的高速血流表现为高信号,并能显示血流的喷射方向。

(4)MRI还可显示左心房、左心室的扩大和左心室壁增厚的情况。

4.CT表现:心电门控下增强薄层CT扫描,三维重建和MPR重组能够清晰显示位于主动脉与左肺动脉之间未闭的动脉导管,能够清晰地显示导管的位置、管径的大小、管径的长度和形态。同时也能够显示各房室的大小以及室壁的厚度,可表现为左心房和左心室增大、左心室壁增厚等改变(图4-7-22),但CT不能反映该病的血流动力学改变。

(1)直接征象:于主动脉弓水平可见一条增强的血管与主肺动脉或左肺动脉相连续,主动脉端膨大,肺动脉端相对细小。VR和MIP等重建方式均能很好地观察到该征象。

(2)间接征象:较大的动脉导管未闭患者,可见左心室增大。有肺动脉高压时,可见主肺动脉和左右肺动脉增宽。

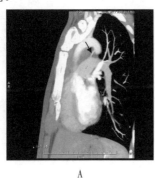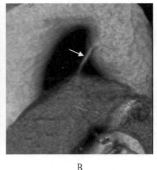

A   B

图4-7-22 动脉导管未闭

A、B. 斜位MIP和 VR图像均能够清晰、直观地显示未闭的动脉导管位于动脉降部与左肺动脉之间(↑),主动脉降部稍扩张

(四)肺动脉狭窄

1.X线表现:

(1)后前位:心脏大小正常或轻度增大,肺动脉段明显突向前上方。左肺门大于右肺门,心尖上抬,主动脉结正常。肺血流量较少。

(2)左前斜位:肺动脉段隆起向前上方,心后下缘突出处部位较高。

(3)侧位:胸骨后与心脏接触面延长,心后下三角存在。

(4)心血管造影:右心造影可见肺动脉瓣狭窄的部位与程度,右心室增大,右心房增大,主肺动脉扩张。瓣膜下狭窄或漏斗部狭窄者,在狭窄与瓣膜之间有一小腔称为第三心室。瓣上狭窄的病例于肺动脉的不同阶段可见不同程度和范围的狭窄表现。

2.MRI检查:

(1)MRI通常采用横轴位或与两侧肺动脉走行方向平行的斜冠状位成像。

(2)对于瓣上型肺动脉狭窄,MRI可显示其狭窄的部位、程度和病变累及的长度和数目。在一侧肺动脉狭窄时,对侧肺动脉常见扩张。

（3）漏斗部狭窄者MRI能够显示右心室肥厚的肌束向流出道凸出，使流出道变窄。

（4）瓣膜狭窄者，电影MRI可清晰地显示瓣膜口的形态和狭窄的程度，以及肺动脉主干的明显扩张性改变。

（5）右心室腔变大，室壁增厚。对于外周型肺动脉狭窄，以MRA显示为最佳。

3.CT表现：

（1）直接征象：MSCT可以采用横轴位、三维重建、MPR和MIP等成像进行多角度和多方位观察。

瓣上型狭窄：CT可显示其狭窄的部位、程度和病变累及的长度和数目。在一侧肺动脉狭窄时，对侧肺动脉常见扩张。

漏斗部狭窄：MPR重组能显示右心室肥厚的肌束向流出道突出，使流出道变窄，同时也可以显示第三心室。

瓣膜狭窄者：能够显示肺动脉瓣膜口呈幕顶状狭窄，同时可见狭窄后的主肺动脉扩张。CT扫描可测量主肺动脉和两侧肺动脉的径线（图4-7-23，图4-7-24）。

（2）间接征象：显示右心室肥厚，以及伴有的其他先天性畸形等。

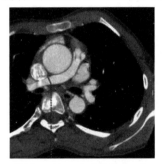

图4-7-23　肺动脉狭窄（1）

CT横断面图像上清晰地显示右侧肺动脉细小

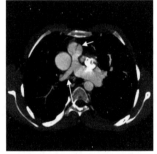

图4-7-24　肺动脉狭窄（2）

CT横断面图像上能够清晰地显示主肺动脉（↑）和右侧肺动脉（长↑）发育细小

（五）法洛四联症

1.X线检查：

（1）后前位：常见心脏无明显增大，心尖圆钝、上翘，心腰凹陷，肺门缩小，肺血管纤细，肺血流量减少，主动脉增宽。如有第三心室则心腰可能平直。严重者心脏增大，以右心室为主。肺血流量少，可见侧支循环。

（2）左右前斜位：肺动脉段凹陷，但主动脉向前、向右移位。肺动脉段缩小，心影如球状。

（3）心血管造影：右心造影可见收缩期时左心室及主动脉提早显影，透视下可见双向分流，主动脉跨在室间隔之上，升主动脉弓扩张。漏斗部狭窄多较长，呈管状；如为瓣膜狭窄，在收缩期呈鱼口状突向肺动脉，肺动脉干及左右分支常较细小。

2.MRI检查：

（1）SE脉冲序列横轴位及斜冠状位可清晰地显示右心室流出道狭窄，常在漏斗部狭窄，并和肺动脉瓣狭窄间形成"第三心室"。

（2）MRI可显示右心室壁的明显肥厚，甚至达到和超过左心室壁的厚度；升主动脉扩展、前移，并骑跨于室间隔之上。

(3)GRE序列MRI电影对肺动脉瓣的狭窄与闭锁的显示极具价值。

(4)MRA可显示体–肺动脉侧支循环的大致情况。

3.CT表现：CT可显示动脉转位及心脏房室的大小。在心电门控下增强扫描、MPR以及三维重建能够清晰地显示各种解剖结构的异常（图4-7-25，图4-7-26）。

(1)肺动脉狭窄：右心流出道至肺动脉层面可见流出道肌肥厚致使其不同程度狭窄。可以观察主肺动脉、左右肺动脉发育情况，是否有狭窄等。

(2)室间隔缺损：主动脉瓣下室间隔中断为膜部缺损的表现；肺动脉瓣下室间隔中断为嵴上型缺损；心室肌部间隔中断为肌部缺损。

(3)主动脉骑跨：主动脉根部水平，显示主动脉窦前移，主动脉增粗、扩张，骑跨于室间隔上。

(4)右心室肥厚：MSCT能够较满意地显示右心室大小、形态及漏斗部的发育情况。右心室壁增厚，甚至超过左心室壁的厚度。右心室内的肌小梁明显增粗。

(5)CT三维重建能够清晰地显示体–肺侧支循环的情况。

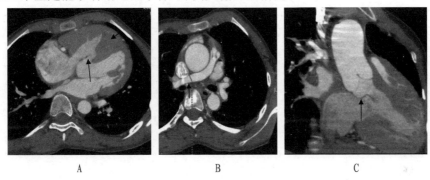

图4-7-25 法洛四联症

A. 清晰地显示右心室明显肥厚(↑)，室间隔缺损(长↑)；B. 右肺动脉显示较细小和狭窄(↑)；
C. 在斜位MPR图像上清晰地显示主动脉明显增宽和骑跨的表现，同时也能显示室间隔缺损的改变(↑)

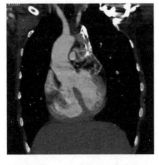

图4-7-26 法洛四联症

主动脉增粗，骑跨于主动脉和肺动脉之间，室间隔缺损

(六)主动脉–肺动脉间隔缺损

1.X线检查：

(1)双肺充血，透视下可见典型的肺门舞蹈征。心影明显扩大，以左心房、左心室增大为主，肺动脉段明显突出，肺门阴影增宽，升主动脉扩张。肺动脉高压者，右心室亦增大。

(2)心脏造影：右心导管检查显示肺动脉血氧饱和度明显升高，导管可从主肺动脉进入升主动脉根部。升主动脉造影可显示升主动脉与肺动脉显影。侧位片可显示缺损的大小、部位及其与主动脉窦的关系等。

2.MRI检查:可以较好地显示和诊断主动脉-肺动脉间隔缺损。

(1)MRI在横断位自旋回波系列T_1WI图像上表现为升主动脉与肺动脉主干间直接相交通。

(2)在梯度回波电影系列上主肺动脉窗处可见异常血流影。

(3)MRA能够多角度显示主动脉-肺动脉间隔缺损的直接征象。

(4)MRI还可以显示左心房增大、左心室增大、肺动脉扩张和升主动脉扩张等间接征象。

3.CT表现:CT增强扫描可以直接显示心脏和大血管的解剖结构(图4-7-27)。

(1)直接征象:主动脉-肺动脉间隔缺损时,于主动脉弓下层面见主动脉与肺动脉间分隔消失,主动脉左后壁与肺动脉右前壁相连通。

(2)间接征象:主动脉-肺动脉间隔缺损一般均较大,可见左心室增大为主的双室增大。有肺动脉高压存在,可见主肺动脉及左右肺动脉增宽,两肺野血管纹理增多增粗,右心室增大、肥厚。

(3)三维重建可直接显示主动脉-肺动脉间隔缺损解剖及分型。

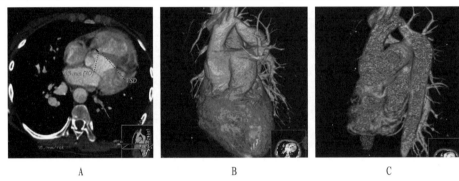

　　　　　　A　　　　　　　　　　　　B　　　　　　　　　　　　C

图4-7-27　主动脉-肺动脉间隔缺损

　　A~C.主动脉弓下层面见主动脉与肺动脉间分隔消失,主动脉左后壁与肺动脉右前壁相连通,主动脉峡部狭窄

(七)先天性主动脉缩窄

1.X线表现:

(1)胸部X线:显示心脏体积显著增大,且呈进行性增大,肺血管明显充血。

(2)心脏造影:主动脉插管检查,可根据缩窄段上下端主动脉收缩压差来判断缩窄的轻重程度。主动脉造影不仅可以明确诊断缩窄段的部位、长度和狭窄程度,而且还可以显示侧支循环血管,观察升主动脉和主动脉弓的发育及主动脉分支的分布情况有无异常等。

2.MRI检查:MRA不仅可直接显示缩窄段的部位、长度和狭窄程度,而且还可以显示侧支循环血管。观察升主动脉和主动脉弓的发育及主动脉分支的分布情况有无异常。

3.CT表现:

(1)CT增强检查:

①MSCT能够显示主动脉缩窄的部位、程度和范围,能较准确地测量缩窄部的管腔内径、病变长度,能清晰地显示缩窄远近端主动脉状况,常可见升主动脉扩张及缩窄远端主动脉的狭窄后扩张等表现。

②能够显示并存的动脉导管未闭合,呈鸟嘴状或管状,由升主动脉前壁伸向左肺动脉,能测定动脉导管的大小,并能显示动脉导管与缩窄处的关系,从而可确定主动脉缩窄是导管前型

还是导管后型。

③能够了解主动脉弓有无发育不良及狭窄的程度。

④侧支循环状况,以锁骨下动脉-肋间动脉系统最常见。

(2)三维重建:对主动脉缩窄作三维重建能更直观地显示缩窄部的管腔内径、病变长度、部位、有无动脉导管未闭和侧支循环的解剖细节等(图4-7-28)。

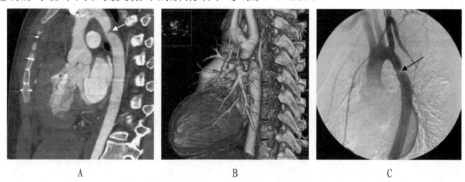

图4-7-28　先天性主动脉缩窄

　　A为斜位MPR图像,B为VR图像,C为DSA造影。于主动脉峡部可以清晰地显示主动脉明显狭窄(↑),狭窄段范围较短。DSA造影表现与CT血管成像一致(长↑)

(八)肺静脉异位引流

1.X线检查:

(1)胸部X线:肺纹理增多,肺动脉段突出,右心房、右心室增大。较大年龄的心上型完全性肺静脉异位连接患儿,位于左上纵隔的垂直静脉和位于右上纵隔的扩张上腔静脉与位于下纵隔的右心房和右心室构成"8"字形心影。

(2)心脏造影:

①右心导管可经过腔静脉系统和右心房直接进入肺静脉,也可由右心房经未闭卵圆孔或ASD进入左心房。

②心上型完全性肺静脉异位连接,上腔静脉和无名静脉血氧含量高于股动脉血氧含量,接近肺静脉,下腔静脉血氧含量不高,而右心房血氧含量很高。

③心下型完全性肺静脉异位连接的下腔静脉血氧含量高,而上腔静脉血氧含量低。

④肺动脉和肺静脉造影可显示异位肺静脉、垂直静脉的走行。造影可显示位于心脏后方的汇总静脉与腔静脉、右心房或冠状静脉窦等相连,并可显示血流路径及扩张的肺静脉。

2.MRI检查:MRI以横轴位和冠状位切面显示较佳。

(1)SE脉冲序列在T_1WI上显示肺静脉汇合的主干及其异常走行和与体静脉的交通部位,并可观察合并的房间隔缺损、肺动脉高压等改变。

(2)GRE序列电影MRI,可确定肺静脉异常的引流途径,心房水平有无右向左分流及分流量。

3.超声检查:可显示上腔静脉明显增宽,右心房、右心室内径增大,室间隔呈反向运动,肺静脉与左心房不连接。左心房后方探到液性暗区为确诊本病的重要依据,此液性暗区即汇总静脉。彩色多普勒检查可发现血流自右心房经ASD向左心房分流,与单纯房间隔缺损相反。

4.CT表现:

(1)增强扫描:CT可清楚地显示两心房的形态及上下腔静脉结构。

①心上型:左房小,无肺静脉直接引入。全部肺静脉于左心房后汇合成一支粗大总干引流入垂直静脉—左无名静脉—右上腔静脉—右心房。上述静脉高度扩张,右心房增大。垂直静脉走行于左主支气管和左肺动脉之间。

②心脏型:左心房小,无肺静脉直接引入。全部肺静脉直接引流入右心房或汇合成总干引入冠状静脉窦。右心房及冠状静脉窦扩大。

③心下型:左心房小,无肺静脉直接引入。全部肺静脉汇合成一支总干经膈肌食管裂孔下行引流入下腔静脉、门静脉或肝静脉。

④并发畸形的分析:房间隔缺损是最常见的畸形。

(2)三维重建:可以显示异位引流的肺静脉与腔静脉、右心房的连接关系,显示引流部位。直观显示上述细节,有利于手术方案的设计(图4-7-29)。

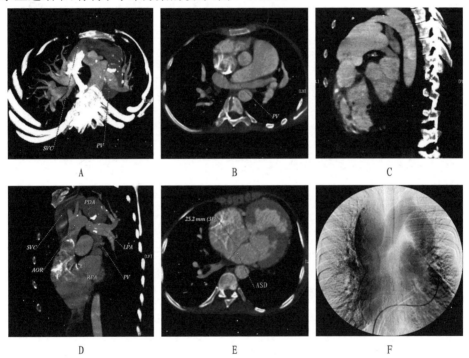

图4-7-29　心上型完全性肺静脉异位引流伴房间隔缺损＋室间隔缺损＋动脉导管未闭

A～C.横断面及多方位MIP追踪肺静脉走行,同时显示动脉导管未闭;D.矢状面MIP显示动脉导管;E.横断面MIP显示右心房增大,房间隔缺损;F.DSA造影显示了异位引流的肺静脉

三、风湿性心脏病

(一)X线表现

1.二尖瓣狭窄:二尖瓣狭窄时,心影呈二尖瓣型,肺动脉段突出,左心房及右心室增大,肺静脉和毛细血管压增高,从而导致肺淤血。

肺淤血表现为间质性肺水肿,肺静脉压力升高,同时有肺动脉压升高表现。有时二尖瓣区及左心房壁出现钙化,肺野出现1～2mm大小颗粒状密度增高影,为含铁血黄素沉着的表现。

2.二尖瓣关闭不全:二尖瓣关闭不全所致的反流,左心房轻度增大,有肺静脉高压表现;中度以上反流时,左心房、心室明显增大,出现肺淤血、肺静脉高压表现,左心房、心室搏动增强。

3.主动脉瓣狭窄:主动脉瓣狭窄时,心影正常或呈主动脉型,左心室不同程度增大,左心房增大但较左心室增大轻,多数患者升主动脉中段呈局限性扩张,主动脉瓣区可见钙化。升主动脉及左心室搏动有不同程度增强。伴不同程度肺静脉高压的表现。

4.主动脉瓣关闭不全:主动脉瓣关闭不全,多数心影呈主动脉型,左心房为中度以上增大,左心室增大,升主动脉、主动脉弓普遍扩张。主动脉搏动增强。左心房增大及肺静脉压增高表现似主动脉瓣狭窄。联合瓣膜损伤时,心脏常导致高度增大,当瓣膜受累程度不同时,X线常仅显示受累较重的瓣膜病变的征象。本症一般无须造影检查。

(二)CT表现

常规CT检查可见瓣叶钙化及房室体积增大,可显示左房后壁及左房附壁的血栓。电子束CT的心动电门控电影扫描可显示瓣膜运动受限及瓣口狭窄,计算、评估瓣膜面积及反流量,但不能直接显示瓣膜关闭不全。

(三)MRI表现

SE序列可显示房室体积的大小及心腔内的血栓,梯度回波序列的MRI可显示血流通过狭窄及关闭不全的瓣口后,形成低信号涡流。

四、冠心病

(一)CT表现

1.冠状动脉钙化:

冠状动脉钙化(coronary artery calcium,CAC),简称冠脉钙化,是冠状动脉粥样硬化的标志,后者是冠状动脉(简称冠脉)疾病的病理生理基础。准确识别和精确定量CAC对评估冠状动脉粥样硬化的病变程度和范围十分有效,在计算钙化积分方面,因MSCT较EBCT层厚更薄,部分容积效应更小,信噪比较EBCT高,故可更精确地发现更小和更低密度的钙化灶。

欧美国家钙化积分为五级:

(1)无钙化(0分):CAD的危险性极低,未来数年发生冠脉事件的可能性小。

(2)微小钙化(1~10分):极少斑块,CAD可能性非常小。

(3)轻度钙化(11~100分):轻度斑块、极轻度的冠脉狭窄,CAD危险性中等。

(4)中度钙化(101~399分):中度斑块、中度非阻塞性CAD可能性极大,CAD危险性高。

(5)广泛钙化(>400分):广泛斑块、明显的冠脉狭窄,CAD危险性极高。

与冠脉钙化的相关因素:

(1)冠脉钙化积分与冠脉狭窄程度及狭窄支数呈正相关。钙化积分越高,冠脉狭窄的发生率也越高(图4-7-30,图4-7-31,图4-7-32)。

(2)有时部分患者虽钙化积分很高,但由于代偿性的血管重构可无明显的冠脉狭窄。

(3)年轻患者可因冠脉痉挛、斑块破裂引起冠脉事件,但无冠脉钙化的出现。

(4)年龄越大,冠脉钙化评分的敏感性越高,特异性越低。年龄越低,敏感性越低,特异性越高。

(5)当多根血管出现钙化时,临床意义更大。

（6）在评价冠脉钙化积分曲线图时（图4-7-33），对超过年龄和性别对应的75%危险性时，更具有临床意义。

（7）发生冠脉事件的患者钙化积分增长率为35%，明显高于未发生冠脉事件的22%。

（8）接受调脂疗法治疗后的患者钙化增长率明显降低。

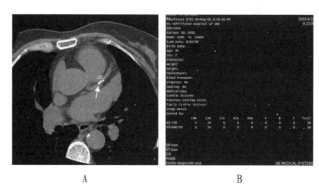

图4-7-30 冠脉前降支钙化

A.冠脉前降支显示钙化(↑)；B.AJ-130和Volum130算法均为34分

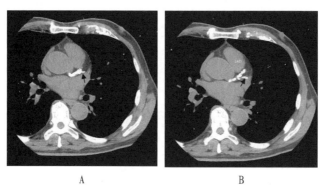

图4-7-31 冠脉左主干、前降支和旋支钙化

A.B为冠脉左主干、前降支和旋支均见明显钙化(↑)，容积算法为1033分

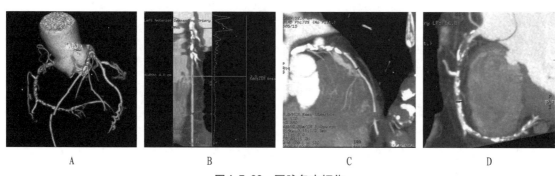

图4-7-32 冠脉多支钙化

A.VR示冠脉左主干、前降支近段、旋支开口附近和右冠脉多发钙化；B.血管拉直像示冠脉左主干、前降支和旋支钙化；C.D.MIP示冠脉左主干、前降支及右冠脉呈典型串珠样广泛钙化，以后者为明显

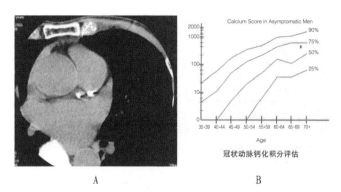

A B

图4-7-33　冠脉钙化积分曲线评估

A. 男性患者,68岁,冠脉前降支钙化积分>100分;B. 65~69岁年龄组,根据钙化积分,发生冠心病的概率超过70%,属于高危状态

2.粥样硬化斑块:除MSCT外,目前对斑块成分的评价有血管内视镜、血管内超声和MRI,前两者均为有创检查,后者虽对斑块成分的评价准确性更高,但其显示冠脉分支的数目较MSCT少。

(1)MSCTA最大的优势是可直接、清晰地显示冠脉粥样硬化斑块,表现为引起冠脉狭窄的血管壁上的充盈缺损(图4-7-34,图4-7-35)。

(2)对冠脉斑块成分做定性和定量分析,不仅能发现小斑块,还可根据CT值来区分脂质、纤维和钙化斑块。CT值<50HU,为脂质斑块;CT值为70~100HU,为纤维斑块;CT值>130HU,为钙化斑块)(图4-7-36,图4-7-37,图4-7-38)。

(3)对富含脂质的易破裂的脂质斑块CT值具有特征性。斑块的CT值越低,斑块就越不稳定,越易发生冠脉事件。早期易破碎斑块的检出对于避免急性冠脉事件的发生至关重要。

(4)脂质和纤维斑块所测的CT值常表现为高于实际密度,主要考虑部分容积效应的影响。因为斑块体积常较小,血管腔内又充满高浓度的对比剂,且脂质斑块还含有其他高于脂质密度的成分。

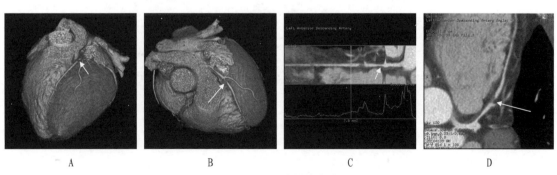

A B C D

图4-7-34　冠脉前降支斑块

A. B. VR示冠脉前降支开口(↑)和分出对角支后(长↑)明显狭窄,以后者明显;C. D. 在血管拉直和CPR像上见冠脉前降支开口(↑)和分出对角支后(长↑)斑块清晰显示,形成充盈缺损致管腔明显狭窄

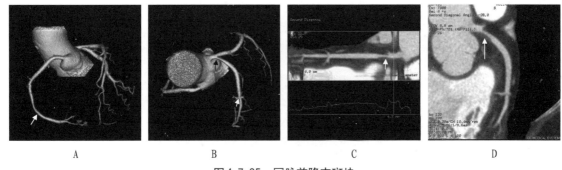

图4-7-35 冠脉前降支斑块

A.B.冠脉树提取像见右冠脉中段(↑)和冠脉前降支开口处(长↑)管腔明显狭窄;C.D.血管拉直和CPR像均见冠脉前降支斑块所致的充盈缺损(↑)

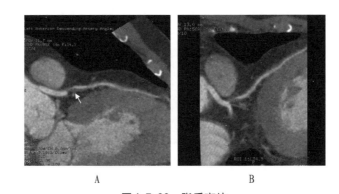

图4-7-36 脂质斑块

A.B.冠脉前降支开口处脂质斑块(↑),CT值为28HU,局部管腔明显狭窄

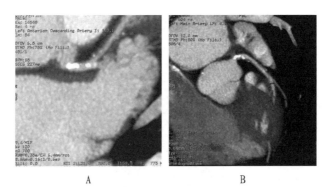

图4-7-37 纤维斑块

A.B.冠脉前降支开口处纤维斑块,CT值为97HU,其附近及左主干部位示有多发钙化斑块,测得CT值为775HU

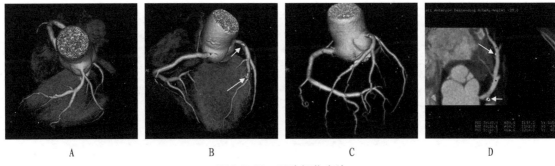

图4-7-38　冠脉钙化斑块

A～C. 冠脉前降支开口（↑）及其中段（长↑）见多发钙化斑块；D. 测得钙化斑块CT值为1154HU
（↑）；另测得管腔内对比剂浓度递减，分别为476HU和453HU

3.冠脉狭窄：它是冠状动脉粥样硬化病理改变中最常见并具特征性的表现。MSCTA不仅可清晰地显示冠脉管腔的狭窄，并能准确判断管腔狭窄的形态、程度和范围。

（1）对冠脉狭窄敏感性和特异性的评价：对于直径≥1.5 mm的冠状动脉节段，MSCTA检测冠脉狭窄（＞50%）的敏感度为82%～93%，特异性为95%～97%，阳性预测值为71%～82%，阴性预测值为95%～98%。这些数据表明，MSCTA显示冠脉狭窄的准确性临床意义大。

（2）对冠脉狭窄的测量及分级：目测法是目前常用的判断冠脉狭窄的方法。以狭窄近心端和远心端相邻的正常血管直径为100%，狭窄处血管减少的百分数为狭窄程度。

冠脉狭窄计算公式为：血管狭窄程度＝（狭窄近心端正常血管直径—狭窄直径）/狭窄远心端正常直径×100%。若血管直径减少4/10称为40%的狭窄，根据冠脉直径减少的百分数可计算出其面积减少的百分数（利用圆面积计算公式πr^2），狭窄直径减少50%相当于面积减少75%（图4-7-39）。

冠脉狭窄依其程度分为4级。

Ⅰ级：狭窄直径＜25%；Ⅱ级：狭窄直径为25%～50%；Ⅲ级：狭窄直径为51%～75%；Ⅳ级：狭窄直径＞76%以上或闭塞。

①冠脉狭窄程度≥50%（面积减少≥75%）时，运动可诱发心肌缺血，故将此称为有临床意义的病变。

②虽然＜50%的冠脉狭窄在血流动力学上可无显著意义，但当粥样斑块破裂或糜烂而继发血栓形成可演变为急性冠脉综合征（包括不稳定型心绞痛、无ST段抬高的心肌梗死和ST段抬高的心肌梗死），从而导致冠脉完全或不完全闭塞，并出现一组临床综合征。

③当狭窄程度达80%以上时，在静息状态，冠脉血流量就已经减少。

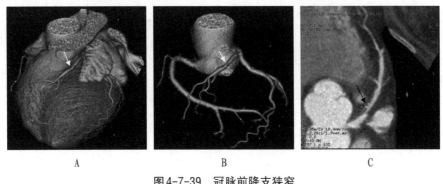

图4-7-39　冠脉前降支狭窄

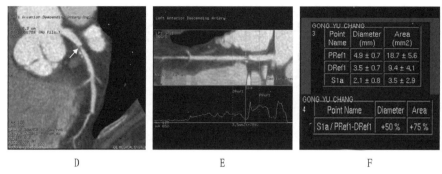

图4-7-39　冠脉前降支狭窄（续）

A.B. VR和冠脉树提取像前降支近端示有轻度狭窄（↑）；C.D. CPR清楚显示斑块（↑）和钙化（长↑）；E.F. 狭窄部位（Sia）用黄线标注，直径2.1mm，面积3.5mm²；狭窄近心端（PRef1）和远心端（DRef1）用绿线标注，狭窄程度以直径计算为50%，以面积计算为75%

（3）对冠脉狭窄的形态评价：由于血流动力学的作用，冠脉粥样硬化多见于左前降支、左回旋支和右冠状动脉及其较粗大的分支血管，发生部位常见于血管开口、分叉和弯曲处。血管狭窄的形态表现各异：

①向心性狭窄：指粥样硬化斑块以冠脉管腔中线为中心均匀地向内缩窄（图4-7-40）。

②偏心性狭窄：指斑块向血管腔中线不均匀缩窄或从中线一侧缩窄。本型临床多见，在某一体位对其观察可能被漏诊或低估其狭窄程度。因此要多体位观察，在判断其狭窄程度时，应以多个体位上的狭窄程度平均值计算（图4-7-41）。

③不规则性狭窄：指管腔狭窄程度<25%的不规则弥漫性狭窄（图4-7-42）。

④管壁增厚性狭窄（图4-7-43）。

⑤冠脉完全闭塞：闭塞部位的血管未强化，远侧的血管强化程度主要取决于侧支循环的建立情况。因冠脉侧支循环较丰富，故闭塞部位远侧的血管常能明显强化，据此可测出血管闭塞的长度。当闭塞段较短仅为数毫米时，因其两侧管腔内含对比剂而使其具有类似于重度狭窄的表现。闭塞端形态：鼠尾样逐渐变细多为病变进展缓慢所致（图4-7-44，图4-7-45）；"截断"现象常为斑块破裂、急性血栓形成引起。

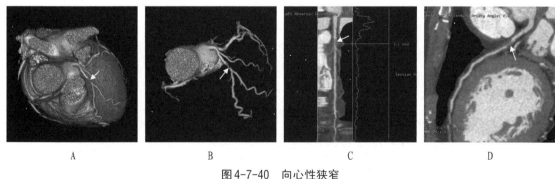

图4-7-40　向心性狭窄

A~D. 冠脉前降支近段典型向心性狭窄（↑）

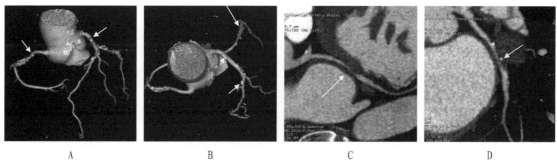

图 4-7-41 偏心性狭窄

A.B. 右冠脉、前降支及旋支示有多发散在钙化(↑),旋支明显狭窄(长↑);C.D. 旋支呈典型偏心性狭窄(↑)

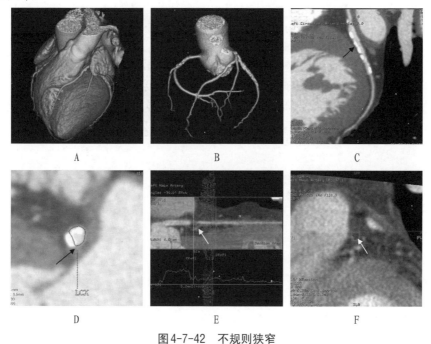

图 4-7-42 不规则狭窄

A.B. 右冠脉、旋支及前降支多处钙化;C.D. 旋支多发钙化(↑),管腔呈不规则狭窄;E.F. 前降支管腔呈典型不规则狭窄(↑)

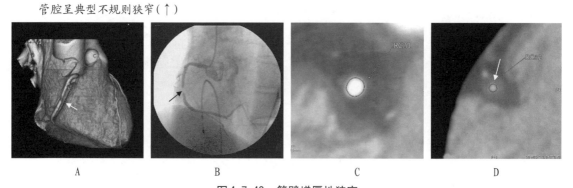

图 4-7-43 管壁增厚性狭窄

A.B. VR和DSA均清晰显示右冠脉中段有一向心性明显狭窄(↑);C. 狭窄近心端管腔;D. 狭窄处呈典型管壁增厚性狭窄(↑)

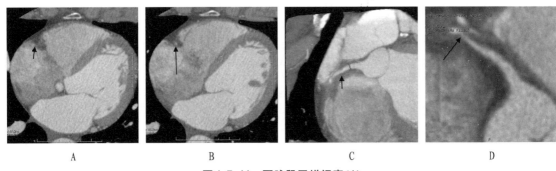

A   B   C   D

图4-7-44　冠脉鼠尾样闭塞(1)

A.B.轴位像血管显示正常(↑)和狭窄闭塞(长↑);C.D.MIP和CPR示右冠状动脉中段呈典型鼠尾样闭塞(↑),狭窄近心端管腔呈典型管壁增厚性狭窄(↑)

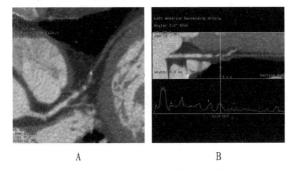

A   B

图4-7-45　冠脉鼠尾样闭塞(2)

A.B.CPR和血管拉直像示前降支中段呈鼠尾样闭塞

(4)对冠脉狭窄范围的评价:

①局限性狭窄:狭窄长度<10 mm,此型最常见。

②管状狭窄:长度在10~20 mm,发生率仅次于前者。

③弥漫性狭窄:指狭窄长度>20 mm,常伴有明显钙化,对血流动力学影响明显,多见于高龄和/或合并糖尿病的患者。

④精确测量冠脉狭窄长度对选择介入治疗的方案至关重要。

(5)对冠脉管壁粥样硬化的评价:

①正常冠脉管壁在MSCTA上多不显示或呈窄环状(图4-7-43C,图4-7-43D)。

②斑块形成见管壁增厚隆起致相应管腔狭窄,常伴有钙化(图4-7-39D)。

③斑块溃疡形成且呈表面凹凸状。

④严重粥样硬化表现为管壁多发团块状或串珠样钙化,由于血管重构,常不引起管腔明显狭窄(图4-7-42)。

4.冠脉扩张和动脉瘤:

(1)冠脉局限性扩张部位的直径≥7 mm或超过邻近血管直径平均值1.5倍称为动脉瘤(图4-7-46)。若为弥漫性扩张则称为冠脉扩张(图4-7-47)。

(2)动脉瘤呈囊状、梭形或不规则形,可见钙化,血栓少见。

(3)冠脉扩张可伴有或不伴有狭窄,前者呈串珠样特征性改变。

5.冠脉夹层:(见本章主动脉夹层相关内容)

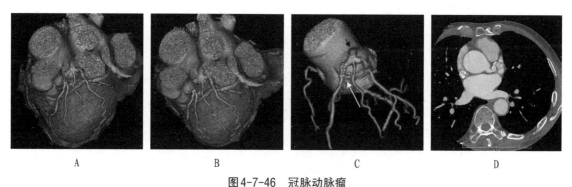

图4-7-46　冠脉动脉瘤

A~D. 左主干(↑)、前降支(长↑)和旋支开口处管腔明显扩张,呈典型动脉瘤表现

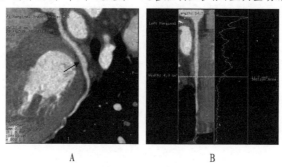

图4-7-47　冠脉扩张

A. B. CPR和血管拉直像示左缘支管腔弥漫性扩张(↑),充盈良好

6.冠脉变异和畸形:

(1)对冠脉异位起源的评价:

①冠脉正常情况以直角起源于相应主动脉窦的中部,起源异常指冠脉开口于其他部位,并常与根窦部呈锐角或切线位,多并发分布异常。

②MSCTA多方位、多角度观察图像,可清楚地显示冠脉开口和分布异常,诊断价值高,对预防因冠脉变异而造成的猝死临床意义大(图4-7-48,图4-7-49,图4-7-50)。

(2)冠脉瘘:指冠状动脉主干及其分支直接与右心腔、肺动脉、冠状静脉窦等异常交通。

①MSCTA清楚地显示冠状动脉异常迂曲、延长和增粗(图4-7-51)。

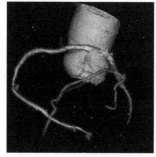

图4-7-48　冠脉异位起源(1)

左右冠脉均起自左窦

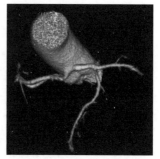

图4-7-49　冠脉异位起源(2)

左右冠脉共干

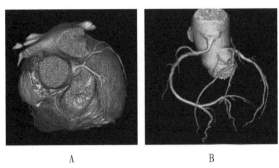

A   B

图4-7-50　冠脉异位起源(3)

A.B. 右冠状动脉自主动脉窦上方发出

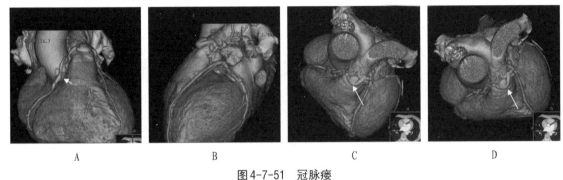

A   B   C   D

图4-7-51　冠脉瘘

A~D. 冠脉肺动脉瘘示两者之间异常交通的血管迂曲、延长、增粗,局部呈梭形(↑)或囊状动脉瘤样表现(长↑)

②患处冠脉呈均匀性或局限性扩张,后者表现为梭形或囊状动脉瘤样改变,远端变细,与心腔或血管异常交通。

③本病需与主动脉心腔隧道相鉴别,后者起自主动脉窦上方,而冠脉的起源、分布和管径均正常。

7.冠脉内支架:在血管短轴位上正常支架表现为环形,长轴位呈平行轨道状或弹簧圈状(图4-7-52)。

(1)支架术后约20%的患者发生再狭窄,部分患者在充满对比剂的高密度支架腔内,见血管内膜过度增生形成的局限性或弥漫性软组织充盈缺损(图4-7-53)。

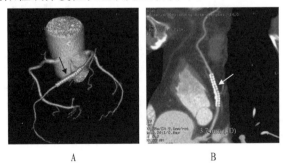

A   B

图4-7-52　正常冠脉内支架

A.B. 冠脉树提取和CPR显示的正常支架(↑)及远端充盈良好的血管

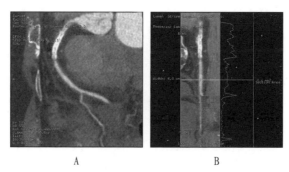

图4-7-53　支架狭窄

A.B.CPR和血管拉直像示冠脉支架腔内软组织密度充填致支架狭窄，其远端血管充盈欠佳

（2）支架变形（图4-7-54）、扭转（图4-7-55），远端血管明显变细或呈断续状显影，常表明有严重的支架内再狭窄。

（3）支架腔内无对比剂充盈或支架近端管腔充盈而远端管腔未充盈，提示支架管腔完全闭塞（图4-7-56）。

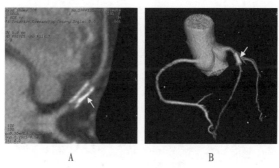

图4-7-54　支架变形

A.B.支架变形（↑），冠脉前降支和旋支明显变细

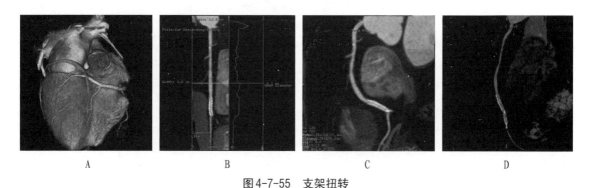

图4-7-55　支架扭转

A～D.右冠脉支架自旋扭转

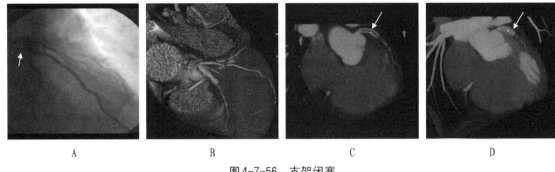

A   B   C   D

图4-7-56　支架闭塞

A~D.DSA显示冠脉前降支支架内完全闭塞(↑),VR直接显示支架,MPR及MIP清晰地显示支架腔内中等密度、低密度填充、闭塞(长↑)

8.冠脉桥血管:

(1)桥血管开通:当桥血管腔内的密度与同层面的升主动脉相仿表明桥血管开通(图4-7-57)。

(2)桥血管狭窄:MSCTA能准确评价桥血管有无狭窄。评价桥血管狭窄的程度以狭窄两端相对正常的桥血管直径为基准。

(3)桥血管闭塞:桥血管未显影或近端吻合口呈残根样显影,其远端未显影。

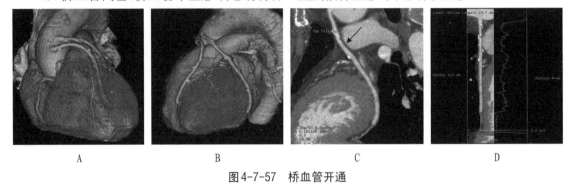

A   B   C   D

图4-7-57　桥血管开通

A~D.桥血管清晰显示管腔充盈良好(↑)

9.心肌缺血、心肌梗死及并发症:

(1)心肌缺血:

①首次灌注图像为局部低密度区,延迟0.5~2小时见低密度区被填充呈等密度,心肌强化的时间-密度曲线为缓慢上升型。

②心肌时间-密度曲线为低小型,大致与正常心肌相似。

③观察心肌运动异常时,应注意室壁运动异常的范围与心肌灌注低密度区的范围是否一致。

④根据心肌缺血部位可推断受累的冠脉分支。

(2)心肌梗死:

①局部心肌变薄。

②节段性室壁收缩期增厚率减低(正常值为30%~60%)。

③室壁运动功能异常包括运动减弱、消失和矛盾运动。

④增强扫描早期病灶不强化呈低密度,数分钟至数小时后出现延迟性强化,呈片状较高密

度区(图4-7-58)。

(3)心肌梗死并发症:

①(真性)室壁瘤:发生率为20%,多为单发,80%以上累及左室前侧壁和心尖部。心肌显著变薄,收缩期向外膨出,膨出部分无搏动或呈矛盾运动,后者更具临床价值。44%~78%并发附壁血栓,表现为充盈缺损。部分室壁瘤壁出现高密度钙化(图4-7-59)。

②假性室壁瘤:瘤壁由心包构成,心肌破口邻近的心包与心肌粘连而不发生心包填塞。

③乳头肌梗死:导致二尖瓣关闭不全,严重者出现急性心力衰竭。

④心脏破裂:多在梗死后1周左右,血液经心室壁破口涌入心包腔,造成致死性急性心包填塞。

⑤梗死后心包、胸腔积液。

10.心功能分析:MSCTA在测定每搏心输出量、左室容积和射血分数方面均有很高的临床价值,准确性高,可较全面地评价冠脉粥样硬化引起心肌缺血所导致的心功能改变。

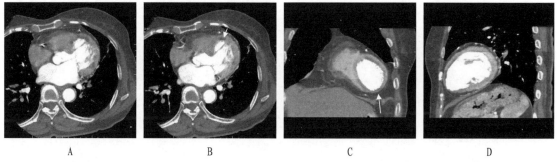

图4-7-58　心肌梗死

A~D.心脏轴位、冠状和矢状位在增强扫描早期见左室壁梗死灶呈低密度(↑),局部心肌显示变薄(长↑)

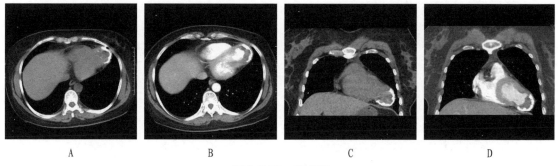

图4-7-59　室壁瘤

A~D.心脏轴位、冠状位见左室心尖部局部向外膨出,室壁瘤壁呈广泛高密度钙化

(郑穗生　宫希军　徐　敏)

第八节 心 包 病 变

一、心包积液

(一)X线表现

1.心缘正常弧度消失,心影向两侧扩大,呈烧瓶状或球形。

2.上腔静脉影增宽。

3.主动脉影缩短。

4.肺纹理减少。

(二)MRI表现

积液的信号强度与所用的扫描序列和积液性质有关。在SE序列的T_1WI上,浆液性积液多呈均匀低信号,渗出性积液多呈不均匀高信号,血性积液多呈中或高信号,T_2WI多为均匀高信号。

(三)CT表现

1.少量积液:积液量在50ml以上即可被检出,心包厚度>4mm为异常。

2.中等量积液:液体位于右心房、右心室腹侧面或环绕大血管的起始部(图4-8-1)。

3.大量积液:心包腔呈不对称的环状低密度影围绕整个心脏(图4-8-2)。

4.包裹性积液表现为一个或多个孤立性腔隙。

5.心包积液为漏出液时,CT值较低;心包积液为渗出液或血性时,CT值较高,可为软组织密度。

6.心包积液伴心包增厚时,增强扫描时,增厚的心包有强化。

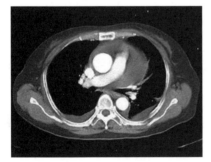

图4-8-1 心包积液(1)

增强扫描见中等量心包积液,环绕大血管的起始部,呈水样低密度影,两侧胸腔有少量积液

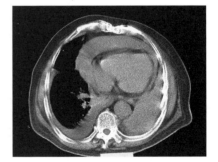

图4-8-2 心包积液(2)

左上肺腺癌胸膜和心包转移,大量心包积液,心包腔呈不对称的环状低密度影围绕整个心脏,两侧胸腔积液

二、缩窄性心包炎

(一)X线表现

1.心影大小正常或轻度增大,主要为右心房增大。

2.心脏各弧分界不清,外形呈三角形。

3.房室沟、右心房室周围、右心室胸骨面和膈面可见斑片、条状钙化。

4.透视下心脏搏动减弱。

(二)CT表现

1.心包增厚：表现为心包脏层、壁层界限不清，多呈弥漫性不规则增厚，以右心室侧为主，厚度多在0.5～2cm(图4-8-3,图4-8-4)。

2.心包钙化：右心室的腹侧面、膈面和房室沟、室间沟等部位增厚的心包出现斑点或斑块状、片状钙化灶(图4-8-5)。

3.体静脉压力升高：表现为上腔静脉和下腔静脉扩张，肝大和胸腔积液。

4.增强扫描可显示扩张的左右心房，呈管状的左右心室，以及室间隔变直和肥厚征象。

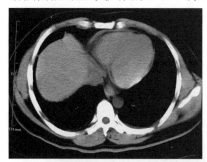

图4-8-3　缩窄性心包炎(1)

CT平扫见心包脏层、壁层界限不清，呈弥漫性增厚，以右室侧心包增厚为主

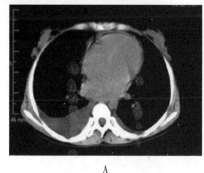

A　　　　　　　　　B

图4-8-4　缩窄性心包炎(2)

A.B. 心包呈弥漫性不规则增厚，脏层、壁层界限不清，下腔静脉扩张，两侧有胸腔积液

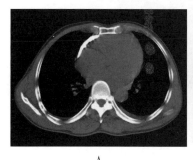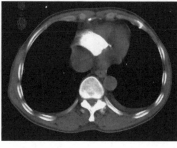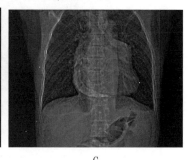

A　　　　　　　　　B　　　　　　　　　C

图4-8-5　缩窄性心包炎(3)

A.CT平扫见右心室的腹侧面条片状钙化灶；B. 室间沟处心包钙化呈斑块状；C. 胸部平片示右心缘弧线状钙化

（胡克非　范　羽　李　肖）

第九节　主动脉病变

一、真性及假性主动脉瘤

(一)真性动脉瘤

1.X线平片：

(1)纵隔增宽或与主动脉相连的局限性肿块。

(2)瘤壁钙化。

(3)瘤体对周围组织器官的压迫、侵蚀而产生相应的X线征象。

(4)透视下肿块或纵隔增宽，有扩张性搏动。

2.DSA检查：能清楚地显示动脉瘤的部位、大小、形态和分支血管的受累情况等。

3.CT表现：MSCTA能准确评价胸主动脉瘤的范围和大小，以及有无斑块和钙化、主动脉管腔有无狭窄等表现。

(1)主动脉管腔局部扩大：胸主动脉直径＞4cm，腹主动脉＞3cm，或大于邻近主动脉管径的1/3即可诊断为主动脉瘤(图4-9-1至图4-9-4)。

(2)附壁血栓：增强扫描见新月形或环形低密度血栓位于瘤腔的周围(图4-9-1B，图4-9-2B，图4-9-2C)。

(3)动脉内膜粥样硬化：呈周围性钙化，钙化灶位于动脉瘤附壁血栓的外周，此征象有助于鉴别真性动脉瘤与主动脉夹层。

(4)动脉瘤破裂：CT平扫表现为高密度胸膜腔积液和心包积液，增强扫描或MSCTA时，表现为瘤腔内对比剂外溢。

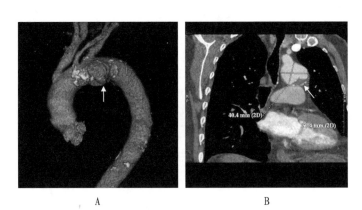

A   B

图4-9-1　主动脉瘤

A. 主动脉弓左侧动脉壁向外突起(↑)，管腔明显扩张；B. 冠状面MPR显示主动脉弓左侧动脉腔扩大，内见附壁血栓(↑)及钙化影

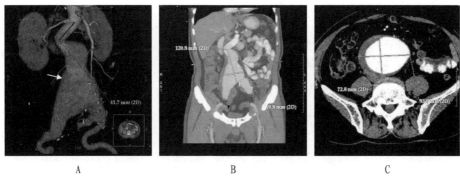

图4-9-2　腹主动脉瘤(1)

A.冠状面VR重组显示腹主动脉腔明显扩张(↑),与近端腹主动脉成角,远端累及到两侧髂总动脉;B.冠状面MPR显示腹主动脉瘤、冠状剖面动脉瘤两侧可见附壁血栓和钙化斑块;C.轴位增强扫描后,显示动脉瘤腔明显扩张为全层结构,右侧可见附壁血栓

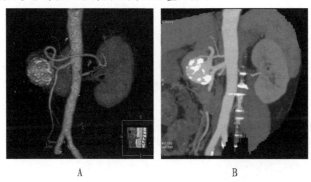

图4-9-3　腹腔干动脉瘤

A.VR示腹腔干根部可见类球形占位,瘤壁多发钙化,瘤颈与腹腔干相连;B.MIP示动脉瘤瘤颈与腹腔干相连,瘤壁斑块状钙化

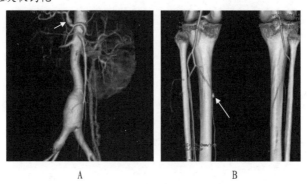

图4-9-4　多发性动脉瘤

A.B.VR示肝总动脉(↑),腹主动脉下段至右髂总动脉,左胫后动脉(长↑)多发动脉瘤

(5)其他:胸主动脉瘤引起局部占位,导致支气管和相邻血管压迫或相邻骨质结构侵蚀等均能清晰显示。

4.MRI表现:MRA能测量动脉瘤直径,进行术前评估;能够精确地确定动脉内的闭塞性疾病,在检查炎性动脉瘤的动脉受累方面优于CTA。

(1)动脉管腔局限性增粗、膨大,最大宽径为膨大前动脉直径的1.5倍以上(图4-9-5)。

（2）增强后对比剂完全进入瘤体，无假腔显示（图4-9-5）。

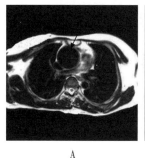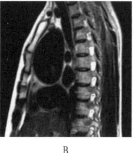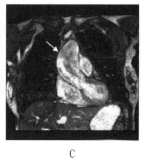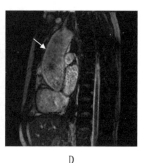

A   B   C   D

图4-9-5　升主动脉瘤

A.B. 轴位及矢状位T_2WI示胸主动脉瘤样扩张，超过正常内径的50%，动脉壁完整、清晰，腔内呈流空低信号（↑）；C.D. 冠状及矢状位增强T_1WI示瘤样扩张的管腔内对比剂完全充填，均匀强化（↑）

（3）附壁血栓：动脉瘤壁血栓因形成时间不同，平扫可表现为低信号或高信号；增强扫描后局部为新月形或环状充盈缺损。

（4）能清晰地显示动脉瘤的大小及邻近动脉受累情况。

（5）MPR可显示受累动脉分支的细节情况（图4-9-6）。

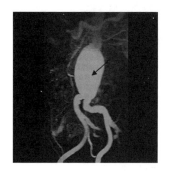

图4-9-6　腹主动脉瘤（2）

3D CE-MRA示腹主动脉梭形扩张，内径明显增宽（↑），上缘达肾动脉下方水平，下缘达两侧髂血管分叉水平，瘤体内对比剂完全充填

（二）假性动脉瘤

1.CT表现：

（1）CT平扫见圆形或类圆形肿块，与主动脉关系密切，瘤体密度与主动脉相仿。在慢性病例中，瘤壁可见弧形钙化，瘤腔内可为斑片状或无定形钙化。

（2）增强扫描时，显影的假性动脉瘤腔与主动脉之间有一狭颈相通，此为特征性表现，部分病例可显示破口。

（3）动态增强后，假腔内对比剂充填时间晚于主动脉真腔时间。延迟后，假腔内对比剂浓度逐渐升高，其内对比剂的排空速度也较主动脉慢；急性期瘤壁模糊无强化，慢性期瘤壁可强化，其内血栓无强化（图4-9-7）。

（4）MSCTA显示假性动脉瘤瘤腔与主动脉相连，MPR及CPR显示真腔、假腔的形态、大小以及假腔的瘤颈等（图4-9-7，图4-9-8）。

（5）主动脉假性动脉瘤常压迫纵隔内邻近器官。

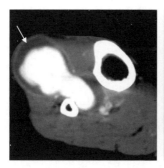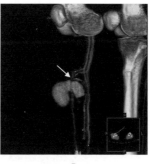

A　　　　　　　　　　　　　　　B

图4-9-7　右胫前动脉假性动脉瘤

　　A. 增强扫描静脉期轴位显示假腔内对比剂增浓,其内见低密度血栓形成(↑);B. VR示假性动脉瘤与胫前动脉之间的关系(↑)

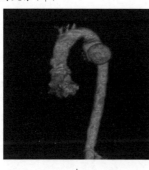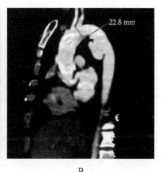

A　　　　　　　　　　　　　　　B

图4-9-8　降主动脉假性动脉瘤

　　A. 矢状面VR示降主动脉腔外类圆形突起;B. 矢状面MPR示突出主动脉腔外的瘤体,并可见宽蒂瘤颈

2.MRI表现:

(1)动脉旁的囊袋状瘤腔,边缘可有等或稍低信号的血栓形成。

(2)裂隙状破口开口于动脉管腔,连接瘤腔(图4-9-9)。

(3)心脏电影可观察到主动脉破口处血流动力学有改变。

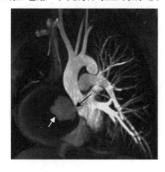

图4-9-9　胸主动脉假性动脉瘤

　　3D CE-MRA示升主动脉旁囊状瘤腔(↑),见破口与升主动脉管腔相连(长↑)

二、主动脉夹层

(一)X线表现

1.对主动脉夹层的诊断无特异性,无明显诊断价值。

2.纵隔或主动脉影明显增宽,搏动减弱或消失,边缘模糊,主动脉壁钙化明显内移。

3.破入心包或有主动脉瓣关闭不全时,心影明显扩大。

4.胸腔积液。

(二)DSA检查

在真假腔之间有一线状或带状低密度透亮影,即内膜片。

(三)CT表现

1.受累主动脉管径增粗(正常升主动脉管径<35mm,降主动脉管径<30mm),有时可见心包和胸腔积液等表现。

2.CT平扫显示主动脉内膜钙化斑块内移,在主动脉迂曲明显时,难以判断钙化斑内移,内膜钙化斑距主动脉壁外缘>5mm有诊断意义。

3.MSCTA可清楚地显示真假主动脉双腔,真腔常受压变窄,假腔持续扩大,假腔在升主动脉多位于右前方,弓部位于右上方,降部位于左后方。动态增强扫描时间-密度曲线显示假腔对比剂峰值时间滞后(图4-9-10,图4-9-11,图4-9-12)。

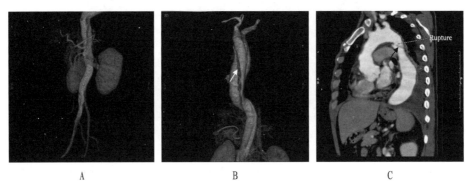

A   B   C

图4-9-10 主动脉夹层(1)

A.B.VR冠状面示降主动脉至右髂总动脉夹层,可见真假腔,真腔对比剂密度高,假腔对比剂密度低,撕裂的内膜片呈螺旋状改变(↑);C.MPR矢状面示降主动脉夹层破裂口(↑)

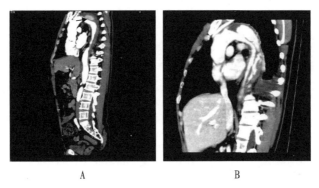

A   B

图4-9-11 主动脉夹层(2)

A.动脉期显示真腔对比剂密度高,假腔内位于破裂口处对比剂密度较淡(↑),远段假腔内未见对比剂;B.延迟扫描可见假腔内对比剂密度和范围均增加,破裂口显示更清楚

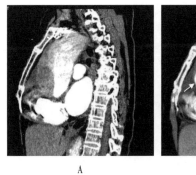
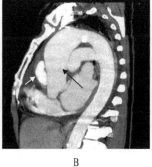
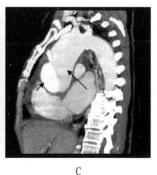

图4-9-12　升主动脉夹层

A. 真腔内对比剂显影,假腔内未见对比剂;B. C. 增强后稍延迟扫描显示假腔内对比剂密度(↑)
明显高于真腔内(长↑),撕裂内膜片呈低密度

4. 增强扫描和MSCTA诊断主动脉夹层的最具特征性依据是发现将真假腔分开的撕裂的内膜片,表现为真假两腔中间隔以弧形的低密度线状影。由于真腔压力大于假腔,因此内膜片的凹面为真腔(图4-9-13)。

5. 显示受累的分支血管包括冠状动脉、头臂动脉和肾动脉等开口,可位于真腔或假腔内,为手术提供必要的治疗信息。增强扫描还可用于估计主动脉的大小及终末器官的缺血情况,有助于寻找终末器官缺血证据。

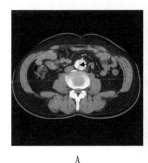
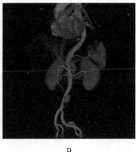
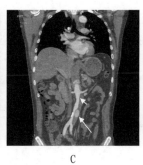
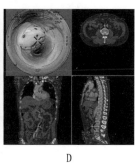

图4-9-13　主动脉夹层(3)

A. 增强扫描轴位像见腹主动脉内高浓度对比剂充填,线样内膜片(↑)将其内腔分隔为真假两腔;B. VR示主动脉全程有数个类似假性动脉瘤的假腔形成,管腔节段性不规则狭窄;C. MPR冠状面示主动脉夹层假腔内见长范围血栓形成(↑),部分假腔内仍可见高浓度对比剂进入(长↑);D. VE见腹主动脉撕裂的内膜破口,真假两腔及内膜片三者间的关系

6. 主动脉壁间血肿:

(1)新鲜血肿CT平扫表现为血管管壁内新月形高密度影,同时伴有内膜钙化斑块内移。

(2)增强扫描见动脉壁增厚和管腔周边未强化的血肿。

(3)穿透性粥样硬化性溃疡可伴局限性主动脉壁间血肿(图4-9-14),粥样硬化斑块内侧缘常显示较毛糙,而主动脉壁间血肿在增强的主动脉腔内呈光滑的边缘。

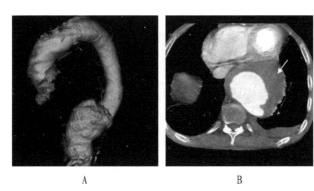

图4-9-14　主动脉壁间血肿

A.VR清楚地显示主动脉动脉瘤；B.横断面见管腔明显扩大，其周见低密度血肿(↑)，左侧胸腔积液，提示动脉瘤破裂出血

(四)MRI表现

1.直接征象：受累动脉管径增粗，可清晰地显示夹层范围。

(1)真假腔：是本病的特征性征象，多数情况下真腔受压缩小，假腔宽大，呈新月形或弧形。真腔内由于血流迅速增强时强化更明显，假腔内血流缓慢于动态增强扫描时腔内对比剂峰值时间滞后(图4-9-15，图4-9-16)。

(2)内膜片：内膜片为真假腔之间剥脱的血管内膜，呈线状中等信号，常呈螺旋形走行(图4-9-15)。

(3)内膜破口与再破口：表现为内膜片中断或不连续，心脏电影可见通过内膜破口的喷射征。

(4)附壁血栓：部分病例假腔内血栓形成，新鲜血栓表现为高信号，陈旧性血栓多为低信号。

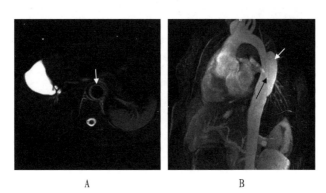

图4-9-15　主动脉夹层(4)

A.T_2WI抑脂序列，轴位相，腹主动脉夹层，见内膜片(↑)及真假腔；B.3D CE-MRA显示DeBakeyⅢ型主动脉夹层，显示胸主动脉旁囊状瘤腔(↑)，见破口与动脉管腔相连(长↑)

2.间接征象：可见主动脉扩张迂曲、胸腔积液、主动脉瓣及主要大血管分支受累征象等。

3.相位对比MRI可对血管结构的流量和流速进行定量评价，可区别慢速血流和血栓，以及评价继发主动脉反流情况。

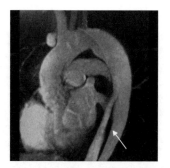

图4-9-16　胸主动脉夹层动脉瘤

3D CE-MRA显示Stanford B型主动脉夹层,显示螺旋状内膜片自主动脉弓延伸至腹主动脉,主动脉管腔分隔为真假腔(↑)

（邓克学　张俊祥　宫希军）

第十节　肺动脉病变

一、肺动脉高压

X线表现

(1)肺动脉段膨隆。

(2)肺门血管搏动增强(肺门舞蹈征)。

(3)肺门动脉增粗(右下肺动脉干＞1.5cm)。

(4)右心室增大。

(5)肺动脉分支失去比例,形成肺动脉截断现象或残根征。

二、肺动脉栓塞

(一)X线平片

肺血液不对称减少,肺纹理稀疏,肺野透亮度增加,不同程度的肺动脉高压征象。

(二)DSA检查

直接征象可见肺动脉腔内的充盈缺损,充盈缺损的两边对比剂充盈,可表现为双轨征;间接征象为肺动脉分支缺损、粗细不均匀、走行不规则等。

(三)CT表现

1.直接征象:螺旋CT增强肺动脉造影显示肺动脉腔内偏心性或类圆形充盈缺损,是肺动脉血栓的直接征象,其中位于管腔中央的血栓呈现轨道征,随血流摆动,提示新鲜血栓,严重者出现管腔闭塞。

2.陈旧性血栓:表现为主肺动脉和左右肺动脉管壁呈不规则低密度影(图4-10-1)。

3.间接征象:包括主肺动脉增宽,局限性肺纹理稀疏纤细或缺失,累及局部或某一肺叶时,可表现为透亮度增强、三角形实变影、肺实质的马赛克征和胸腔积液。

4.MSCTA:血管三维重建可准确显示肺动脉血栓的部位、形态、大小及其与肺动脉的关系。

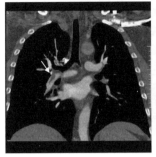 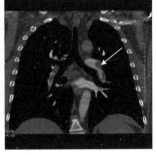

A   B

图4-10-1　肺动脉栓塞

A、B.冠状面MPR示右肺动脉主干(↑)和左肺动脉主干(长↑)管腔内可见低密度充盈缺损致肺动脉管腔狭窄

第十一节　动脉其他病变

动脉粥样硬化性疾病

(一)DSA检查

DSA检查能直接观察管腔形态学的改变。

(二)CT表现

1.CT平扫显示动脉血管迂曲,管壁呈斑块状及斑点状高密度钙化影。

2.增强扫描显示低密度斑块。

3.MSCTA可清楚地显示管腔的狭窄和闭塞,并可对斑块进行定性评价。斑块通常表现为动脉壁内的低密度灶,在动脉内膜钙化腔的一侧。钙化性斑块很容易显示,有时还可发现溃疡性斑块(图4-11-1,图4-11-2)。

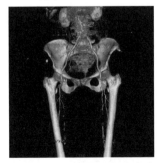 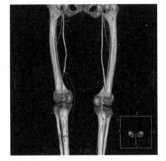

图4-11-1　动脉粥样硬化性疾病(1)   **图4-11-2　动脉粥样硬化性疾病(2)**

冠状面VR示腹主动脉和双侧股动脉主 冠状面VR后位示左股动脉下1/3处至

干斑点状钙化,血管管腔狭窄   腘动脉管腔狭窄,并见沿血管分布的钙化灶

                和侧支代偿

4.MPR显示血管壁粗糙不平,壁增厚,密度减低。

5.虚拟内镜显示内壁凹凸不平,若钙化可见高密度。

(三)MRI表现

1.受累动脉壁局限性增厚,管腔狭窄。

2.根据T_1WI及T_2WI表现,判断斑块的成分和性质。不伴出血的富脂质坏死核在T_1WI上为低或等信号,在PDWI上为等信号,在T_2WI上为等或高信号;钙化在所有序列上均为低信号;斑块内出血在T_1WI和PDWI上为高信号,在T_2WI上为低或高信号(取决于出血时期);纤维帽破裂在TOF-MRA上表现为邻近管腔的高信号,在其他序列上表现为邻近管腔的低信号。

3.亮血成像可显示斑块纤维帽的厚度。

4.MRA可准确地显示动脉狭窄程度、范围和形态(图4-11-3)。

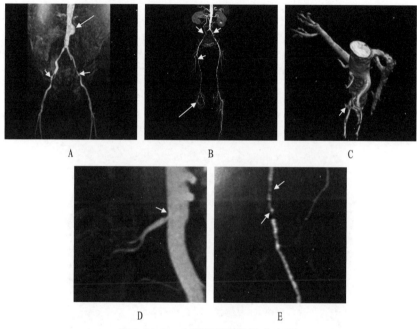

图4-11-3　动脉粥样硬化性疾病(3)

A. 3D CE-MRA,MIP重建示腹主动脉、髂外动脉、股动脉、腘动脉多发动脉硬化,局部管腔狭窄、边缘僵硬(短↑);同时患者合并腹主动脉瘤(长↑);B. 3D CE-MRA,MIP重建示动脉粥样硬化致双下肢血管动脉硬化闭塞症:腹主动脉主干、两侧髂动脉、腘动脉和左下肢动脉管壁增厚,管腔狭窄(↑),右下肢胫前动脉、胫后动脉、腓动脉远端闭塞(长↑);C. VR示腹主动脉及分支多发斑块狭窄,管壁毛糙(↑);D.MIP示右肾动脉起始部附壁斑块,引起管腔局限性狭窄(↑);E.MIP示腘动脉管腔呈串珠状多发狭窄,局部管腔闭塞,显示不清(↑)

(邓克学　宫希军　徐　敏)

第五章 消化系统

第一节 急腹症

一、胃肠道穿孔

(一)X线表现

1.常规采用腹部立位平片;如患者不能站立,则采用左侧卧位水平投照。

2.特征性影像学表现为游离积气,在腹部立位平片上可见双侧或单侧膈下的新月形游离积气(图5-1-1)。大量气腹时,可见双膈面上抬,腹腔内脏下移,可清晰地显示腹腔脏器轮廓(图5-1-1A);在左侧卧位水平投照片上表现为肝右缘与侧胸壁之间的新月形或带状气体影。

3.局限性:X线不能对胃肠道穿孔进行定位诊断;X线未见游离气腹,不能排除胃肠道穿孔。其他原因也可以出现游离气腹X线表现,需结合临床。

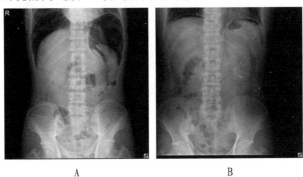

图5-1-1 胃肠道穿孔

A.B.双侧膈下新月形游离积气,A图显示双侧膈肌上抬,腹腔脏器受压向下移位

(二)CT表现

1.腹腔内游离气体:在肝与膈之间、膈与胃之间及腹腔的其他间隙内可见气体密度,利用宽窗可以更清楚地显示气体(图5-1-2)。

2.胃肠道内容物位于腹腔内,见于较大穿孔。

3.有时可显示穿孔部位,表现为胃肠道壁局限性连续性中断。

4.腹膜炎:主要表现为腹膜增厚,网膜渗出水肿,腹腔积液(图5-1-2D)。

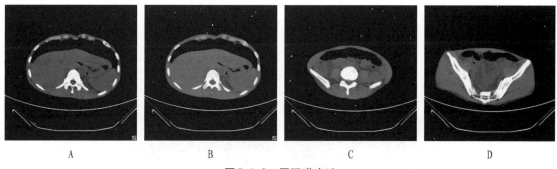

图5-1-2　胃肠道穿孔

A. 膈下及肝周弧形游离积气; B. 为同一层面宽窗, 游离积气显示更清晰, 可以与脂肪鉴别; C. 显示盲肠壁增厚; D. 肠系膜渗出, 密度增高, 提示腹膜炎

(三)鉴别诊断

1. 与其他原因引起腹腔内游离积气进行鉴别, 如外科手术或腹腔镜操作、输卵管通气试验后, 腹腔内均可出现游离积气, 相关病史有助于鉴别。

2. 腹腔脓肿伴积气, 腹腔内局限性积气一般提示腹腔内存在脓肿, 增强CT有助于鉴别。

二、肠梗阻

单纯性肠梗阻

(一)X线表现

1. 肠管扩张、积气、积液 X 线判断小肠扩张的标准是充气肠腔直径>3cm, 立位平片可见多发气液平面, 呈阶梯状排列(图5-1-3)。

2. 梗阻远端无积气或仅少量积气。

3. 梗阻部位判断: 扩张与塌陷或正常肠管的移行处。若出现双泡征, 即胃及十二指肠2个气液平面, 提示十二指肠梗阻; 若左中上腹肠管扩张, 中下腹无充气扩张, 提示空肠梗阻; 若全腹扩张积气, 结肠内无积气或少量积气, 提示回肠梗阻。

4. 高位肠梗阻与低位肠梗阻: 高位肠梗阻, 上腹部仅见少量含气扩张的小肠影, 中下腹无肠腔影(图5-1-3A); 低位肠梗阻, 扩张肠腔及液平面增多(图5-1-3B)。

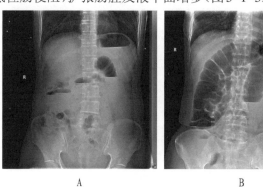

图5-1-3　单纯性肠梗阻(1)

A.B. 腹腔见气液平面呈阶梯状排列

(二)CT 表现

1.肠管扩张、积气、积液,多发气液平面(图5-1-4)。

2.肠壁无增厚,增强扫描后无异常强化,若发现原发病灶,则显示相应影像学表现(图5-1-4B)。

3.肠周脂肪间隙清晰。

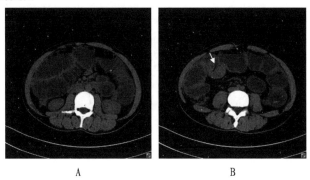

A   B

图5-1-4   单纯性肠梗阻(2)

A.B. 与图5-1-3A图为同一个患者,腹腔肠管多发气液平面,腹腔肠管扩张,局部肠管增厚(↑)

绞窄性肠梗阻

(一)X线表现

1.肠内积液:液面较高、较宽。

2.闭襻性肠梗阻的征象:

(1)假肿瘤征(肠腔内积液):扩张积液的肠管在积气肠曲的衬托下呈一团球形分叶状的软组织密度,周围肠曲受压;立卧位位置不变;发生在完全肠梗阻(图5-1-5A)。

(2)咖啡豆征(肠腔内积气):闭襻肠管扩张积气,聚拢呈咖啡豆样,中间线状致密影为两肠壁之间重叠线,多发生在不完全性肠梗阻(图5-1-5B)。

(3)肠襻位置形状固定,可呈现以下改变:8字、C字、香蕉串、花瓣形。

(4)小肠显著扩大征,小肠内长液平。

(5)小肠内多液量征:立位显示扩大的肠曲内液体明显多于气体,此征象越明显,提示绞窄程度越严重。

(6)空回肠换位征:有弹簧黏膜皱襞的空肠位于下腹,无明显皱襞的腊肠样回肠肠管位于上腹。

3.后期可并发腹腔积液。

4.引起绞窄的基础疾病表现,包括肠扭转、肠套叠等(图5-1-5C)。

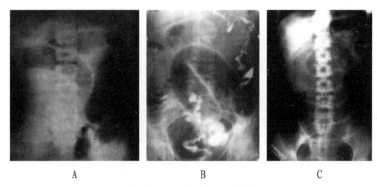

图5-1-5　绞窄性肠梗阻

A.假肿瘤征,右下腹显示致密,腹腔多发气液平面,以右上腹为主;B.咖啡豆征,左中腹部肠管扩张呈咖啡豆样;C.肠扭转,腹腔肠管呈同心圆状改变

(二)CT表现

1.肠腔扩张、积液(图5-1-6)。

2.肠壁增厚,小肠>3mm,结肠>5mm。

3.CT平扫出血时密度增高,缺血时密度减低。增强扫描后,肠壁可强化或不强化:强化说明肠壁未完全坏死,为可逆性坏死;不强化说明肠壁坏死不可逆。

4.肠系膜模糊,水肿;腹腔积液;肠壁、门静脉积气。

5.闭襻性肠梗阻的CT表现:

(1)肠襻呈放射状分布,相应的肠系膜血管向一点聚集。

(2)扩张的肠襻呈咖啡豆样,U型或C型。

(3)漩涡征、同心圆征(图5-1-6B)。

(4)肠系膜密度增高,局部可有腹腔积液。

6.引起绞窄的基础疾病表现,包括肠扭转、肠粘连、腹内疝、肠套叠等。

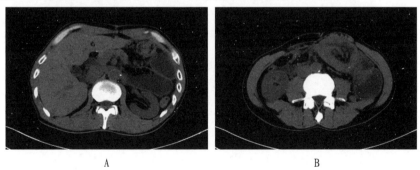

图5-1-6　肠套叠致肠梗阻

A.B.腹腔肠管见气液平面,左腹部肠管呈同心圆状改变,系膜及血管套入肠管内,手术证实为肠套叠

麻痹性肠梗阻

(一)X线表现

1.全部结肠和小肠肠管均扩张积气(图5-1-7)。

2.全腹肠管扩张呈等密度,以结肠扩张为著。

3.肠内气体多,液体少,气液平面相对较少。全结肠扩张充气为诊断本病的重要依据。

4.多次检查肠管形态改变不明显。

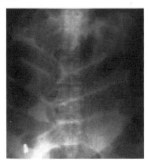

图5-1-7 麻痹性肠梗阻(1)

结肠和小肠肠管均扩张积气

(二)CT表现

1.全部肠管均处于麻痹状态,无器质性狭窄(图5-1-8)。

2.肠管扩张积气累及结肠和小肠,表现为全腹部肠管扩张,多呈中等密度,以结肠扩张为著(图5-1-8)。全结肠扩张充气为诊断本病的重要依据。

3.肠内气体多、液体少。

4.合并腹膜炎的其他表现。

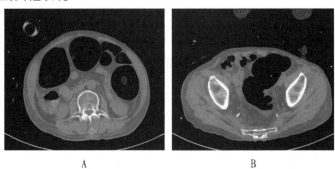

A   B

图5-1-8 麻痹性肠梗阻(2)

A.B.低钾血症致麻痹性肠梗阻,结肠内积气明显,右下腹少许气液平面

血运性肠梗阻

(一)X线表现

1.反射性肠淤积,肠道积气积液。

2.脾曲截断征:结肠脾曲以上的小肠及结肠呈现轻度至中度扩张,积气及气液平面,结肠脾曲以下大肠无积气积液,发生于肠系膜上动脉主干栓塞后。

3.肠壁和门静脉积气:肠壁内弧形线状透亮影,门静脉血管呈枯枝状透亮影。

4.假肿瘤征:与绞窄性肠梗阻表现类似,难以鉴别。

(二)CT表现

1.直接征象:平扫肠系膜血管内稍高密度,增强扫描后显示肠系膜血管内部分或完全性充盈缺损(图5-1-9A,图5-1-9B)。

2.间接征象:

(1)受累肠壁增厚:小肠>3mm,结肠>5mm(图5-1-9D)。

(2)受累肠腔扩张积液伴气液平面,周边系膜密度增高(图5-1-9C)。

(3)严重时肠壁和门静脉积气。

(4)腹腔积液。

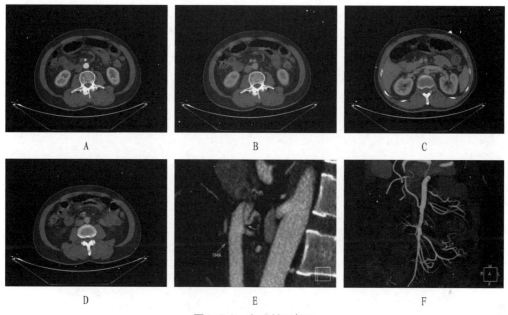

图5-1-9 血运性肠梗阻

A.B. 动脉期及门脉期,肠系膜上动脉分支局部血栓形成;C.D. 门脉期显示近端扩张积气积液肠管及栓塞段血管相应段肠管壁增厚、肿胀;E. 动脉期矢状位,显示肠系膜上动脉起始处夹层形成;F.MIP图,显示肠系膜上动脉局部充盈缺损

三、阑尾炎

(一)X线检查

1.腹部平片:右下腹部肠管局限性扩张,有时可出现阑尾粪石;阑尾脓肿时可出现右髂窝区密度增高的肿块。

2.钡剂灌肠造影:

(1)阑尾不显影,或充盈不佳,其内有时可见粪石影,钡剂排空明显延迟。

(2)阑尾变形扭曲,粗细不均。

(3)阑尾脓肿时,末端回肠和盲肠局限性压迹,盲肠的内侧缘可出现"反3征"。

(二)CT表现

1.正常阑尾:多数位于盲肠末端的内后侧,CT表现为细管状或环状结构,外径一般不超过6mm。

2.急性阑尾炎:阑尾壁呈环状、对称性增厚(图5-1-10A),横径在6mm以上,密度接近或略高于邻近的肌肉组织,增强时可有强化(图5-1-10B),有时增厚的阑尾壁表现为同心圆状的高、低密度分层结构,称为靶征。

3.阑尾结石:阑尾腔内或在阑尾穿孔形成的脓肿和蜂窝织炎内有时见到单发或多发的阑尾结石,呈圆形或椭圆形均质高密度灶(图5-1-11)。

4.阑尾周围炎症:

(1)阑尾周围结缔组织模糊,筋膜(如圆锥侧筋膜或肾后筋膜)水肿、增厚(图5-1-10)。

(2)周围脂肪层内出现片絮状或条纹状稍高密度影。

(3)盲肠末端肠壁水肿、增厚。

(4)局部淋巴结肿大,表现为成簇的结节状影。

(5)另一个常见的征象是阑尾急性炎症的蔓延造成盲肠与右侧腰大肌之间脂肪间隙模糊。

5.盲肠末端的改变:在盲肠末端开口处出现漏斗状狭窄或在盲肠末端与阑尾之间出现条带状软组织密度影,这两种征象在盲肠充盈对比剂时显示较清楚。

6.阑尾周围脓肿:一般呈团块状影,直径多为3~10cm。中心为低密度液体,有时脓肿内可出现气液平面,脓肿外壁较厚且不均匀,内壁光整(图5-1-12)。盆腔、肠曲间,甚至膈下、肝脏内出现脓肿。

7.慢性阑尾炎:除阑尾有不同程度的增粗、变形外,阑尾边缘毛糙,阑尾腔闭塞,多伴有钙化或阑尾粪石。由于腹膜的包裹或炎症机化,CT平扫上可出现类似肿块的征象。

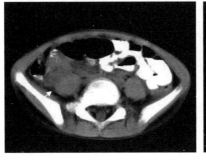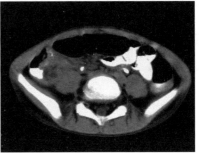

A   B

图5-1-10 急性化脓性阑尾炎伴阑尾周围炎

A.CT平扫见阑尾壁增厚,边缘模糊,与右侧腰大肌之间的脂肪间隙消失(↑);B.增强扫描增厚的阑尾壁有强化,周围脂肪层内出现片絮状稍高密度影

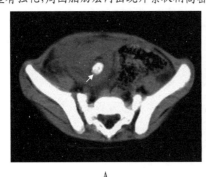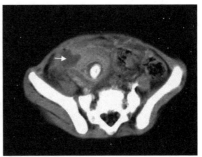

A   B

图5-1-11 急性化脓性阑尾炎伴阑尾结石

A.CT平扫见右下腹部有一团块状密度增高影,其内可见圆形高密度阑尾结石(↑)和少量气体影;B.增强扫描炎性肿块有明显强化,其内低密度坏死形成的脓肿未见强化(↑)

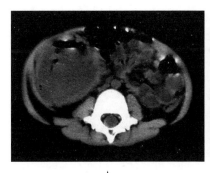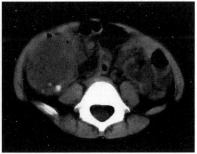

A   B

图5-1-12　急性化脓性阑尾炎伴阑尾周围脓肿

　A.B. CT平扫见右下腹部有一圆形厚壁阑尾脓肿,其内可见气体影和阑尾结石,并可见气液平面

(三)鉴别诊断

1.升结肠、盲肠憩室炎:为向腔外突出的憩室,内含气体。

2.阑尾囊腺癌:为边界清楚的囊性肿块,通常不伴有阑尾的炎症;对比增强的结节提示囊腺癌。

3.肠脂垂炎:结肠旁、含脂肪炎症、高密度环。

四、肝损伤

CT表现

1.肝脏轮廓不连续,实质内出现高低不等的混杂密度。

2.根据损伤程度分为不同类型的肝损伤。

(1)肝撕裂伤:线性低密度,无强化。

(2)挫伤:边缘模糊不清的斑片状低密度区,低强化。

(3)肝实质内血肿:椭圆形或圆形稍低密度、等密度或稍高密度,无强化。

(4)包膜下血肿:肝包膜下梭形或新月形稍低密度,等密度或稍高密度区,无强化(图5-1-13A)。

3.腹腔积液:游离积血CT值>30HU,平均值常为30～45HU;血凝块CT值常>60HU(图5-1-13B)。

4.增强扫描后可表现为对比剂外漏,表现为点状、片状或湖状高密度影。

5.胆汁瘤或胆汁性假囊肿:肝包膜下或肝周围的大而壁薄的均匀性液性囊肿,可压迫周围肝实质。

6.可合并肋骨骨折或其他脏器损伤。

7.肝破裂CT分级:Ⅰ级,肝撕裂,<1cm深。Ⅱ级,肝撕裂深度为1～3cm,实质内包膜下血肿的直径为1～3cm。Ⅲ级,肝撕裂深度>3cm,实质内包膜下血肿的直径>3cm。Ⅳ级,肝实质内和包膜下血肿直径>10cm。Ⅴ级,两肝叶组织破坏或血供阻断。分级对肝破裂治疗方式的选择具有价值。

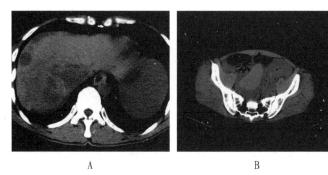

图 5-1-13 肝破裂

A.B. 肝右叶大片混杂密度,肝周、脾周积血,盆腔积液积血

五、脾损伤

CT 表现

1. 脾挫伤:CT平扫可无异常表现。

2. 脾包膜下血肿:在脾外周见半月状密度异常区。

(1)CT平扫:血肿密度与受伤时间有关,随时间推移,血肿密度逐渐降低(图5-1-14A)。

(2)增强扫描:血肿不强化,脾实质增强形成密度差异,可清晰地显示血肿形态和边缘。当血肿较大时,脾可受压、变形(图5-1-14B)。

3. 脾实质内出血而无脾破裂:

(1)CT平扫:显示脾内不规则高密度区。

(2)增强扫描:血肿呈相对低密度区,与增强的脾脏实质形成对比。

4. 脾破裂:

(1)局部破裂:脾实质内局限性低密度带状影和/或稍高密度区,增强扫描更清楚,早期血肿边界可不清晰,随时间延长血肿呈边界清楚的椭圆形低密度区(图5-1-15)。

(2)完全破裂:脾周、脾曲、腹腔内均可见不规则的血肿存在,此时脾脏轮廓不规则,体积增大,实质内可见有撕裂裂隙贯穿脾脏,呈不规则状低密度带。

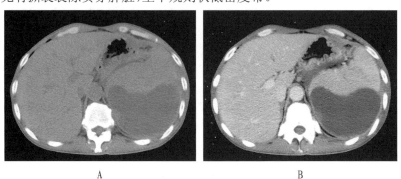

图5-1-14 脾包膜下血肿

A.B.CT平扫示脾脏后方包膜下见新月形低密度区,增强扫描脾脏强化明显,低密度区不强化,边界更加清楚

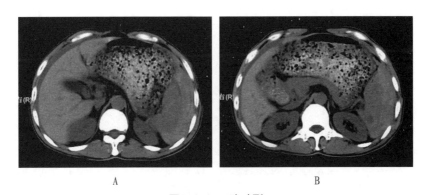

图5-1-15 脾破裂

A.B.CT平扫示近脾门处有一椭圆形低密度区,密度欠均匀

六、肾损伤

CT表现

1.肾挫伤:CT平扫见边缘模糊的低密度,增强扫描无强化(图5-1-16)。

2.肾撕裂伤:肾实质内不规则的、线样低密度,增强扫描后无明显强化;累及集合系统时,可有对比剂外溢,表现为增强后与对比剂密度一致的高密度,常同时伴有肾周血肿。

3.肾内血肿:边界不清的稍低密度、等密度、稍高密度,无强化,与强化的周围肾实质对比明显。

4.肾包膜下血肿:肾包膜下半月形等密度或稍高密度,无强化,相应肾实质边缘受压变平(图5-1-16)。

5.肾周血肿:肾周脂肪间隙内高或混杂密度,无强化。

6.段性肾梗死:楔形或半月形指向肾门低密度,无强化。

7.腹腔积血。

8.肾损伤一般不跨越中线,若跨越中线需注意有无主动脉及分支损伤。

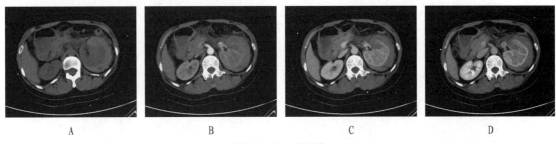

图5-1-16 肾挫伤

A. 平扫示左肾中极见斑片状稍高密度,肾周积血;B~D. 三期增强显示原稍高密度病灶无强化,肾周积血无强化,左肾强化程度较右侧减低

七、腹部实质性脏器损伤

MRI表现

1.MRI因成像时间长、部分抢救设备不能进入MRI机房等原因,一般不用于急诊腹部外伤患者的检查,但在病情复杂时,如检查血肿时,可作为一种有效的补充检查手段。

2.MRI 可直接多方位成像,对显示病变全貌及与腹部外伤有关的其他脏器损伤较 CT 更全面。

3.出血的 MRI 信号变化与出血时间有关,脾脏内出血和血肿形成早期,出血区 T_1WI 表现为等信号,在 T_2WI 上为低信号区;亚急性期出血,在 T_1WI 和 T_2WI 上均呈高信号。

八、鉴别诊断

1.肝挫伤需与以下疾病相鉴别:

(1)自发性肝破裂,一般发生于病理性肝脏,以肝细胞癌最常见,其次为肝血管瘤、肝转移瘤、肝囊肿破裂等。除肝破裂征象外,可见原发病影像学表现。

(2)局灶性脂肪肝:可有血管穿行;病史及增强扫描有助于鉴别。

2.脾损伤鉴别:脾脏分叶、先天性切迹,无外伤史,密度同正常脾脏。

3.肾损伤鉴别:肿瘤破裂出血,如肾癌、错构瘤破裂出血等,可见软组织密度,错构瘤内见脂肪密度,增强有助鉴别。

(王龙胜 徐佳玮 郑根林 周芳芳)

第二节 食 管 病 变

一、食管静脉曲张

(一)X线食管造影

1.早期:食管下段局限性黏膜增厚或迂曲,管腔边缘略呈锯齿状,管壁柔软,钡剂通过顺利,因皱襞显示不连续而如虚线状,管壁边缘稍不整齐。

2.中晚期:食管中、下段黏膜皱襞增粗或迂曲,呈串珠状或蚯蚓状充盈缺损,管腔边缘不规则,管壁蠕动减弱,食管张力降低,管腔扩张,不易收缩,钡剂排空延迟(图5-2-1,图5-2-2)。

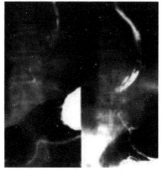

图5-2-1 食管中度静脉曲张
中期:食管中下段黏膜增粗、迂曲

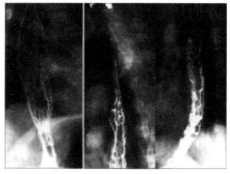

图5-2-2 食管重度静脉曲张
晚期:食管全程黏膜增粗、迂曲,呈串珠状充盈缺损

(二)CT表现

1.食管壁均匀或不均匀性增厚,外廓光整。

2.食管黏膜面不规则隆起呈软组织密度。

3.单侧和/或双侧食管旁软组织密度(食管旁型食管静脉曲张)。

4.增强扫描后表现为CT值与邻近静脉相近的圆形、管状光滑迂曲结构,边界清楚(图5-2-3)。

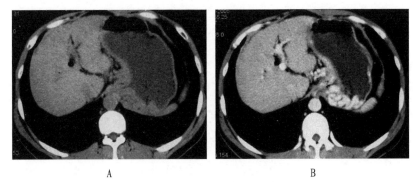

A   B

图5-2-3 胃底静脉曲张

A.B. 门静脉及胃底静脉迂曲、扩张,增强后曲张静脉呈结节样、长条状突出

(三)鉴别诊断

详见本章食管癌相关内容。

二、食管癌

(一)X线食管造影

1.早期仅表现为局部黏膜破坏,管壁光整。

2.中晚期食管癌,主要分为浸润型、蕈伞型、溃疡型、静脉曲张型(髓质型)。

(1)浸润型:临床最常见,食管管腔环形狭窄为主。X线表现为管腔不规则,范围短,上方食管明显扩张(图5-2-4)。

(2)蕈伞型:肿瘤向腔内生长为主,分叶状或蕈伞状充盈缺损,边缘锐利(图5-2-5)。

(3)溃疡型:食管内较大龛影,边缘隆起,周围管壁僵直,管腔轻中度狭窄(图5-2-6)。

(4)静脉曲张型(髓质型):不规则充盈缺损伴软组织肿块。病变范围较大,局部肿块呈梭形。

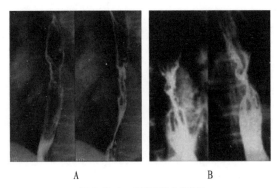

A   B

图5-2-4 浸润型食管癌

A.B. 以上两图为不同患者,食管中段病灶,食管管腔环形狭窄,上方食管明显扩张

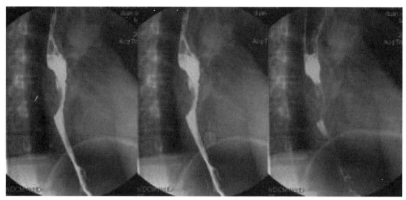

图5-2-5　蕈伞型食管癌

食管下段病灶,以肿瘤向腔内生长为主,蕈伞状充盈缺损

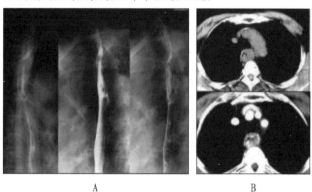

A　　　　　　　　　B

图5-2-6　溃疡型食管癌

A.B.以上两图为同一患者:图5-2-6A显示食管上段病变,食管内较大龛影,边缘隆起,周围管壁僵直;图5-2-6B:CT横断位平扫加增强,管壁不规则增厚,管壁见溃疡形成,局部强化

(二)CT表现

1.正常食管:充分扩张时,食管壁的厚度<3mm或>5mm均为异常;食管与周围器官间有脂肪间隙,CT表现为低密度。

2.食管癌:表现食管壁增厚,可以是局限性的或环形的,食管壁明显增厚即形成轮廓不规则的肿块,伴食管腔变形或狭窄,甚至闭塞,其上方食管不同程度的扩张,可伴有积气或积液(图5-2-7A,图5-2-7B)。

3.增强扫描:增厚的食管壁轻度强化(图5-2-7C)。

4.二维和三维重组可清楚地显示病变的轮廓和范围(图5-2-7D)。

5.食管癌外侵时,食管周围脂肪间隙模糊或消失,可在纵隔内形成肿块,邻近器官受侵犯(图5-2-8A,图5-2-8B),并以纵隔、肺门和颈部淋巴结转移多见。

6.食管癌CT分期:

(1)Ⅰ期:表现食管腔内肿块,或局限性食管壁增厚(3～5mm)。

(2)Ⅱ期:表现食管壁增厚超过5mm,未向外浸润和向远处转移。

(3)Ⅲ期:表现癌肿已经侵犯食管周围组织,可有纵隔淋巴结肿大,但无远处转移。

(4)Ⅳ期:有远处转移。

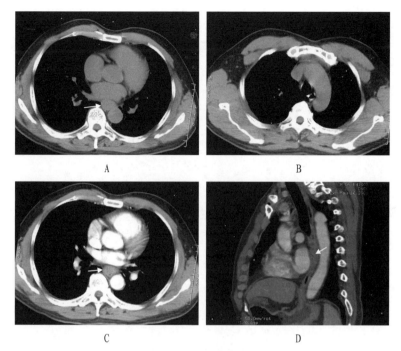

图5-2-7 食管癌(1)

A.CT平扫见食管壁明显增厚,并形成肿块(↑);B. 病变上方食管扩张;C. 增强扫描见肿块轻度强化(↑);D. 矢状面曲面重组像清楚显示病变的轮廓和范围(↑)

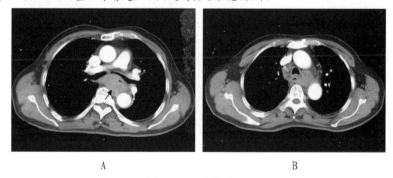

图5-2-8 食管癌(2)

A. B. 增强扫描见食管癌外侵,食管周围脂肪间隙消失并在纵隔内形成肿块(↑),邻近器官受侵犯

(三)MRI 表现

1.正常食管充分扩张时,食管壁厚度<3mm 或>5mm 为异常;食管与周围器官间有脂肪间隙,MRI表现为高信号。

2.食管癌表现为食管壁增厚,呈偏心性或环形;腔内肿块轮廓不规则,在T_1WI上呈等或低信号,在T_2WI上呈稍高信号,信号强度不均匀;食管腔变形、狭窄,甚至闭塞,其上方食管有不同程度扩张,可伴有积气或积液。

3.增强扫描:增厚的食管壁或腔内肿块有轻中度强化(图5-2-9)。

4.食管癌外侵时,食管周围脂肪间隙模糊或消失,可在纵隔内形成肿块,邻近器官易受侵犯。淋巴结转移以纵隔、颈部淋巴结多见。

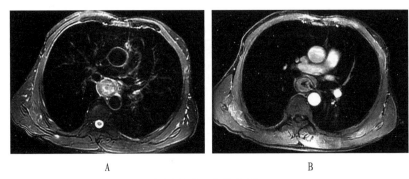

图 5-2-9 食管癌(3)

A 为 T_2WI,B 为增强扫描,食管中段管壁增厚,管腔狭窄,在 T_2WI 上呈不均匀高信号,增强扫描呈明显不均匀强化,病灶累及食管肌层

(四)鉴别诊断

1.食管静脉曲张:常有肝硬化病史,食管下段和胃底胃壁均增厚,可见较多流空血管信号。增强扫描呈曲张的静脉呈条纹状、分叶状及蚯蚓状强化,其强化程度基本与腔静脉同步。

2.食管平滑肌瘤:表现为突入腔内或腔外的类圆形软组织肿块,表面一般光滑,边界清楚,可有钙化影,一般无邻近脂肪层和纵隔受侵犯;在 T_1WI 上表现为等信号,在 T_2WI 上呈稍高信号,病灶内钙化表现为低信号影,一般无邻近脂肪层和纵隔侵犯。

3.食管炎症及瘢痕:可引起食管壁增厚,但增厚程度较轻且均匀,周围脂肪间隙存在。

三、食管(消化道)异物

(一)X线表现

1.可显示阳性异物大小、形状、位置。大而扁平的食管异物(如硬币、骨片等)最大径趋于冠状位,故正位片呈片状影而侧位片呈扁平状影(图5-2-10)。

2.食管钡棉造影:

(1)应用于透视难以发现的细小异物。

(2)异物较大时,服用少量钡剂即可显示异物,表现为充盈缺损;异物较小时,服用钡棉可发现钡棉钩挂现象。注意大块钡棉可牵拉异物而致食管穿孔或损伤大血管,可发生致命性大出血。因此需谨慎做该项检查。

(3)尖锐异物可造成食管穿孔,钡餐检查可出现钡剂外溢。

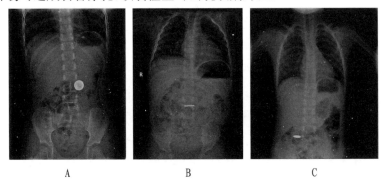

图 5-2-10 消化道异物

A~C.消化道异物表现为圆形、条形或扁平形

（二)CT表现

1.可直接显示阳性异物大小、形状、位置(图5-2-11)。

2.图像重建有利于显示微小阳性异物。多平面重建利于评价异物与食管壁及周围组织关系,可给内镜下取异物提供指导。

3.阳性异物表现为点状、条状、团状或不规则状高密度,边界清楚,相邻食管壁局限性增厚(图5-2-11)。

4.阴性异物表现为食管腔扩张,腔内稍低密度影,相邻食管壁增厚,食管近端积气扩张。

5.食管周围气泡影,提示穿孔。

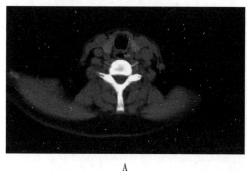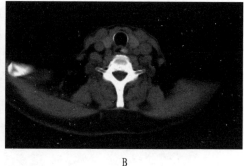

A   B

图5-2-11 食管异物

A.B.上段食管内见梭形高密度异物,食管周围脂肪间隙尚清晰,未见明显积气征象

（三)鉴别诊断

1.气管、支气管异物:临床表现为呼吸困难,呛咳,异物平面与人体矢状面一致。

2.颈部、后纵隔钙化,病变位于食管腔外,CT有助于鉴别诊断。

（王龙胜　胡克非　周芳芳）

第三节　胃及十二指肠病变

一、十二指肠憩室

（一)X线胃肠造影

1.圆形或卵圆形囊袋状影,突出于肠腔之外(图5-3-1)。

2.边缘光滑整齐,以窄颈与肠腔相连,十二指肠黏膜经颈部进入憩室。

3.憩室内钡剂可自行排空(图5-3-1B)。

4.当憩室内有食物残渣、血凝块、结石等可形成充盈缺损。

（二)CT表现

1.十二指肠内侧含气液平面(图5-3-2A)。

2.十二指肠憩室梗阻性黄疸综合征(Lemmel综合征):十二指肠降部管壁上囊袋状突起,伴或不伴气体或液体;胆总管及胰管扩张,呈双管征或三管征(图5-3-2B,图5-3-2C)。

3.囊袋与十二指肠相通,MPR可显示十二指肠憩室与十二指肠开口和大小(图5-3-2C)。

4.胆总管下段受压扩张移位。

195

5.当伴有胆胰炎症改变时,主要表现为胆总管扩张、胆囊增大、憩室周围渗出、胰周渗出等。

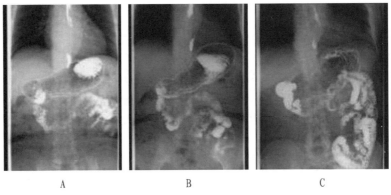

图5-3-1　十二指肠憩室

　　A.B. 为同一患者,十二指肠降部憩室:A为俯卧位,憩室充盈,B为仰卧位片,显示憩室排空,C. 十二指肠憩室突出肠腔之外

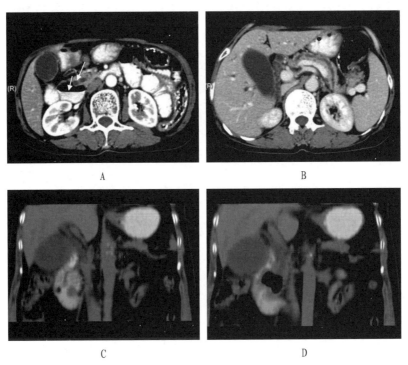

图5-3-2　十二指肠憩室(乳头下型)

　　A. 增强扫描见十二指肠内侧有一囊袋状影内含气液平面(↑),胆管、胰管止于囊袋之前壁(长↑);B. 胰腺层面显示胆管、胰管、肝内胆管扩张,胆囊积水;C.MPR像显示囊袋与十二指肠的位置关系和开口顺畅;D. 扩张的胆总管止于含气的憩室前上壁并形成轻微内陷

二、胃和十二指肠溃疡

胃 溃 疡

(一)X线胃肠造影

1.直接征象:龛影,正位片主要表现为钡斑及黏膜纠集,切线位龛影表现为乳头状或半圆形,位于胃轮廓之外(图5-3-3)。溃疡口部黏膜水肿形成透明带,依水肿程度不同表现为黏膜线、项圈征、狭颈征(图5-3-4)。黏膜纠集,规则,无中断,达溃疡口部边缘(图5-3-5)。

2.间接征象:胃痉挛改变,胃液分泌增多,胃蠕动增强。胃变形,胃轮廓变形,小弯缩短,致幽门与贲门靠近,形成"蜗牛胃",胃体狭窄形成"葫芦胃"。

3.特殊胃溃疡:

(1)穿透性溃疡,龛影深、大,深度和大小均>1cm,龛影周围水肿较宽。

(2)穿孔性溃疡,龛影很大,如囊袋状,可出现液面和分层现象。

(3)胼胝体溃疡,龛影较大,1.5~2cm,深度<1cm,溃疡口部有一圈较宽的透明带。

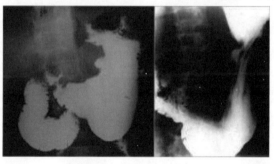

图5-3-3 胃溃疡(腔外龛影)

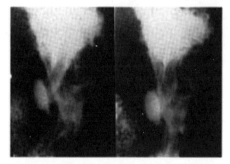

图5-3-4 胃溃疡(黏膜线、项圈征、狭颈征)

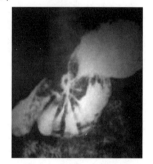

图5-3-5 胃溃疡(黏膜纠集)

(二)CT表现

对胼胝体溃疡可以显示壁增厚。

十二指肠溃疡

(一)X线胃肠造影

1.球部溃疡:龛影一般较小,直径为4~12mm,类圆形或米粒状,边缘光滑,周围常有一圈透明带或放射状黏膜纠集(图5-3-6)。

2.球后部溃疡:龛影常呈线状或光滑的圆形、类圆形,球后呈偏心性狭窄。

3.间接征象:

(1)激惹征,钡剂达球部不易停留,迅速排除。

(2)幽门痉挛,开放延迟。

(3)球部恒定的变形,可为山字形、三叶草形或葫芦形(图5-3-7)。

4.特殊十二指肠溃疡:

(1)复合性溃疡:胃和十二指肠同时发生溃疡。

(2)对吻溃疡:两个或更多位置的相应溃疡。

(3)巨大溃疡:龛影>2cm,可占据整个球部,特点是形态固定不变。

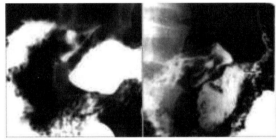
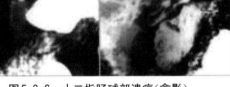
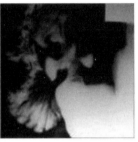

图5-3-6　十二指肠球部溃疡(龛影)　　　　图5-3-7　球部恒定的变形(山字形或三叶草形)

(二)CT表现

对诊断十二指肠溃疡价值不大。

三、胃癌

(一)X线胃肠造影

1.早期胃癌表现:

(1)表面隆起型:息肉样充盈缺损,隆起横径>5mm。

(2)表浅型:黏膜皱襞中断或充盈损伤,隆起或凹陷<5mm。

(3)凹陷型:龛影,深度>5mm。

2.进展期胃癌表现:

(1)肿块型:表现为充盈缺损,分叶状,病灶表面可有小龛影(图5-3-8)。

(2)溃疡型:不规则龛影,大而浅,位于胃轮廓之内(图5-3-9),周边见环堤,环堤上见结节状和指压状充盈缺损,充盈缺损之间有裂隙状钡剂,以上表现统称半月综合征(图5-3-10)。

(3)浸润型:胃溃疡形状与溃疡型相似,但环堤宽窄不等且不完整,周围胃壁僵硬与正常胃壁分界不清。

(4)混合型:胃壁僵硬,边缘不整,胃腔狭窄,变形。

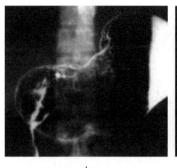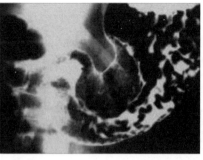

图 5-3-8 肿块型胃癌

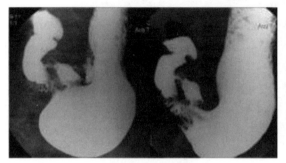

图 5-3-9 溃疡型胃癌

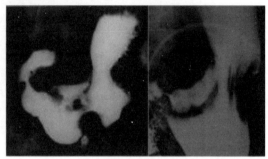

图 5-3-10 溃疡型胃癌(半月综合征)

(二)CT表现

1.正常胃壁的厚度<5mm,注射对比剂后有明显强化,可表现为单层、部分两层或三层结构。

2.蕈伞型:表现为突向腔内的分叶状或菜花状软组织肿块,表面不光整,常有溃疡形成(图5-3-11A)。

3.浸润型:表现为胃壁不规则增厚,增厚的胃壁内缘多凹凸不平(图5-3-12A),范围局限或广泛。胃周围脂肪线消失提示癌肿已突破胃壁,并对肝、腹膜后等部位转移提示很有帮助(图5-3-11D)。

4.溃疡型:形成大而浅的腔内溃疡,边缘不规则,底部多不光整,其周边的胃壁增厚较明显,并向胃腔内突出。利用三维重组可很好地显示肿块中央的溃疡及溃疡与环堤的关系。

5.胃腔狭窄:表现为在胃壁增厚的基础上的胃腔狭窄,胃壁僵直(图5-3-12)。

6.增强扫描:增厚的胃壁或腔内肿块有不同程度的强化(图5-3-11B,图5-3-11C)。

7.胃癌CT可分为四期:

(1)Ⅰ期:表现胃腔内肿块,无胃壁增厚,无邻近或远处转移。

(2)Ⅱ期:表现胃壁厚度>10mm,但癌未超出胃壁。

(3)Ⅲ期:表现胃壁增厚,并侵犯邻近器官,但无远处转移。

(4)Ⅳ期:有远处转移。

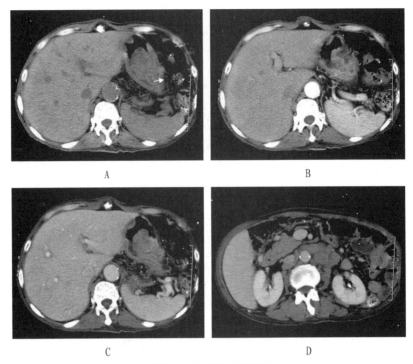

图5-3-11 蕈伞型胃癌

A. CT平扫见胃底有一隆起的腔内肿块,表面不光整,局部黏膜有中断破坏(↑);B.C. 增强动脉期和门脉期见腔内肿块有强化;D. 后腹膜腹主动脉及下腔静脉旁见多个淋巴结肿大

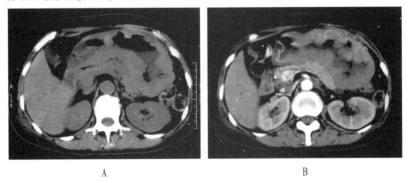

图5-3-12 浸润型胃癌

A.CT平扫见胃壁弥漫性增厚、僵直,与胰腺间的脂肪间隙消失;B.增强扫描示弥漫增厚的胃壁有强化

(三)MRI表现

1.胃壁局限性不规则增厚或表现为突入胃腔内的分叶状或菜花状软组织肿块,表面不光整,常伴有溃疡形成;在T_1WI上呈等信号或稍低信号,在T_2WI上呈高信号或稍高信号;增强扫描呈中等至明显强化(图5-3-13)。

2.伴有溃疡的肿块在T_2WI上可见溃疡内高信号的积液;胃周围脂肪线消失提示癌肿已突破浆膜层(图5-3-13A,图5-3-13B);肝脏内转移表现为多发结节状病灶,在T_1WI上呈稍低信号,在T_2WI上呈高信号(参见本章肝脏转移瘤相关内容)。

3.腹腔内及腹膜后淋巴结增大提示淋巴结转移可能,增强扫描示肿大淋巴结有轻度强化。

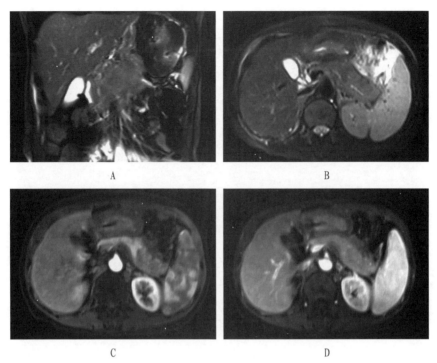

图5-3-13　胃窦癌

A. B. 冠状面和横断面T₂WI见病灶位于胃窦部,在T₂WI上呈稍高信号;周围组织受压表现,胃周围脂肪线消失;C.D. 分别为增强扫描动脉期、静脉期,胃窦部病灶不均匀强化

(四)鉴别诊断

1.胃淋巴瘤:单发或多发结节、肿块,边缘光滑或轻度分叶,在T₁WI上呈等或稍低信号,在T₂WI上呈等或稍高信号,增强扫描呈轻中度强化;病变范围广泛,可越过贲门或幽门侵犯食管下端或十二指肠,胃壁增厚明显,常>10mm,但仍保持一定的扩张度和柔软性,胃与邻近器官之间的脂肪间隙存在,常伴有腹腔内淋巴结肿大。

2.胃间质瘤:是指发生于胃黏膜下的肿瘤,病变部位黏膜撑开展平,但无连续性中断,胃壁尚柔软,在T₁WI上呈等或稍低信号,在T₂WI上呈稍高信号,增强扫描示一般呈明显强化;肿瘤大多位于胃体,呈外生型生长,腔内型少见;当黏膜表面受侵破溃时,可见气体、液体或口服对比剂积聚。

四、壶腹(周围)癌

(一)CT表现

1.直接征象:管壁增厚,管腔内充盈缺损征和软组织肿块(图5-3-14C,图5-3-14D)。

2.间接征象:肝内外胆管扩张,胆总管全程扩张、胆囊增大、双管征、胰腺尾部萎缩或潴留性囊肿(图5-3-14A,图5-3-14B)。

3.转移征象:邻近脏器受侵和淋巴结转移。

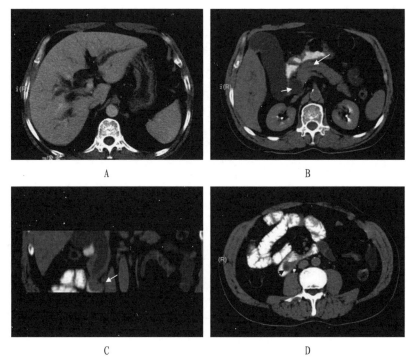

图 5-3-14 壶腹癌

A. 增强扫描见总肝管和肝内胆管普遍性扩张；B. 胆总管(↑)、胰管(长↑)扩张呈双管征，胆囊增大；C. 壶腹部见类圆形软组织结节，密度不均匀(↑)；D. 口服阳性对比剂后，见壶腹部软组织结节突向十二指肠肠腔，形成类圆形充盈缺损(↑)

(二)MRI 表现

1.直接征象：胆总管下段壶腹部规则或不规则软组织肿块，在 T_1WI 上病灶呈低信号，在 T_2WI 上病灶呈高信号，增强扫描后有强化。

2.间接征象：

(1)肝内外胆管扩张，MRCP 示软藤征。

(2)胆总管全程扩张，MRCP 见胆总管下段截断征。

(3)胆囊体积增大。

(4)双管征，是指胰腺段胆总管扩张合并胰管扩张。

(5)邻近脏器受侵和淋巴结转移。

(三)鉴别诊断

1.胰头癌：少血供，增强扫描示轻中度延迟强化。

2.胆总管下段结石：CT 上阳性结石呈高密度，MRI 上胆总管梗阻端呈杯口状，在 T_1WI 与 T_2WI 上均呈低信号，增强扫描后无强化。

第四节 空回肠病变

一、克罗恩病

(一)X线造影

1.肠管狭窄长短不一,宽窄不等的线样征,病变呈多节段表现(图5-4-1A)。

2.病变侧僵硬凹陷,对侧肠轮廓外膨,可有假憩室样囊袋状征象。

3.多发结节状切迹与卵石征(图5-4-1B)。

4.晚期可见瘘管或窦道形成。

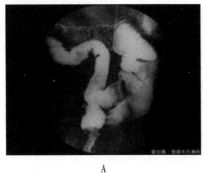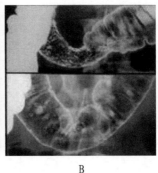

A   B

图5-4-1 克罗恩病(1)

A为升结肠阶段性狭窄,并可见跳跃征;B上图为多发结节状切迹与卵石征,下图为治疗后好转

(二)CT表现

1.活动期表现:

(1)CT平扫可见间断性肠壁增厚、水肿,肠系膜侧明显,增强扫描后分层强化,表现为黏膜面和浆膜面明显强化,中央黏膜下层强化较弱呈低密度(图5-4-2)。

(2)病变肠管相应动脉末梢小血管增粗扩张,称为梳状征,易合并溃疡。

(3)肠外表现:肠系膜脂肪密度增高,系膜水肿渗出,肠系膜淋巴结肿大。

(4)并发症表现:蜂窝织炎、瘘管及脓肿。

2.慢性期CT表现:

(1)肠壁增厚,均匀一致中等程度强化,无分层强化,提示肠壁纤维化。

(2)黏膜下脂肪沉积,病变段肠管黏膜下呈低密度。

(3)假性憩室。

(4)肠外表现:病变段肠管周围纤维脂肪增生,该肠段与邻近肠段距离增宽。

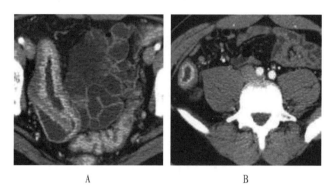

图5-4-2 克罗恩病(2)

A.B. 下腹肠管增厚肿胀,近系膜侧明显,分层强化

二、小肠腺癌

CT表现

1.肿块型:肠腔内隆起的息肉状或分叶状软组织肿块,肿块内可出现坏死,增强扫描后中等或明显强化(图5-4-3)。

2.浸润溃疡型:肠壁增厚,肠腔变窄、变形、僵硬,近端肠管扩张,常伴有肠梗阻。

3.并发症表现:急性腹膜炎、肠梗阻、肠套叠、肠穿孔等。

4.转移征象:邻近脏器转移或腹腔/腹膜后淋巴结转移。

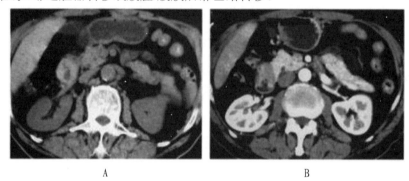

图5-4-3 小肠(十二指肠)腺癌

A.B. 小肠(十二指肠)降部软组织肿块,增强扫描后有中度强化

三、小肠淋巴瘤

CT表现

1.肠壁结节状或较长距离均匀性增厚,突向肠腔,局部肠腔可轻度变窄(图5-4-4)。

2.肠腔动脉瘤样扩张:表现为肠壁明显增厚,黏膜中断、不连续,可见扩大液平,此征象为淋巴瘤特征性影像学表现。

3.肠管包埋征和夹心面包征:肿瘤可侵犯/包埋邻近肠管和肠系膜,肿块呈轻度或中度均匀强化,中间包埋显著强化肠系膜血管和不强化肠系膜脂肪组织。

4.并发症表现:急性腹膜炎或肠穿孔等,偶见肠套叠,几乎不发生肠梗阻。

5.肠外表现:腹部其他脏器淋巴瘤表现及腹膜后/肠系膜间隙肿大淋巴结。

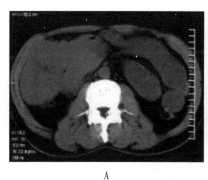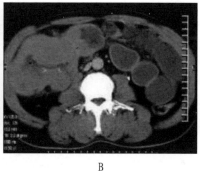

图5-4-4　小肠淋巴瘤

A.B. 右腹部小肠壁明显增厚,密度均匀,增强扫描后均匀中度强化

第五节　结直肠病变

一、溃疡性结肠炎

(一)X线造影表现

1.急性期病变段肠管痉挛及激惹;结肠壁外缘锯齿状改变,黏膜粗大颗粒状,形成多个大小一致充盈缺损(图5-5-1)。

2.慢性期结肠变短,结肠袋消失,肠腔变细,肠腔狭窄,僵直呈管状,呈腊肠样表现。

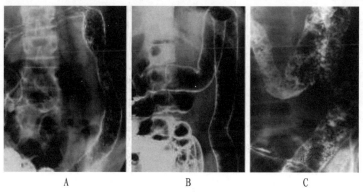

图5-5-1　溃疡性结肠炎(1)

A.B. 显示结肠黏膜颗粒状改变,肠腔狭窄,肠带消失;C. 显示多发息肉状改变

(二)CT表现

1.肠壁较克罗恩病增厚,厚度通常为5～20mm。

2.肠壁强化以黏膜层强化为主(图5-5-2)。

3.肠腔狭窄,结肠袋消失(图5-5-2)。

4.肠外表现:肠系膜密度增高,肠系膜淋巴结肿大。

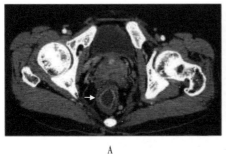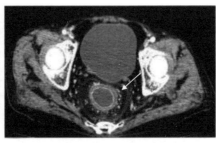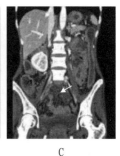

图5-5-2　溃疡性结肠炎（2）

A.B.CT增强横断位,显示直肠壁均匀增厚和分层(↑),黏膜明显强化和黏膜气泡(长↑)征象,直肠周围系膜密度增高;C.增强冠状位,结肠袋消失,管腔变窄,黏膜明显强化,肠系膜血管充血(↑)

二、结直肠癌

(一)X线造影

1.主要分息肉型、溃疡型和浸润型三型。

2.不同类型表现不同,主要表现为充盈缺损、肠管狭窄和不规则龛影,所有类型均表现为黏膜破坏,结肠袋消失(图5-5-3)。

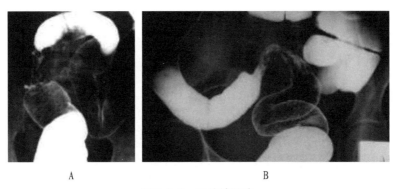

图5-5-3　乙状结肠癌

A.B.乙状结肠局部黏膜中断,局部充盈缺损,肠腔狭窄,呈苹果核状改变

(二)CT表现

1.早期仅一侧肠壁增厚,随病变发展可侵犯肠管全周,肿瘤向外周扩展形成肿块,侵犯肠周脂肪间隙(图5-5-4)。

2.结直肠周围淋巴结转移判断,目前尚无可靠的淋巴结转移影像标准,若淋巴结短径＞0.5cm,边缘不规则,周围脂肪间隙毛糙时,考虑转移的可能性。

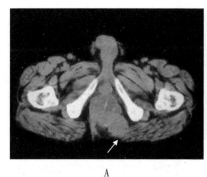 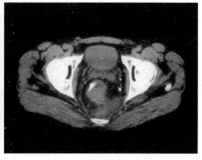

A   B

图5-5-4 直肠癌(1)

A.CT平扫直肠壁增厚并向外周扩展形成肿块,侵犯直肠周围间隙,左侧坐骨肛门窝内见一圆形软组织影,侵犯左侧臀大肌(↑);B.增强扫描示肿块可见明显强化

(三)MRI表现

主要用于直肠癌术前分期。

1.肠壁局限性或全周弥漫性不规则增厚,伴有覃伞状肿块,管腔不规则狭窄。T_1WI肿瘤表现为等信号或等低混杂信号,T_2WI肿瘤为高或稍高信号。

2.增强扫描示直肠癌呈均匀或不均匀强化,延迟期肿瘤边界、病变段肠壁的外缘显示更清晰,有利于判断肿瘤在肠壁的浸润深度及直肠系膜受侵的程度(图5-5-5)。

3.MRI检查可以明确诊断直肠系膜是否受侵,在临床外科手术治疗中具有重要意义。当T_2WI脂肪抑制序列显示肠周脂肪间隙出现肠壁外侧结节状软组织灶,并T_1WI动态增强扫描明显强化,则为直肠系膜受侵的特征性表现。

4.直肠癌术前TNM分期(NCCN2017)。

(1)T分期:

T0:无原发肿瘤。

Tis:原位癌,上皮内肿瘤或侵犯黏膜固有层。

T1:肿瘤侵犯黏膜下层。

T2:肿瘤侵犯固有肌层。

T3:肿瘤侵犯肌层进入直肠周围组织。

T4:肿瘤侵犯邻近结构。T4a:肿瘤侵透浆膜,T4b:肿瘤侵犯邻近结构。

(2)N分期:

N0:无区域淋巴结转移。

N1:1~3个区域淋巴结转移。N1a:1个区域淋巴结转移,N1b:2~3个区域淋巴结转移。

N1c:肿瘤沉积于浆膜下、系膜或无腹膜覆盖的直肠周围组织而无区域淋巴结转移。

N2:≥4个区域淋巴结转移。N2a:4~6个区域淋巴结转移,N2b:≥7个区域淋巴结转移。

(3)M分期:

M0:无远处转移。

M1:有远处转移。M1a:转移局限性1个器官或部位,M1b:转移至1个以上器官/部位或转移至腹膜。

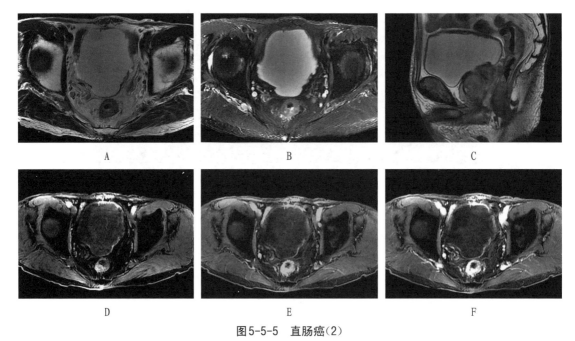

图5-5-5　直肠癌（2）

A～C. 分别为T₁WI横断面、抑脂T₂WI横断面和T₂WI矢状面，直肠中上段管壁不规则增厚，管腔狭窄、变形、黏膜破坏，病灶沿管壁浸润呈等T₁、稍长T₂信号；D～F. 增强扫描病灶不均匀明显强化

（王龙胜　张俊祥　王嗣伟　周芳芳）

第六节　肝脏病变

一、肝细胞癌

（一）CT表现

1.CT平扫：

（1）病灶形态：肝细胞癌（肝癌）绝大多数呈圆形或类圆形（图5-6-1A），少数呈分叶状，个别浸润性生长的肿瘤形态极不规则，肝脏局部圆隆，部分瘤体凸出肝脏轮廓之外。

（2）病灶边缘：浸润性生长的肿瘤，无包膜，边缘显示模糊。膨胀性生长的肿瘤，多有假包膜，边缘显示清晰，如假包膜较厚，表现为一圈透亮带，称之为晕圈征（图5-6-1A）。

（3）病灶密度：病灶一般为低密度，极少数为高密度或等密度。密度可均匀（图5-6-1A）或不均匀，当肿块中心发生坏死时，密度多不均匀，在直径＞10cm的病灶中，坏死发生率为75%～80%。肿瘤钙化（1.2%）和出血（1.3%）少见（图5-6-2）。假包膜可以是低密度或等密度。

（4）病灶分布：肿瘤可单发，也可多发；可位于肝脏深部，但以表面为主；肝右叶最多见，左叶次之，尾叶最少。

（5）不同类型的肝癌CT表现：

①巨块型肝癌：病灶边缘不锐利，周围常有子灶；中心见更低密度坏死区（图5-6-2）。

②结节型肝癌：病灶边界大多较清楚，部分可见完整或不完整的环状带——假包膜（图5-

6-1)。

③弥漫型肝癌：多发小结节弥漫性分布，平扫有时难以发现（图5-6-3）。

2.动态增强扫描：

（1）动态增强扫描时间-密度曲线呈速升速降型，是肝癌的特征性表现。肝癌病灶与正常肝实质对照，可出现从高密度、等密度到低密度的三部曲。

（2）动脉期：

①强化程度：病灶明显强化高于肝实质密度（图5-6-1B），中等强化与肝实质等密度或相仿，轻微强化低于肝实质密度。

②强化均匀度：较大病灶多为不均匀强化，密度差别较大。小肝癌常为明显强化，密度高于肝脏（图5-6-4A）。

③动静脉短路征象：病灶内静脉分支在动脉期显影，与腹主动脉密度相近称为动静脉分流（图5-6-5），此征象是肝癌特征之一。

④假包膜：根据强化程度不同表现分为低密度（图5-6-1B）、等密度或高密度。

（3）门脉期：

①肝细胞癌病灶强化密度开始下降，多数表现为低密度，这是因为肝癌主要靠肝动脉供血。门脉期肝实质强化达到峰值，与病灶密度差最大。

②假包膜可强化为高密度环带（图5-6-1C），无强化者为低密度或等密度环带（图5-6-4）。

③门静脉瘤栓形成，主要表现为门静脉主干及其分支内低密度充盈缺损及管腔的扩大（图5-6-6），此为肝细胞癌的特征之一。

④由于门静脉瘤栓可造成肝脏局部供血不足，形成低灌注，表现为区域性低密度改变。

⑤肝静脉与下腔静脉受侵犯和瘤栓形成，显示为充盈缺损（图5-6-7）。

（4）平衡期：3～5分钟平衡期扫描或7～10分钟延迟扫描对不典型病例定性诊断有一定帮助。动脉期高密度而门脉期表现为等密度的病灶，延迟期扫描若为低密度，病灶强化特征符合肝细胞癌的表现；若延迟期扫描病灶仍为等密度，倾向于肝脏良性肿瘤的表现。

3.并发症：

（1）肝硬化表现：60%～80%的肝癌患者有肝硬化基础，40%的肝硬化患者有癌变的可能，呈弥漫性（图5-6-3）或结节性。

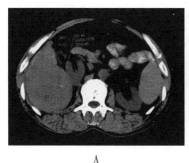 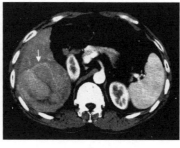 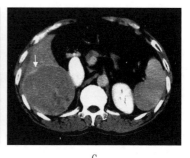

A B C

图5-6-1　肝癌

A.CT平扫见肝右叶下段有一类圆形稍低密度病灶，边缘欠清；B.增强动脉期肿块明显强化高于肝实质密度，伴有不强化裂隙，假包膜无强化呈低密度环影（↑）；C.静脉期病灶呈低密度伴有星状更低密度，假包膜强化明显高于病灶和肝实质密度（↑）

（2）肝外转移：肝门、胰头周围及腹膜后主动脉旁淋巴结转移（图5-6-7）；血行转移常见部位有肺部、肾上腺和骨骼。

（3）肝内胆管扩张：局部或普遍性胆管扩张，严重者左右肝胆管均见扩张，多因肝癌肿块或肝门区转移性淋巴结肿大压迫胆管或癌肿直接侵犯胆管所致。

（4）肝癌破裂出血：慢性亚急性出血可积聚在肝包膜下呈等密度或稍低密度，应与膈下脓肿相鉴别。

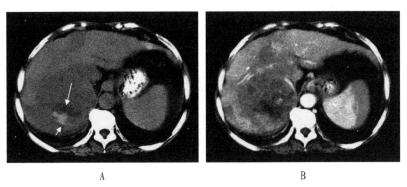

A   B

图5-6-2 肝癌伴出血

A.CT平扫见肝右叶巨块型肝癌，病灶内有斑片状高密度出血灶（↑）和低密度液化区（长↑）；B.增强扫描出血灶和液化区不强化

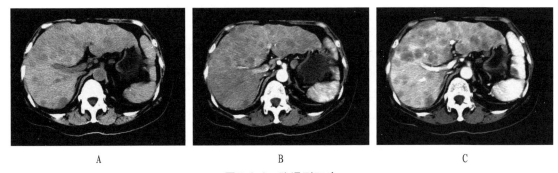

A   B   C

图5-6-3 弥漫型肝癌

A.CT平扫见肝内弥漫性均匀分布稍低密度结节；B.动脉期见病灶呈轻度不均匀强化；C.门脉期见病灶呈低密度结节与强化的肝组织密度差别增加，病灶显示清楚

4.小肝癌：单结节直径在3cm以内的小肝癌因肝动脉和门静脉供血量不同，CT双期增强表现各异：

（1）平扫为低密度，动脉期明显强化高于肝实质密度，门脉期呈轻度强化，密度低于正常肝实质（图5-6-4）。

（2）平扫为低密度或等密度，动脉期明显强化高于正常肝实质密度，门脉期为低密度。

（3）平扫为低密度，动脉期为稍高密度，门脉期瘤灶边缘高密度环形强化，动脉期强化的瘤体降为等密度或低密度。

（4）平扫为低密度，动脉期边缘高密度环形强化，门脉期强化环密度高于肝实质。

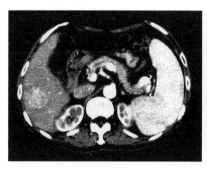 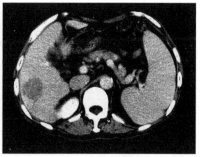

A   B

图5-6-4 小肝癌

A.动脉期见肝右叶后下段病灶明显强化,密度高于肝脏,假包膜呈不完整低密度环;B.门脉期病灶密度减退,明显低于正常肝实质密度

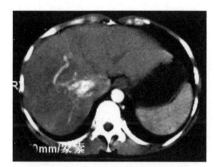 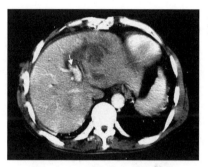

图5-6-5 肝癌伴动静脉分流   **图5-6-6 肝癌伴门静脉瘤栓**

增强扫描动脉期见肝右叶病灶内粗大的动静脉短路血管影汇入肝右静脉,密度与腹主动脉密度一致   增强扫描见肝左叶多发癌灶,门静脉左支瘤栓(↑)

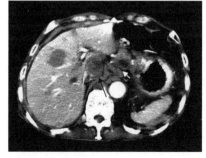

图5-6-7 肝癌并肝外转移

肝门层面显示腹腔和腹膜后多处淋巴结肿大(↑),下腔静脉扩张并瘤栓形成(长↑)

(二)MRI表现

1.MRI平扫:

(1)病灶形态:肝细胞性肝癌绝大多数呈圆形或类圆形,少数呈分叶状,个别浸润性生长的肿瘤形态极不规则。部分瘤体可突出于肝外生长。

(2)病灶边缘:以浸润性生长的肿瘤,无包膜,边缘显示模糊;以膨胀性生长的肿瘤,多有假包膜,边缘显示清晰。

(3)病灶信号:在T_1WI上多为低信号,少数为等或高信号;在T_2WI上大多为中等高信号。

病灶信号可均匀或不均匀,病灶内有囊变、坏死、出血、脂肪变性和纤维间隔等改变时,信号不均匀,在T₁WI上的低信号中可混杂有不同强度的高信号,而在T₂WI上的高信号中可混杂有不同程度的低信号。假包膜可以是低信号或等信号,在T₁WI上显示清楚。

(4)病灶分布:肿瘤可单发,也可多发。可位于肝脏深部,但以表面为主;肝右叶最多见,左叶次之,尾叶最少。

(5)不同类型的肝癌MRI表现:

①结节型肝癌:<5cm的单发病灶,边界大多较清晰,部分可见完整或不完整的环状带-假包膜(图5-6-8)。

②巨块型肝癌:病灶≥5cm,边缘不锐利,周围常有子灶;中心见坏死区(图5-6-9)。

③弥漫型肝癌:多发小结节弥漫性分布,平扫有时难以发现(图5-6-10)。

2.MRI动态增强扫描:

(1)动态增强时间信号曲线呈速升速降型,是肝癌的特征性表现(图5-6-8至图5-6-13)。

(2)动脉期:

①富血供病灶强化明显高于肝实质,少血供病灶不强化或仅有轻度强化,为低信号或等信号改变。

②较大病灶多为不均匀强化,信号差别较大,多为周边强化,有的病灶有分隔,可见到分隔强化,整个病灶呈多房状改变。

③病灶内或附近的门静脉分支在动脉期显影,与腹主动脉信号相近提示有动静脉分流,此征象是肝癌特征之一。

④假包膜强化程度不同,可表现为低信号、等信号或高信号。

(3)门静脉期:

①病灶强化信号开始下降,多数表现为低信号,这是因为肝细胞性肝癌主要靠肝动脉供血;门静脉期肝实质强化达到峰值,与病灶信号差别最大。

②假包膜可强化为高信号环带,无强化者为低信号或等信号环带,厚薄不一,完整或不完整;有时包膜可显示为双层改变,内层为丰富的纤维组织成分,外层为大量受压的血管和新生胆管。

③门静脉瘤栓形成,主要表现为门静脉主干及其分支内低信号充盈缺损及管腔的扩大,管壁可有强化(图5-6-13)。

④肝门区可见到强化扭曲的侧支循环血管,称为海绵样变。

⑤由于门静脉瘤栓可造成肝脏局部供血不足,形成低灌注,表现为区域性低信号改变。

⑥肝静脉与下腔静脉亦可受侵犯或有瘤栓形成。

(4)延迟期:3～5分钟或更长延迟扫描对不典型病例定性诊断有一定帮助。动脉期高信号而门静脉期表现为等信号的病灶,延迟期扫描若为低信号,符合肝细胞癌的表现。若延迟期扫描病灶仍为等信号,则倾向于肝脏良性肿瘤。

3.并发症:

(1)肝外转移:肝门、胰头周围及腹膜后主动脉旁淋巴结转移;血行转移常见部位有肺、肾上腺和骨骼。

(2)肝内胆管扩张:局部或普遍性胆管扩张,严重者左右肝管均见扩张,多因肝癌肿块或肝门区转移性淋巴结肿大压迫胆管或癌肿直接侵犯胆管所致。

（3）肝癌破裂出血：慢性亚急性出血可积聚在肝包膜下。

4.小肝癌：

（1）MRI平扫病灶在T_1WI上为低信号，在T_2WI上为高信号，动脉期强化明显高于肝实质信号，门静脉期呈轻度强化，为稍高信号，延迟扫描为等或稍低信号（图5-6-11）。

（2）MRI平扫病灶在T_1WI上为低或等信号，在T_2WI上为稍高信号，动脉期强化明显高于正常肝实质信号，门静脉期为低信号。

（3）MRI平扫病灶在T_1WI上为低或等信号，在T_2WI上为稍高信号，动脉期为稍高信号，门静脉期病灶边缘高信号环形强化，延迟期强化的瘤体降为等或低信号。

（4）MRI平扫病灶在T_1WI上为低或等信号，在T_2WI上为稍高信号，动脉期边缘高信号环形强化，门静脉期强化环信号仍高于肝实质。

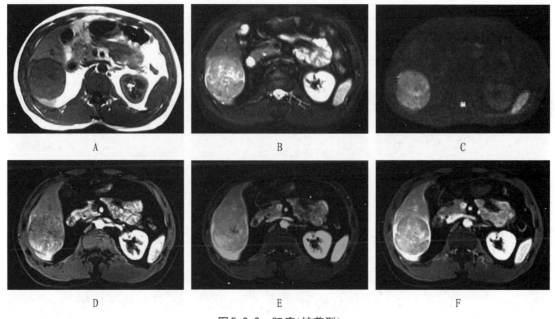

图5-6-8　肝癌（结节型）

A.B.T_1WI和T_2WI肝右叶病灶以稍长T_1、稍长T_2信号为主，信号不均匀，边界清楚，包膜完整，病灶中心可见更长T_1、更长T_2坏死区；C.DWI病灶呈不均匀高信号；D~F.增强扫描动脉期、门静脉期和延迟期，动脉期病灶强化较明显，门静脉期和延迟期强化减低，信号强度低于肝实质，呈"快进快出"表现，延迟期包膜呈环形强化

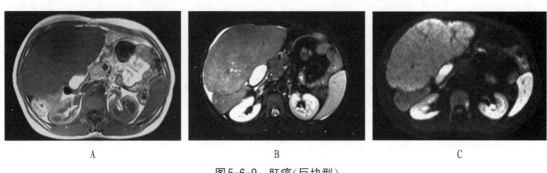

图5-6-9　肝癌（巨块型）

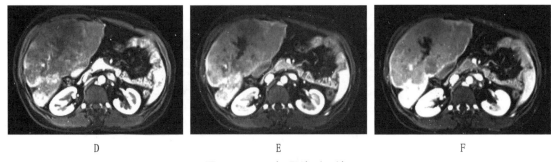

D E F

图5-6-9 肝癌(巨块型)(续)

A.B.T₁WI和T₂WI见肝右叶巨块状长T₁、稍长T₂信号病灶;C.DWI序列示病灶呈稍高信号;D~F.增强扫描动脉期、门静脉期及延迟期,动脉期病灶明显不均匀强化,门脉期和延迟期对比剂退出,低于肝实质信号,呈"快进快出"表现,病灶内可见斑片状未强化坏死区

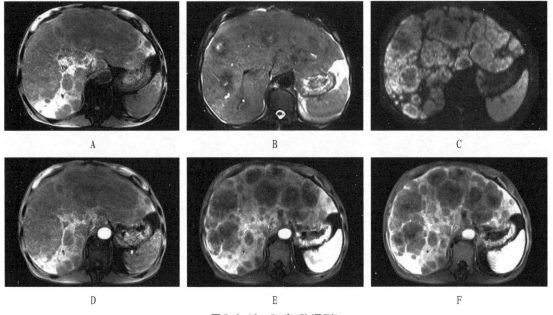

A B C

D E F

图5-6-10 肝癌(弥漫型)

A.B.T₁WI和T₂WI见肝脏体积增大,边缘呈波浪状,肝内见多发团块状、结节状长T₁、长T₂信号病灶部分病灶内见斑片状更长T₁、更长T₂坏死信号;C.DWI序列示病灶呈高信号;D~F.增强扫描动脉期、门静脉期及延迟期,动脉期病灶轻度强化,门脉期及延迟期强化消退,病灶与肝实质对比明显

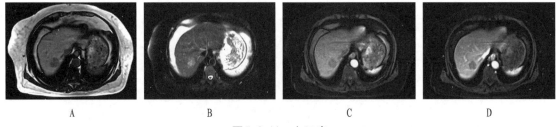

A B C D

图5-6-11 小肝癌

A.B.T₁WI和T₂WI见肝右叶病灶信号不均匀,在T₁WI上为等低信号,在T₂WI上为稍高信号;C.D.增强扫描动脉期、延迟期,动脉期病灶轻度强化,延迟期呈轻度环形强化,瘤体降为等低信号

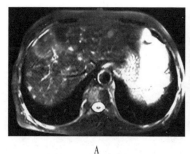 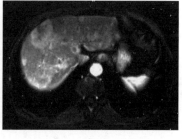

A   B

图5-6-12 肝癌伴肝内播散

A. T₂WI肝右叶包膜下见类圆形、不均匀长T₂信号病灶,另外,肝内见多发结节状、长T₂小病灶;B. 增强扫描门静脉期,多发结节状小病灶呈环状不均匀强化

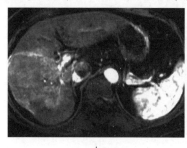 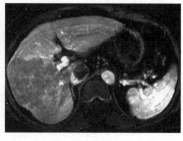

A   B

图5-6-13 肝癌伴门静脉、下腔静脉瘤栓

A. B. 增强扫描动脉期、门静脉期,动脉期肝右叶占位明显强化,门静脉期病灶强化程度有所减退,呈"快进快出"表现,且门静脉右支主干及下腔静脉内可见低信号充盈缺损

(三)鉴别诊断

1.肝海绵状血管瘤:平扫低密度,增强动脉期瘤灶周边结节状强化,动态扫描逐渐向中心扩展,延迟扫描呈等或稍高密度充填并保持数分钟。

2.肝胆管细胞癌:直径3cm以下的胆管细胞癌AFP可在正常范围,CA19-9明显升高,CT表现特征是平扫低密度,增强动脉期病灶边缘强化,延迟3分钟后强化部分可达到与肝实质等密度,不强化部分仍为低密度。

3.肝细胞腺瘤(HCA):好发于中年女性,与长期服用避孕药有关。CT平扫病灶呈类圆形低密度,边界清楚。增强动脉期多均匀强化为高密度,门脉期呈等或稍高密度,平衡期呈等或稍低密度,无侵犯血管征象,HCA伴出血液化者呈裂隙样低密度。

4.肝脏局灶性结节增生(FNH):平扫稍低密度或等密度,增强扫描动脉期病灶除中央瘢痕组织低密度外,呈全瘤均匀强化,密度接近同层主动脉密度;门脉期等于或稍高于肝实质密度,病灶中心呈星状或车辐状低密度。

二、肝囊肿

(一)CT表现

1.肝实质内或肝包膜下单发或多发,大小不等,边缘光滑,边界清楚锐利的圆形、椭圆形水样密度灶,密度均匀,CT值为0~20HU,囊壁极薄多不能显示(图5-6-14A)。

2.合并出血时,囊内密度增高并有液液平面。

3.大囊肿可引起肝脏变形。10mm以下小囊肿需采用薄层扫描,有利于本病的诊断。

4.增强扫描囊肿无强化(图5-6-14B),伴感染时囊肿壁增厚,囊壁有强化。

5.多囊肝常与多囊肾并存,部分病例可累及胰腺,统称多囊性病变。

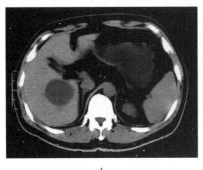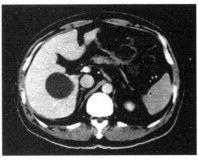

A   B

图5-6-14 肝囊肿

A.CT平扫见肝右叶后段类圆形水样低密度病变,密度均匀,边界清楚;B.增强扫描后囊内无强化,边界更清楚锐利

(二)MRI 表现

1.MRI平扫:

(1)肝囊肿信号均匀,边界清楚。在T_1WI上为低信号,在T_2WI上为明显高信号,在重T_2WI上仍保持高信号(图5-6-15A,图5-6-15B)。

(2)T_1WI有助于两者的鉴别,因T_1值比血管瘤长,所以在T_1WI上囊肿的信号较血管瘤低,和血管瘤相比,其内部信号更趋于均匀一致。

(3)囊肿内蛋白含量高或伴有出血时,在T_1WI上呈高信号。

(4)囊肿伴感染时,其MRI表现与肝脓肿相类似,两者不易鉴别。

2.增强扫描:囊肿无强化表现,边界显示更清楚,有助于和其他肝内占位性病变相鉴别(图5-6-15C,图5-6-15D)。

(三)鉴别诊断

1.肝包囊虫病可见母囊内出现子囊,称为囊内囊,为其特征性表现。可行血清免疫学(IHT)检查。

2.肝囊肿与单房性胆管囊腺瘤不易区别。

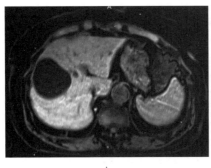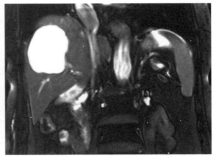

A   B

图5-6-15 肝囊肿

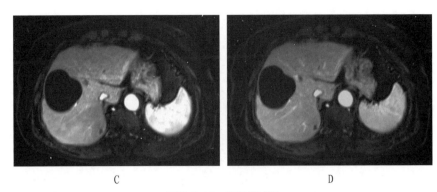

C   D

图5-6-15 肝囊肿(续)

　　A.T₁WI示肝右叶病灶呈均匀低信号,边界清楚锐利;B.T₂WI冠状面病灶为明显均匀高信号;C.D.增强扫描病灶无强化

三、肝海绵状血管瘤

(一)CT表现

1.CT平扫：

(1)肝内圆形、类圆形较均匀低密度病灶,边界较清楚,多为单发。

(2)>4cm的病灶中央多见裂隙状、星状、不规则状更低密度区。

(3)瘤灶内偶见钙化(2%),形态不一(图5-6-16C)。

2.增强扫描：

(1)早出晚归征是肝海绵状血管瘤的典型CT表现。

①动脉期病灶边缘高密度强化,呈圆弧形或结节状。

②静脉期增强区进行性向中心扩展。

③平衡期和延迟扫描病灶呈高密度或等密度充填,时间常>3分钟。

(2)较大病灶中心无强化,形态与平扫所见的更低密度区一致(图5-6-16)。

(3)可显示粗大的供血动脉和畸形肝静脉(图5-6-16D)。

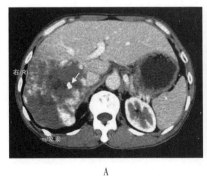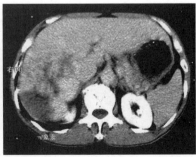

A   B

图5-6-16 肝海绵状血管瘤

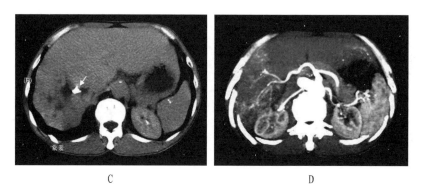

C　　　　　　　　　　　　　　　　　　　D

图5-6-16　肝海绵状血管瘤(续)

　　A～C.动态增强扫描见病灶几乎占据整个肝右叶,病灶具有边缘斑点状强化逐渐向中心充填的血管瘤特征,瘤内并见斑点状钙化(↑),延迟10分钟病灶中心仍存在不规则低密度灶;D.MIP显示供血动脉增粗

3.不典型血管瘤的特殊表现:

(1)病灶无明显强化,增强后密度仍低于正常肝组织,应结合肿瘤指标考虑诊断并定期复查。

(2)<2cm的病灶中心和边缘可同时强化。

(3)外生性血管瘤:瘤体2/3凸出于肝轮廓之外,CT增强表现特征与肝内血管瘤相同。

(4)肝海绵状血管瘤经肝动脉插管超选碘油栓塞术后,可见碘油聚集密实,瘤体明显缩小(图5-6-17)。

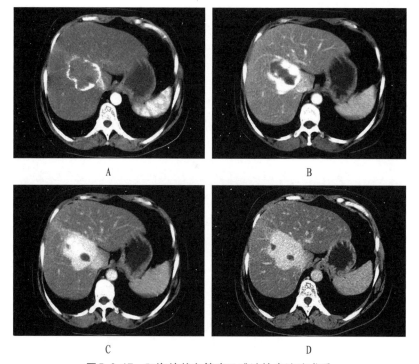

A　　　　　　　　　　　　　　　　　　　B

C　　　　　　　　　　　　　　　　　　　D

图5-6-17　肝海绵状血管瘤及碘油栓塞治疗术后

　　A～C.增强三期扫描见肝右叶下腔静脉旁病灶强化自边缘开始进行性向中心扩展,其内见小片状不强化;D.碘油栓塞术后52日CT平扫,病灶明显缩小,碘油积聚密实

(二)MRI 表现

1. MRI 平扫:

(1)在T₁WI上血管瘤多表现为圆形或类圆形低信号,边界清楚、锐利。小的病灶信号均匀,大的病灶信号可不均匀,其中可见更低信号或混杂信号(图5-6-18A)。

(2)在T₂WI上血管瘤往往呈高信号,且随TE时间的延长,信号强度逐渐增高,称为灯泡征或亮灯征,为血管瘤的典型征象(图5-6-18B)。

(3)DWI上通常呈高信号(图5-6-18C),ADC图上也呈现高信号。

(4)罕见的纤维性血管瘤,其内有大量纤维组织增生,在T₁WI和T₂WI上均为低信号。

2. 增强扫描:

(1)MRI动态增强扫描中,血管瘤的强化方式有以下几种:

①周边环形或结节状强化,逐渐向中心扩展,延迟期为高信号或等信号充填(图5-6-18D至图5-6-18F),中心瘢痕可始终无对比剂充填。少部分病灶也可从中心开始强化,逐渐向周边扩散。

②整个病灶增强早期均匀强化,且信号和主动脉信号接近;门静脉期和延迟期始终为高信号,信号强度高于正常肝实质。

③增强早期无强化表现,仍为低信号,门静脉期和延迟期可见周边强化,5～10分钟可见病灶大部或全部充填。

④极少数情况下,病灶始终无强化。

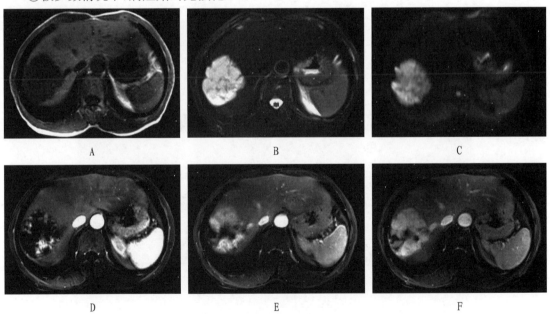

图5-6-18　肝海绵状血管瘤

A.B.T₁WI及T₂WI示肝右叶类圆形病灶,边缘清楚锐利,呈长T₁、长T₂信号;C.DWI示肿块呈高信号;D～F.增强扫描动脉期、门静脉期和延迟期,动脉期肿块周边结节状强化,门脉期及延迟期逐渐向中心扩展,延迟期病灶几乎完全为高信号

四、肝脏转移瘤

(一)CT 表现

1. CT 平扫:

(1)病灶的分布:病灶小而多是转移性肝癌的特点(图5-6-19A)。

(2)病灶形态:绝大多数为圆形(图5-6-19A),个别大病灶外形可不规则或呈分叶状。

(3)病灶密度:肝转移灶多为低密度,3%有钙化。钙化者多见于结肠癌、胃黏液癌、卵巢癌和乳腺胶质癌的转移。

(4)病灶边缘:小病灶边缘清晰,大病灶边缘多模糊。不少病灶中心为更低密度,显示为同心圆状。

2. 增强扫描:

(1)病灶边缘增强,程度不一,通常仍低于增强的肝实质密度(图5-6-19B)。门脉期病灶大多为低密度,且与肝脏实质密度差异最大。

(2)较大富血供病灶动脉期强化自病灶边缘向内部延伸,高于肝实质密度,有延迟强化(图5-6-20)。

(3)牛眼征表现为病灶中心为低密度,边缘为较高密度强化,最外层又低于肝实质(图5-6-21)。

(4)多发富血供小转移灶在动脉期整个病灶明显强化,高于肝实质密度,见于富血供的原发癌转移,如肾癌和平滑肌肉瘤。

(5)较小的病灶可有囊变,是肝转移癌的特征之一。有时转移灶可为囊性,囊性转移癌有时可见壁结节和囊内出血,慢性出血可见液液平面。

(6)转移灶较大时可侵犯血管,瘤栓形成少见,病灶边缘极少见到假包膜。

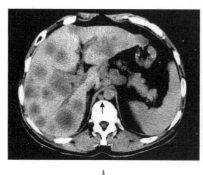 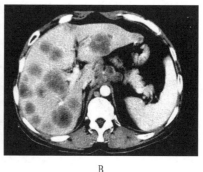

A   B

图5-6-19 胃癌肝转移

A. CT平扫见肝内多数大小相仿分布均匀的类圆形低密度结节,边缘不清,腹主动脉右侧膈肌脚后淋巴结肿大(↑);B. 增强扫描见病灶边缘轻微强化,中心无强化

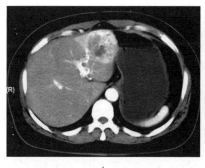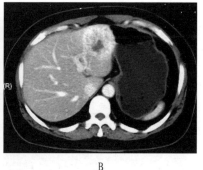

A　　　　　　　　　　　　　　　　　　B

图5-6-20　十二指肠间质瘤肝转移

A.动脉期病灶不均匀强化,部分边缘强化明显,可见粗大的供血血管,病灶内中等强化伴有灶性不强化区;B.门脉期病灶强化趋向均匀,密度高于肝实质密度,中心不强化灶大小与动脉期相仿

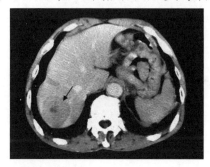

图5-6-21　恶性黑色素瘤肝转移

增强扫描见肝右叶后段单发类圆形灶,显示牛眼征(↑)

(二)MRI表现

1.MRI平扫:

(1)病灶的分布:病灶小而多是肝转移瘤的特点。

(2)病灶形态:绝大多数为圆形,个别大病灶外形可不规则或呈分叶状。

(3)病灶信号:在T_1WI上多为中等低信号,在T_2WI上多为中等高信号。肝脏转移瘤的典型表现为靶征或牛眼征,即在T_1WI上表现为中心更低信号,在T_2WI上表现为中心更高信号,表明中央发生坏死或液体含量增加等。在T_2WI上部分病灶周边可见到略高信号环,即光环征,表明瘤周水肿。有时病灶中心也可发生凝固性坏死,其周边存活的高信号肿瘤组织包绕低信号的凝固性坏死物质也可形成光环征(图5-6-22)。即使病灶较小,亦可有囊变,此是肝脏转移瘤的特征之一。有时胰腺癌、结肠癌和直肠癌转移到肝脏时可为囊性,囊性转移癌有时可见壁结节和囊内出血,慢性出血可见液液平面。

(4)病灶边缘:小病灶边缘清晰,大病灶边缘多模糊。

(5)转移灶较大时,可侵犯血管,瘤栓形成少见。

2.增强扫描:

(1)多数病灶呈不均匀或环形强化,强化程度不一,通常仍低于增强的肝实质,中心坏死区无强化。

(2)较大富血供病灶动脉期,强化自边缘向病灶内部延伸,强化高于正常肝实质,有延迟强化。

(3)富血供小转移灶增强扫描动脉期整个病灶可明显强化,高于肝实质信号,如肾癌和平滑肌肉瘤肝转移灶;门静脉期病灶信号下降,为低信号或等信号;少数病灶动脉期表现为周边强化,而门静脉期和延迟期病灶内强化区域扩大并逐渐向中心扩展,和血管瘤不同的是强化程度不如后者而且始终不能完全充填(图5-6-23)。

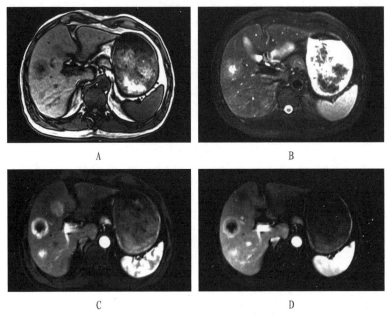

A   B

C   D

图5-6-22　直肠癌肝转移

A. T_1WI肝内见多发等低信号病灶,病灶边缘较清晰,肝右叶较大病灶内可见坏死,呈更低信号;B. T_2WI病灶周边实质部分表现为等、高信号,中央坏死部分表现为更高信号,病灶周边可见到略高信号环,即光环征;C.D. 增强扫描病灶呈环形强化,病灶中心可见无强化的坏死区,呈典型的牛眼征

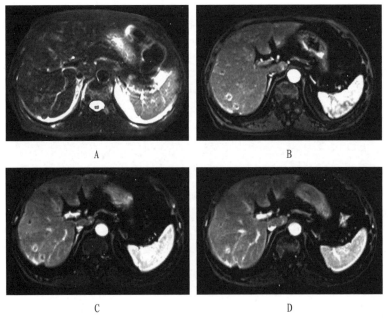

A   B

C   D

图5-6-23　肝癌肝内转移

A. T_2WI见肝内多发小结节状稍长T_2病灶,边界较清晰;B～D. 动态增强扫描病灶呈环形强化,延迟期病灶强化区域逐渐向中心扩展

五、肝硬化

(一)CT 表现

1.肝脏体积和形态的改变:

(1)肝脏体积通常缩小。

(2)肝脏各叶大小比例失调,常见肝右叶缩小,尾状叶和肝左叶外侧段增大,局部增生的肝组织突出于肝轮廓之外。

(3)肝表面凹凸不平,外缘可呈波浪状或分叶状。

(4)肝裂增宽,肝门扩大。

2.肝脏密度的改变:

(1)早期肝硬化肝脏密度均匀,中晚期肝脏密度不均匀,为高低密度相间的稍高密度结节样增生和不同程度的低密度脂肪浸润改变(图5-6-24A)。增强扫描时,再生结节呈低密度或随时间推移呈等密度,后者更具有诊断意义(图5-6-24B,图5-6-24C,图5-6-25)。

(2)血吸虫性肝硬化:96%病例伴有肝内钙化,可呈线条状、蟹足状、地图状和包膜下钙化(图5-6-26)。另可见门静脉系统与血管平行走向的线状或双轨状钙化。肝内汇管区低密度灶及中心血管影。

(3)胆源性肝硬化:可见胆管结石、肝内外胆管感染征象(图5-6-27)。

3.继发改变:

(1)门静脉高压症:门脉主干扩张,直径>13mm,平均直径多为18.3mm±5.1mm(图5-6-25B)。增强扫描在脾门、食管下端和胃底贲门区可见团块状、结节状曲张的强化静脉血管(图5-6-28)。

(2)脾大:脾外缘超过5个肋单元(图5-6-25),以1个肋骨横断面或1个肋间隙为1个肋单元,正常脾脏的外缘一般不超过5个肋单元。

(3)腹腔积液:CT可明确显示(图5-6-24)。

(4)继发性胆囊改变:多种肝脏实质性病变常继发胆囊改变(图5-6-28B),CT表现为胆囊壁水肿增厚>3mm,1/4病例胆囊轮廓不清,胆囊床水肿,积液围绕在胆囊周围;增强扫描见胆囊壁不同程度强化,以门静脉期强化明显。

(5)肝硬化的CT表现可以与临床症状和肝功能紊乱不一致,CT表现肝脏大小、形态和密度

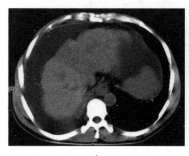 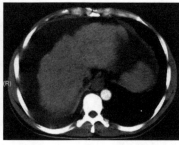 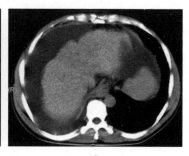

A   B   C

图5-6-24 肝硬化伴脂肪浸润

A.CT平扫见肝左叶肿大,肝实质内不均匀稍低密度;B.增强动脉期;C.门脉期肝脏强化,左叶为均匀强化,低密度略低于肝右叶,大量腹腔积液

接近正常并不能排除肝硬化的存在。肝炎后肝硬化常并发肝癌,增强扫描十分必要。

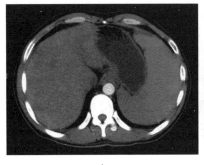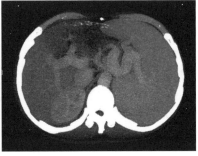

A B

图5-6-25 大结节肝硬化

A.增强动脉期肝实质密度趋向均匀;B.MIP图像显示门静脉和脾静脉明显扩张,肝内门静脉分支呈枯枝状,脾大

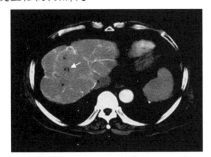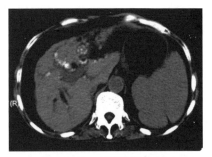

图5-6-26 血吸虫性肝硬化

增强扫描见肝内及肝包膜下清晰线条状钙化,肝内汇管区小片低密度区(↑),肝脏外缘呈分叶状

图5-6-27 胆源性肝硬化

肝脏左叶缩小,尾叶增大;肝内胆管多发高密度结石,扩张、积气的胆管周围有低密度伴影,脾大

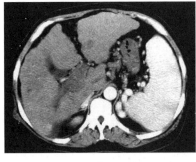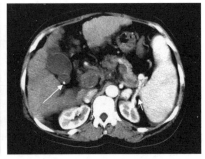

A B

图5-6-28 肝硬化伴门静脉高压

A.增强扫描见门静脉、脾静脉及胃底静脉增粗、扭曲呈低密度充盈,脾胃间隙和脾肾间隙内见多个增粗扭曲的血管影,脾大达8个肋单元;B.脾肾静脉开放(↑),胆囊壁增厚,胆囊床积液呈典型慢性肝病性胆囊改变并发胆石症(长↑)

(二)MRI表现

1.MRI平扫:

(1)形态改变:

①肝硬化早期或伴有脂肪肝时,肝脏体积可以增大。

②大多数情况下,肝脏因纤维瘢痕收缩而变小,肝脏外形不规则,呈波浪状或驼峰样改变,有时可类似于肿瘤。

③肝叶比例失常,常见的是尾状叶和左叶外侧段代偿性增大而右叶萎缩,通常右前叶的萎缩比右后叶更加明显,导致肝脏前缘变平坦。

④肝裂增宽,其内可见到间位结肠和胆囊(图5-6-29)。

(2)信号改变:

①肝硬化时,肝脏信号强度可以均匀或不均匀。肝硬化伴有肝炎或脂肪沉积时,肝内信号不均匀,在T_1WI上表现为斑片状的高信号区。此外,肝硬化时可伴有铁的沉积,导致肝脏信号下降。

②MRI对肝硬化的重要价值在于能显示再生结节,而CT和US一般难以显示。再生结节在T_1WI上呈等信号或稍高信号,在T_2WI上呈低信号或稍低信号,结节内部信号均匀,无包膜(图5-6-30)。

2.增强扫描:

(1)肝硬化再生结节与正常肝实质强化相似,少数延迟呈高信号或低信号。

(2)在T_2WI上可见到的不规则线状异常信号为纤维组织带,在动态增强早期可有轻度强化,而延迟强化比较明显。

(3)再生结节可压迫肝内血管,表现为管径变细、管腔变窄,压迫胆管时可引起胆道梗阻。

3.肝外表现:

(1)脾大,信号均匀,脾脏下缘超过肝脏下缘。

(2)门静脉高压,门静脉增宽,并可见侧支血管影,食管、胃底静脉曲张,在T_2WI上呈迂曲的条状、团状流空信号,增强后明显强化。

(3)腹腔积液,少量时表现为肝脾周围弧形长T_1、长T_2信号,多量时表现为腹腔脏器周围长T_1、长T_2信号,肠管聚集于腹部中央。

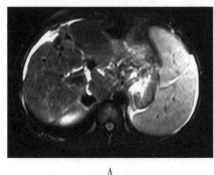 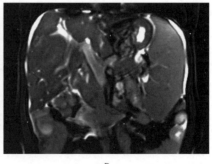

A   B

图5-6-29　肝硬化

图5-6-29A为T_1WI横断面,图5-6-29B为抑脂T_2WI冠状位,肝硬化中晚期,肝脏形态不规则,边缘呈波浪状,肝裂增宽,各叶比例失调,肝脏表面凹凸不平,肝裂增宽,脾大,肝脾周围可见腹腔积液,冠状面可见门静脉增宽

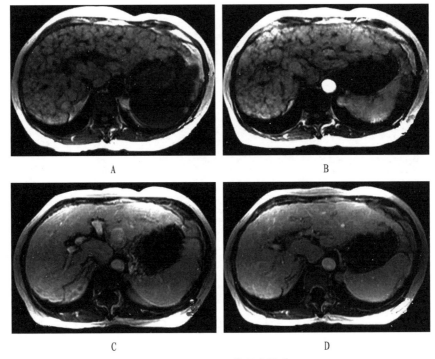

图5-6-30 肝硬化再生结节

A.T₁WI肝脏轮廓呈波浪状,肝实质信号不均匀,见多发小结节状稍高信号影;B~D.动态增强扫描动脉期肝脏呈不均匀结节样强化,门静脉期及延迟期全肝均匀强化

(栾维志 鲍家启 刘 浩 徐佳玮)

第七节 胆 系 病 变

一、胆囊癌

(一)CT表现

1.直接征象:

(1)壁厚型:囊壁局限性或弥漫性不规则增厚。

(2)结节型:突入胆囊腔内乳头状、结节状影,其基底部胆囊壁增厚浸润。

(3)肿块型:实质性肿块占据胆囊腔大部分,或致胆囊腔完全消失。

(4)阻塞型:癌肿侵犯胆囊管可造成梗阻,胆囊积液增多。

(5)增强扫描:病灶可见渐进性延迟强化(图5-7-1B)。

2.间接征象:

(1)侵犯肝脏,表现为邻近胆囊窝处肝实质呈低密度。

(2)淋巴结转移(图5-7-1)。

(3)胆管梗阻扩张。

(4)门静脉受累。

（5）65%～95%的胆囊癌合并胆结石（图5-7-1A，图5-7-1B）。

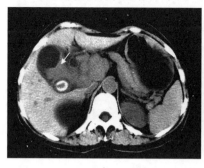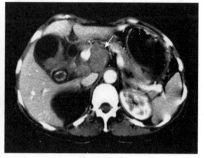

A
B

图5-7-1 胆囊癌伴淋巴结转移

A.CT平扫见胆囊壁不规则增厚伴软组织肿块（↑），胆囊颈部混合性结石；B.增强扫描见门静脉旁和胰头部淋巴结肿大（↑）

（二）MRI表现

1.胆囊癌分期：

（1）Ⅰ期：病变局限于胆囊腔内，仅胆囊壁内层受累，无远处转移征象。

MRI表现为胆囊壁局限性或弥漫性不规则增厚，胆囊内壁毛糙不光整或凹凸不平，可伴有突向腔内的菜花状或结节状肿块，在T_1WI上呈低信号、在T_2WI上呈等偏高信号，MRCP可见胆囊内充盈缺损影，但胆囊壁的浆膜面光整。

（2）Ⅱ期：病变侵及胆囊窝脂肪间隙，即胆囊壁外层受累，但无邻近脏器侵犯和远处转移征象。

MRI表现为胆囊窝内不规则软组织肿块，与胆囊壁分界不清，胆囊壁外层即浆膜面毛糙，胆囊窝脂肪间隙模糊不清，但与胆囊窝邻近肝脏组织分界尚清晰。

（3）Ⅲ期：病变在Ⅱ期的基础上侵犯肝脏实质，无其他脏器侵犯及远处转移征象（图5-7-2A至图5-7-2D）。MRI表现为胆囊窝脂肪间隙消失，胆囊区见不规则软组织肿块，在T_1WI上呈等偏低信号，在T_2WI上呈等偏高信号，肿块占据胆囊腔大部分，胆囊基本形态不同程度消失，MRCP表现为胆囊不显影或胆囊显示不清。胆囊窝周围邻近肝实质内出现异常信号，在T_1WI上呈偏低信号、在T_2WI上呈高信号，边缘不规则，与胆囊肿块分界不清。

（4）Ⅳ期：胆囊癌侵犯邻近2个或2个以上脏器，和/或合并淋巴结转移及远处其他脏器转移等。

2.增强扫描：动态增强扫描时，动脉期肿瘤通常轻度强化，且不均匀，在门脉期强化明显，延迟期强化持续（图5-7-2C，图5-7-2D）。

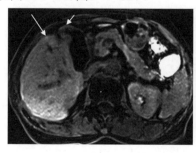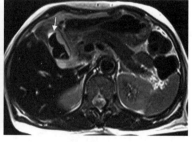

A
B

图5-7-2 胆囊癌并邻近肝脏侵犯

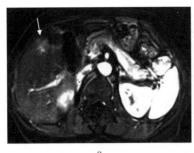 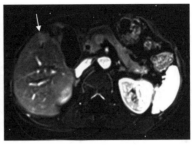

C   D

图5-7-2　胆囊癌并邻近肝脏侵犯(续)

A. 横断面抑脂T₁WI,胆囊壁不规则增厚(↑),邻近肝实质内见不均匀片状异常信号(长↑);B. 横断面T₂WI,胆囊底部及体部壁不规则增厚,呈等T₂信号(↑),邻近肝实质内片状稍长T₂信号,边缘模糊;C. 动态增强扫描动脉期,可见胆囊壁软组织及邻近肝实质内病灶呈不均匀性强化,边缘模糊(↑);D. 延迟期胆囊及肝实质内病灶强化持续存在,且强化不均匀(↑)

(三)鉴别诊断

1.胆囊炎:胆囊壁增厚而腔内面光滑支持胆囊炎的诊断。

2.肝癌侵犯胆囊:

(1)胆管扩张的概率和程度低于胆囊癌。

(2)增强扫描强化程度不如胆囊癌明显且持续时间短。

(3)AFP检测、肝炎肝硬化病史有助于鉴别。

二、胆管癌

肝门部胆管癌

(一)CT表现

1.肝门结构不清,肝内胆管明显扩张并突然中断(图5-7-3),病灶位于总肝管则肝内胆管均见扩张;位于左或右主肝管者,有相应的胆管扩张。

2.癌肿较大时,在肝门区见外形不规则、边界不清的低密度病灶,增强扫描肿块呈中度强化。

3.结节型或乳头型胆管癌见胆管内软组织密度结节,增强扫描后有强化(图5-7-4)。

4.邻近阻塞端胆管壁呈不规则增厚。

5.病变在总肝管以上胆囊无扩大或空虚缩小;病变若在胆总管除慢性胆囊炎引起胆囊萎缩外,均可见胆囊明显增大。

6.肝门周围肝组织受侵犯,表现为平扫低密度灶,增强扫描有强化。

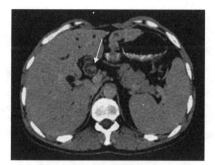 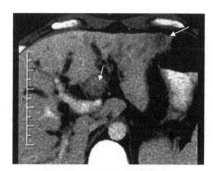

图5-7-3　肝门部胆管癌(1)

增强扫描见主肝管扩张,内见软组织结节(↑),且有强化

图5-7-4　肝门部胆管癌(2)

增强扫描见肝内胆管明显扩张并突然中断,肝门结构不清,肝门淋巴结肿大(↑),肝左叶外侧段见低密度转移灶(长↑)

(二)MRI表现

1.肝门部胆管癌:又称Klatskin瘤,占所有胆管癌的56%～67%。临床常用的Bismuth分型将其分为4型:

(1)Ⅰ型,肿瘤位于总肝管,未侵犯汇合部。

(2)Ⅱ型,肿瘤侵犯总肝管及左右肝管汇合部。

(3)Ⅲ型,肿瘤侵犯总肝管、汇合部,并右肝管(Ⅲa)或左肝管(Ⅲb)。

(4)Ⅳ型,肿瘤侵犯总肝管、汇合部和左右肝管。

2.肝门部软组织肿块,肿瘤可呈结节型(扩张的胆管内有结节状软组织肿块)、浸润型(肿瘤沿胆管壁生长)和乳头型(少见)。在T_1WI上为低信号,在T_2WI上为等或略高信号(图5-7-5A,图5-7-5B)。

3.MRCP表现为肝门部胆管突然截断或狭窄,肝内胆管呈软藤样扩张(图5-7-5C)。

4.动态增强扫描表现为肿块呈缓慢延迟强化,动脉期病灶轻度强化,门脉期及延迟期中度强化,且较大病灶呈向心性强化(中心区通常为不完全强化)(图5-7-5D至图5-7-5F);浸润型表现为肝门胆管壁增厚、强化;肝内胆管明显扩张聚拢伴有肝叶的萎缩为其较特征性改变。

5.肝门周围肝组织受侵犯,表现为与肝门部肿块类似信号特征,增强扫描后有强化(图5-7-5F)。

6.门静脉受侵,管腔内软组织肿块,增强扫描后表现为充盈缺损;肝门区淋巴结肿大(图5-7-5A,图5-7-5B)。

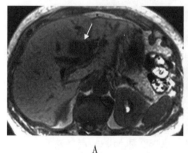 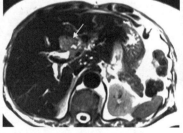 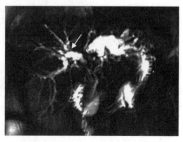

A　　　　　　　　B　　　　　　　　C

图5-7-5　肝门部胆管癌侵犯门静脉左支,肝门淋巴结转移

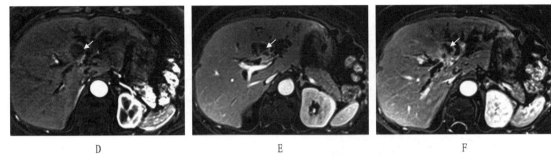

图5-7-5　肝门部胆管癌侵犯门静脉左支,肝门淋巴结转移(续)

A. 横断面 T_1WI,肝门部局限性软组织肿块,呈稍低信号(↑);B. 横断面 T_2WI,肝门病灶呈稍长 T_2 信号(↑);C.MRCP示肝门部胆管中断,肝内胆管分支呈软藤样扩张(↑);D~F.动态增强扫描,病灶呈渐进性、向心性强化,至延迟期病灶中心仍为低信号(↑)

胆总管中下段胆管癌

(一)CT表现

1.薄层扫描可显示胆管内结节状影(图5-7-6A至图5-7-6C)或胆管壁不均匀性增厚。

2.管腔内边界不清的软组织密度肿块(图5-7-6D)。

3.增强扫描见肿块强化(图5-7-6C,图5-7-6D,图5-7-7)。

4.胆管梗阻改变:

(1)阻塞以上肝内外胆管不同程度的扩张(图5-7-7A)。

(2)扩张的胆总管突然截断(图5-7-7B)。

5.多伴有胆囊积水增大。

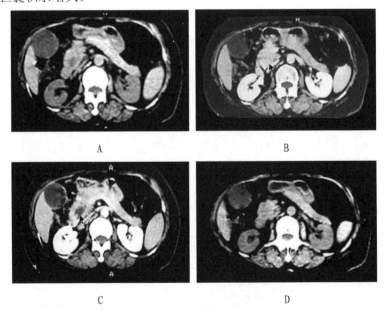

图5-7-6　胆总管下段胆管癌

A.CT平扫见胆总管胰头以上扩张,胆囊肿大积液;B.增强扫描相邻层面扩张的管腔消失见软组织密度块影(↑);C.增强扫描见扩张的胆总管显示清楚,内见一强化结节(↑);D.胆总管下端软组织肿块增强扫描有强化

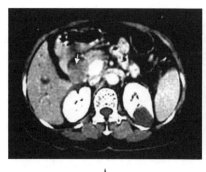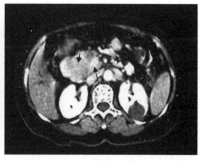

图5-7-7　胆总管下段胆管癌

A. 增强扫描见胆总管极度扩张,管腔内充满多个强化结节,管壁强化隐约可见(↑);B. 扩张的胆总管内被高密度肿块充填,肿块外侵累及十二指肠降部(↑)和门静脉(长↑),肝内胆管扩张,并见左肾囊肿

(二)MRI表现

1.胆总管内结节样软组织肿块或胆管壁局限性不规则增厚,以后者多见,境界不清,在T_1WI上呈低信号,在T_2WI上呈稍高信号(图5-7-8A,图5-7-8B)。

2.MRCP表现为病变部位胆管突然截断、鸟嘴状、鼠尾状或偏心性狭窄,梗阻部以上胆管扩张呈软藤样,病灶远端胆总管显影时,连同病变近端的胆管、胰管,称为"三管征",具有特征性(图5-7-8C)。

3.增强扫描肿块型表现为胆总管腔内软组织肿块渐进性强化(图5-7-8D),浸润型表现为胆管壁局限性增厚、强化,横断面呈环形,冠状面呈"V"字形。

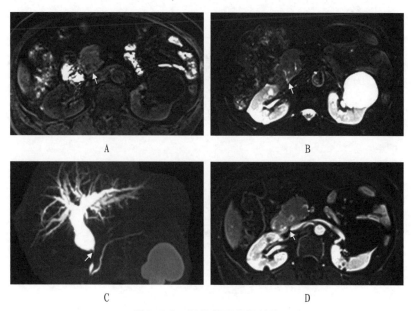

图5-7-8　胆总管下段胆管癌

A.B. 为T_1WI和T_2WI脂肪抑制,胆总管下端局限性肿块呈等T_1、稍长T_2信号(↑);C.MRCP示胆总管下段呈鼠尾状突然中断(↑),胆总管中上段明显扩张、肝内胆管分支呈软藤样;D.增强扫描病灶轻度不均匀斑片状强化,边界欠清(↑)

4.多伴有胆囊积液增大。

5.壶腹部胆管癌:特点是梗阻部位低,钩突内可见扩张的胆总管,胰管亦见扩张,在胰头-壶腹区很少出现明确肿块,有时在十二指肠内可见壶腹部软组织密度结节影。单凭CT影像常不能与胆管细胞腺瘤区别。

三、梗阻性黄疸

(一)CT表现

1.梗阻性黄疸的CT表现特征:

(1)肝内胆管扩张自肝门向肝内由粗到细,呈树枝状分布的条状低密度(图5-7-9),上下走行的管腔呈类圆形,直径≥5mm,增强扫描无强化。

(2)胆总管扩张自肝门向壶腹部呈连续圆形或类圆形胆汁密度影,直径≥10mm。环影消失的层面为"末环",提示梗阻部位。

(3)扩张胆管的形态有枯枝状、残根状、软藤样(图5-7-10)。以肝内胆管扩张程度分为:<6mm为轻度扩张(图5-7-9B),6~8mm为中度扩张(图5-7-11B),≥9mm为重度扩张(图5-7-12B)。

2.胆管梗阻的定位诊断:

按胆管扩张的范围判断胆管梗阻部位可分为:肝门段梗阻、胰上段梗阻、胰腺段梗阻和壶腹段梗阻。

①肝门段梗阻:指左右肝管汇合处2cm范围内的总肝管和左右肝管,肝门段胆管梗阻仅有肝内胆管扩张(图5-7-10A)或左右肝管扩张(图5-7-13)。肝门部胆管梗阻常见病变:外压性病变,肝癌、胆囊癌及淋巴结肿大(图5-7-16);胆管壁病变,胆管癌;胆管内病变,胆管结石。

②胰上段梗阻:胰上段胆管长度因人而异,梗阻段层面胆管周围没有胰腺组织,仅在1~2个层面显示扩张的肝外胆管,可伴有或没有胆囊增大,有的不易与肝门段梗阻鉴别。常见病因有肿瘤、结石(图5-7-13)及手术损伤、炎症、粘连引起的狭窄(图5-7-14)。

③胰腺段梗阻:阻塞端位于胰腺段胆管,胰上段胆管扩张,可伴有胆囊积液。常见病因有胆管癌(图5-7-12)、胰头癌、胆总管结石和慢性胰腺炎。

④壶腹段梗阻:胰腺钩突内可见扩张的胆总管,可伴胆囊积液和胰管扩张,常见于壶腹癌和结石(图5-7-15)。

3.胆管梗阻的病因诊断:

(1)良性病变:常见的有胆管结石并胆管炎,良性肿瘤罕见(图5-7-11);胆管外因素见于慢性胰腺炎及胆管切开取石术后瘢痕与粘连引起的狭窄(图5-7-14)。

①肝内胆管呈枯树枝状扩张:肝内外胆管扩张不成比例,肝外及中央肝胆管扩张明显,周边胆管扩张轻微(图5-7-9)。

②梗阻端胆总管呈鼠尾状形态:扩张的胆总管远端逐渐变细或闭塞,整个渐变的范围>20mm。

③邻近梗阻近端胆管壁环形增厚:增强扫描呈环形强化,管壁较光滑(图5-7-9A)。

④梗阻段改变:

胆管结石在梗阻段可直接见到阳性结石影(图5-7-13A),其与扩张的胆管形成靶征(图5-7-46)或新月征(图5-7-47)(参见本章胆系结石相关内容)。

慢性胰腺炎改变:参见本章胰腺病变相关内容。

医源性胆管狭窄有局部手术史,扩张的胆管突然截断,无软组织肿块和结石征象(图5-7-14)。

壶腹部良性肿瘤可见软组织密度结节,乳头部充盈缺损及双管征(图5-7-11)。

(2)恶性病变:见于胰头癌、胆管癌、壶腹癌、胆囊癌和转移癌。

①肝内胆管呈软藤样扩张:肝内外胆管成比例扩张,肝内胆管扩张延伸到周边,分支较多(图5-7-10)。

②胆总管梗阻端的形态呈截断状:扩张的胆总管突然中断呈现软组织密度,液性密度消失,变化的整个范围<10mm(图5-7-12)。

③胆管壁不规则增厚:增强扫描见邻近梗阻端扩张的胆管壁不规则增厚,管壁多不光滑(图5-7-12B)。

④双管征:是指胆总管扩张伴有主胰管扩张,以恶性梗阻多见,常见于胰头癌和壶腹癌、壶腹部结石。

⑤梗阻段病变:胆管癌增强扫描可见胆管壁不规则增厚(图5-7-12B),或管腔内软组织病灶,增强扫描有强化(图5-7-10)。

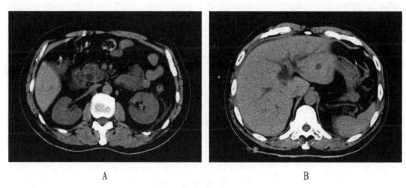

图5-7-9 胆总管胰头段结石

A. 增强扫描见胆总管扩张呈环状强化,"末环"周围胰腺组织密度欠均匀,腔内不均匀密度,未见强化;B. 肝内胆管轻微扩张呈树枝状,延伸到周边扩张逐渐变轻

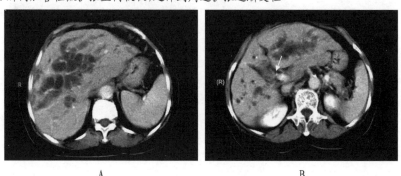

图5-7-10 肝门部胆管癌

A. 增强扫描见肝内胆管呈普遍性重度扩张,内见软组织密度结节有强化,肝左叶胆管扩张呈软藤样;B. 肝左叶胆管扩张明显,总肝管内软组织密度有强化(↑),总肝管直径>15mm

胰头癌可见胰头不规则增大,增强扫描有时可见有低密度病灶。

壶腹癌有时在十二指肠乳头区可见软组织结节,十二指肠内形成充盈缺损。

⑥后期常有肝门及腹腔淋巴结转移肿大。

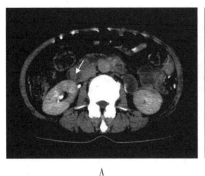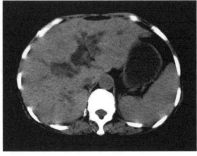

A   B

图5-7-11 胆总管下端乳头状腺瘤

A. 增强扫描见壶腹部软组织结节,突向十二指肠肠腔(↑);B. 左右肝管显示为圆形液性密度,肝内胆管呈软藤样中度扩张

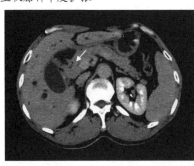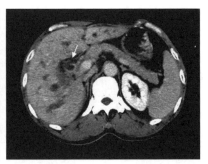

A   B

图5-7-12 胆总管胰头段胆管癌

A. 增强扫描见胰头段扩张,胆总管内软组织密度结节(↑),管腔完全堵塞,肝内胆管末梢扩张呈圆点状;B. 梗阻近端层面胆总管壁显示强化,并见一偏心软组织结节向腔内外生长(↑)

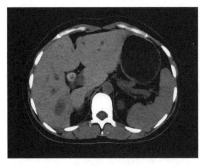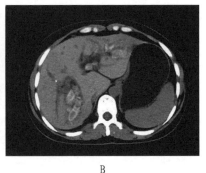

A   B

图5-7-13 总肝管、肝内胆管多发性结石

A. 总肝管内见类圆形混杂密度结石,管腔呈堵塞状;B. 左右肝管及分支内多发性混杂密度结石,胆总管中度扩张呈残根状

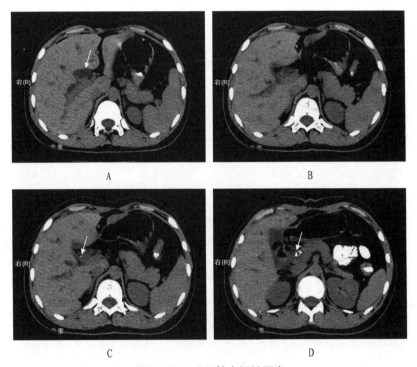

图5-7-14　T形管夹闭性阻塞

　　胆总管切开取石T形管引流术后黄疸,T形管造影后CT平扫显示:A. 胰上段胆总管扩张直径
>11mm(↑);B. 肝内胆管扩张,胆管内无对比剂充盈;C. 胰头段胆总管突然变细并见点状高密度对
比剂(↑);D. 胆总管下端无扩张,其内有高密度对比剂充盈(↑)和T形管低密度影,大部分对比剂进
入小肠

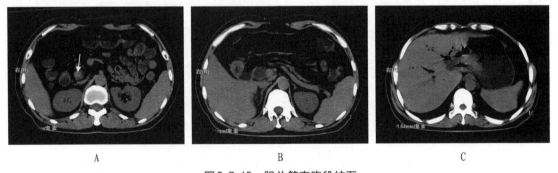

图5-7-15　胆总管壶腹段结石

　　胆总管下端结石行十二指肠乳头切开取石术后CT平扫:A. 胆总管下端阳性结石(↑),与胆管壁
间仅有弧线样液体密度间隙;B. 结石以上层面胆总管扩张呈均匀液性密度;C. 左右肝管及分支显示
轻中度扩张,内见有多处积气

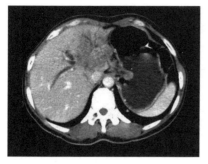

图5-7-16　肝内胆管细胞癌累及肝门部

CT增强扫描见肝左叶外侧段低密度不强化肿块,累及肝门部,压迫胆管,导致肝内胆管扩张

(二)MRI表现

1.良性梗阻:

(1)肝内胆管呈枯树枝状扩张:肝内外胆管扩张有时不成比例,肝外及中央肝胆管扩张明显,周边胆管扩张较轻(图5-7-17A,图5-7-17B)。

(2)梗阻端胆总管呈渐进性狭窄:扩张的胆总管远端逐渐变细或闭塞,整个渐变的范围较大(图5-7-17C)。

(3)邻近梗阻近端胆管壁环形增厚:增强扫描呈环形强化,管壁较光滑,厚度一般<5mm。

(4)梗阻段改变:胆管结石在梗阻段可直接见到结石影,其与扩张的胆管可形成靶征或新月征(图5-7-17A,图5-7-17B);医源性胆管狭窄有局部手术史,扩张的胆管突然被截断,无软组织肿块和结石征象;壶腹部良性肿瘤可见软组织结节,乳头部充盈缺损及双管征。

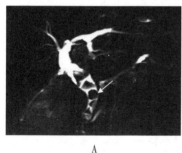
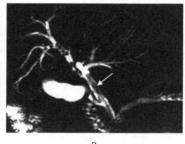
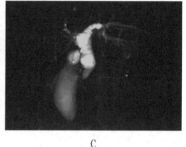

A　　　　　　　　　　B　　　　　　　　　　C

图5-7-17　胆管良性梗阻(不同患者)

A.MRCP示右肝内胆管多发低信号结石(↑),伴肝内胆管扩张;B.MRCP示胆总管中下段管腔内充满低信号结石(↑),胆总管上段、总肝管及左肝管扩张;C.MRCP示胆总管下端逐渐变窄,其内未见低信号结石影,上方胆管扩张,扩张胆管壁柔和,为炎性梗阻

2.恶性梗阻:

(1)肝内胆管呈软藤样扩张:肝内外胆管呈比例扩张,肝内胆管扩张延伸到周边,分支较多(图5-7-18A至图5-7-18C,图5-7-19D,图5-7-20A)。

(2)胆总管梗阻端的形态呈截断状:扩张的胆总管突然中断呈现软组织密度,液性密度消失,变化的整个范围相对较小(图5-7-18C至图5-7-18E)。

(3)胆管壁不规则增厚:增强扫描见邻近梗阻端扩张的胆管壁不规则增厚,管壁多不光滑。

(4)双管征:是指胆总管扩张伴有主胰管扩张(图5-7-18F,图5-7-20C,图5-7-20D)。

(5)梗阻段病变MRI表现:

①胆管癌增强扫描可见胆管壁不规则增厚,或管腔内软组织肿块,增强扫描有强化(图5-7-19A至图5-7-19C)。

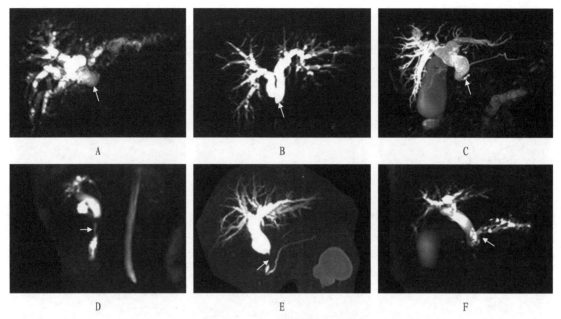

图5-7-18 胆管恶性梗阻(不同患者)

A. B. 肝门部胆管癌,MRCP示肝内胆管明显扩张,胆总管未见明确显示(↑);C～E. 胆总管中下段癌,MRCP示胆总管中下段狭窄,突然截断(↑),其上方平面总肝管及左右肝管、肝内胆管明显扩张;F. 壶腹癌,MRCP显示肝内胆管、胆总管、胰管明显扩张,形成双管征(↑)

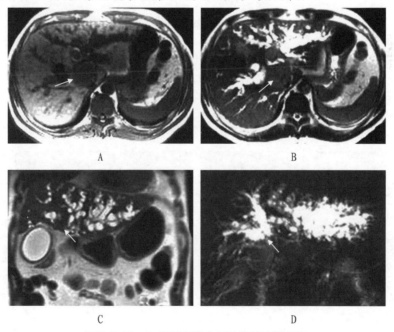

图5-7-19 肝门部胆管癌所致胆管恶性梗阻

A. 横断面T₁WI,肝门部软组织肿块(↑),呈稍长T₁信号,形态不规则,沿胆管走行分布,边界不清楚,肝内胆管明显扩张;B. 横断面T₂WI,肝门部软组织肿块(↑)呈稍长T₂信号,肝内胆管明显扩张;C. 冠状面T₂WI,肝门部软组织信号影(↑),肝内胆管明显扩张;D. MRCP示肝门部胆管截断(↑),肝内胆管明显扩张呈软藤样

②胰头癌可见胰头不规则增大，增强扫描其内可见低信号病灶（图5-7-21A至图5-7-21D）。

③壶腹癌有时在十二指肠乳头区见软组织结节，十二指肠内形成充盈缺损。

（6）常有肝门及腹腔淋巴结转移肿大。

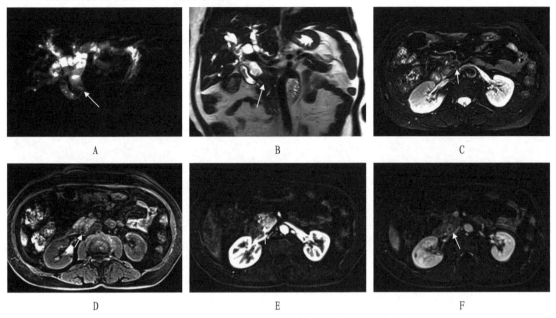

图5-7-20　胆总管下段癌所致胆管恶性梗阻

A.MRCP示低位胆管梗阻，胆总管下段截断（↑），胆总管上段、肝门部胆管和肝内胆管明显扩张，呈软藤样，胰管无扩张；B.冠状面T_2WI，胆总管下段管腔内软组织肿块，呈相对低信号（↑），其上方平面胆总管扩张；C.脂肪抑制横断面T_2WI，胆总管下段软组织肿块（↑）呈稍长T_2信号，形态不规则，边界不清楚；D.脂肪抑制横断面T_1WI，胆总管下段软组织肿块（↑）呈稍长T_1信号；E.F.动态增强扫描，动脉期病灶无明显强化（↑），平衡期肿块呈环状强化，壁较厚（↑）

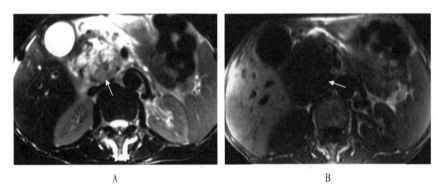

图5-7-21　胰头癌所致胆管恶性梗阻

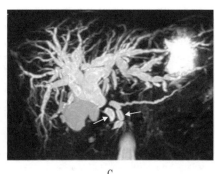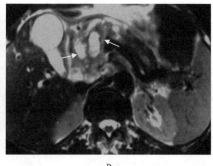

C   D

图5-7-21 胰头癌所致胆管恶性梗阻（续）

A. 横断面 T_2WI，胰头部软组织肿块（↑）呈稍长 T_2 信号，软组织肿块形态不规则，边界不清楚；B. 横断面 T_1WI，胰头部软组织肿块（↑）呈稍长 T_1 信号，病灶内部信号不均匀；C.MRCP 示低位胆管梗阻，胆总管（↑）、胰管（↑）同时扩张形成双管征，肝内胆管明显扩张呈软藤样；D. 脂肪抑制横断面 T_2WI，显示包埋在软组织肿块中的双管征（↑）

四、胆系炎症

急性胆囊炎

（一）CT表现

1.胆囊壁增厚：胆囊壁增厚是诊断胆囊炎的重要依据，呈弥漫性、均匀向心性增厚，厚度＞3mm，胆囊轮廓模糊不全（图5-7-22），增强扫描胆囊壁明显强化，持续时间较长（图5-7-23）。

2.胆囊密度增高：胆汁密度增高可接近肝脏实质密度（图5-7-24），见于胆囊急性炎症、坏疽、合并胰腺炎者。

3.多并发胆囊结石（图5-7-25），结石嵌顿胆囊管或胆囊颈部可引起胆囊积液（图5-7-26）。

4.胆囊周围积液：多分布于胆囊的一侧（图5-7-27）。

5.并发坏疽穿孔：胆囊周围脂肪间隙消失，胆囊窝内形成有液平的脓肿，肝胆界面不清，有时可见积气，与周围结构（十二指肠球部、胃窦、结肠肝曲等）粘连。

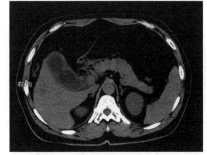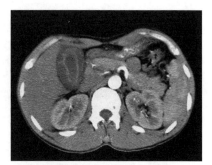

图5-7-22 急性胆囊炎（1）

CT平扫见胆囊增大，壁增厚边界模糊，囊内密度欠均匀

图5-7-23 急性胆囊炎（2）

增强扫描见胆囊壁增厚，浆膜下积液

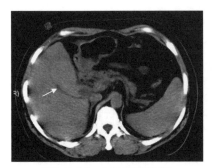

图5-7-24　急性胆囊炎(3)

CT平扫见胆囊密度与肝实质密度相仿，
与肝脏交界见线样低密度(↑)

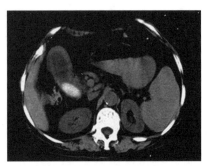

图5-7-25　慢性胆囊炎急性发作

CT平扫见胆囊增大，壁明显增厚，胆囊
颈部见一橄榄形高密度结石

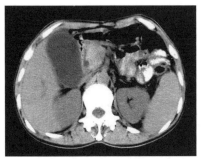

图5-7-26　急性胆囊炎(4)

CT平扫见胆囊结石嵌顿，胆囊积液，胆
囊肿大，壁增厚

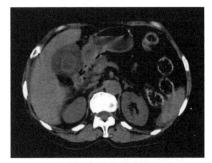

图5-7-27　急性胆囊炎(5)

肝脏胆囊窝内及胆囊周围积液

(二)MRI表现

1.胆囊壁增厚:胆囊壁弥漫性增厚(壁厚>3mm)是诊断胆囊炎的重要依据。增厚的胆囊壁因水肿而出现T_1WI低信号，T_2WI高信号，且边缘模糊(图5-7-28)。增强扫描增厚的胆囊壁明显强化，以黏膜首先强化为特征，且强化均匀。

2.胆囊肿大:胆囊体积明显增大(直径>5cm)，内常见低信号结石影(图5-7-28)。

3.胆囊周围积液:增厚的胆囊壁周围环绕长T_1、长T_2液体信号(图5-7-28)。

4.并发胆囊积脓:胆囊周围脂肪间隙消失，胆囊内形成有气液平面的脓肿。

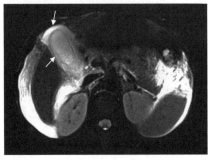

A

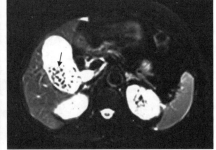

B

图5-7-28　急性胆囊炎，胆囊结石(不同患者)

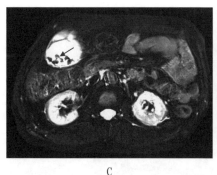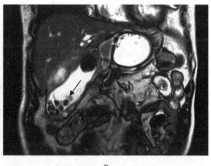

C　　　　　　　　　　　　　　　　　　D

图5-7-28　急性胆囊炎,胆囊结石(不同患者)(续)

A.T$_2$WI,胆囊炎:胆囊壁增厚(↑),胆囊窝内可见长T$_2$液体信号(长↑);B.抑脂T$_2$WI,胆囊体积增大,高信号胆汁内可见多发低信号结石呈"石榴籽样"(↑);C.抑脂T$_2$WI,胆囊内多发低信号结石(↑);D.冠状位T$_2$WI,胆囊体积增大,胆囊壁增厚,胆囊内多发大小不等类圆形低信号结石(↑)

(三)鉴别诊断

肝病性胆囊改变:多种肝脏实质性病变常继发胆囊壁水肿增厚或浆膜下积液,临床没有急慢性胆囊炎症状和体征,具有肝炎、肝硬化或肝癌的表现。实验室检查有白蛋白、肝功能异常等。

慢性胆囊炎

(一)CT表现

1.胆囊壁增厚:为本病的主要表现,一般为较规则的均匀性增厚,厚度>3mm,个别可超过15mm(图5-7-29)。增强扫描增厚的胆囊壁均匀强化(图5-7-30)。

2.胆囊体积改变:增大或缩小,增大者提示胆囊积液,缩小者表示胆囊萎缩。

3.胆囊壁钙化:为慢性胆囊炎的特征性表现,较少见。

4.胆囊结石:75%～95%的慢性胆囊炎的患者合并胆囊结石(图5-7-29,图5-7-30)

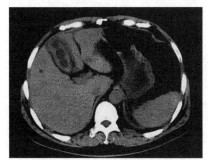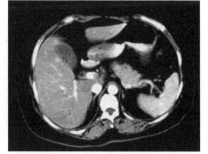

图5-7-29　慢性胆囊炎伴结石

CT平扫见胆囊壁明显增厚,内有多枚低密度结石

图5-7-30　慢性胆囊炎

增强扫描见增厚的胆囊壁强化,合并多发低密度结石

(二)MRI表现

1.胆囊体积变小(图5-7-31A),部分胆囊由胆囊积液引起体积增大。

2.胆囊壁均匀增厚,胆囊壁、胆囊窝在T₂WI上信号增高(图5-7-31B),增强后胆囊壁呈轻到中度均匀强化,内壁光整。

3.胆囊内结石:在T₂WI上表现为胆囊腔内低信号影(图5-7-31)。

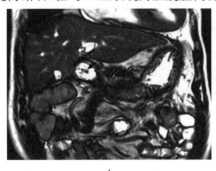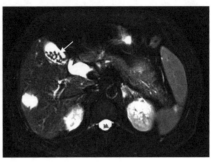

A   B

图5-7-31　慢性胆囊炎(不同患者)

A.冠状位T₂WI,胆囊体积变小,胆囊壁弥漫性均匀增厚,胆囊内见小圆形低信号结石(↑);B.抑脂T₂WI,胆囊内多发低信号结石(↑)

黄色肉芽肿性胆囊炎

(一)CT表现

1.CT平扫:

(1)胆囊壁有不同程度的弥漫性或局限性增厚。

(2)增厚的胆囊壁内有大小不一、数目不等的圆形或椭圆形低密度结节,大小为2~20mm,部分结节可相互融合,边界模糊(图5-7-32A)。

(3)胆囊周围炎性浸润呈不均匀稍低密度,肝脏胆囊间隙消失(图5-7-33)。

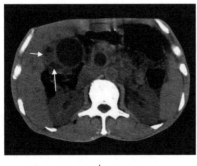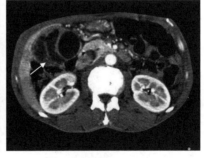

A   B

图5-7-32　局限型黄色肉芽肿性胆囊炎

A.胆囊壁局限性明显增厚(↑),壁内低密度结节融合(长↑),可见胆囊黏膜线完整;B.增强扫描见增厚的胆囊壁呈分隔状明显强化,壁内低密度结节不强化(长↑),胆总管下端结石

2.增强扫描:

(1)增厚的胆囊壁显示强化,可呈分隔或栅栏状(图5-7-32B),低密度结节多无强化(图5-7-33)。

(2)部分低密度结节周围可见纤细的高密度强化。

(3)部分病例可显示连续或中断的黏膜线。

（4）多伴有胆囊结石，合并胆总管结石者可伴有胆管扩张征象。

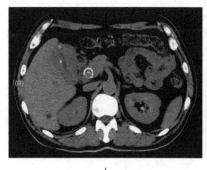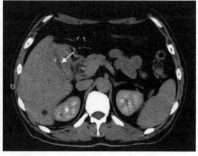

A   B

图5-7-33 弥漫型黄色肉芽肿性胆囊炎

A为CT平扫，B为增强门静脉期，胆囊壁广泛增厚致胆囊腔缩小（↑），增厚的囊壁内多个稍低密度小结节，门脉期显示明显。肝胆间隙低密度线在动脉期和静脉期显示清楚，平扫和平衡期稍模糊。胆囊和胆总管内可见高密度结石影

（二）MRI表现

1.胆囊体积增大，胆囊壁增厚，以弥漫性增厚为主，胆囊底部更为突出（图5-7-34A）。

2.增厚胆囊壁内见大小不一、数目不等的圆形或椭圆形异常信号，在 T_1WI 上呈等或低信号、在 T_2WI 上呈等或高信号。增厚的胆囊壁内异常信号结节是其特异性MRI表现（图5-7-34B）。

3.绝大多数病例胆囊腔内见低信号结石（图5-7-34C）。

4.MRI动态增强扫描：胆囊壁肉芽组织动脉期仅轻度强化，门脉期及延迟期强化逐渐明显，强化过程呈现炎性特点，典型者表现为夹心饼干征，即增厚的胆囊壁内外环状强化（图5-7-34D）。

5.增强后，胆囊轮廓逐渐清晰，肝胆界面较清晰（图5-7-34D）。

6.黏膜线：由于胆囊壁内多发肉芽肿的存在，将薄层肌层连同黏膜层推向胆囊腔，MRI表现为强化的线状信号，黏膜线一般完整或部分完整。

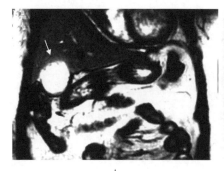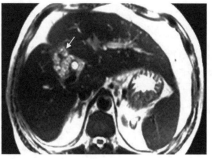

A   B

图5-7-34 黄色肉芽肿性胆囊炎

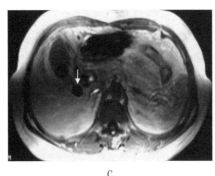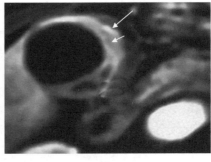

C   D

图5-7-34　黄色肉芽肿性胆囊炎(续)

A. 冠状位 T$_2$WI,胆囊壁局限性不规则增厚,以胆囊底部明显(↑);B.T$_2$WI,增厚的胆囊壁内可见数目不等、大小不一的小圆形等及稍高信号(↑),呈串珠状镶嵌样表现;C.T$_1$WI,胆囊壁不规则增厚,以胆囊底部明显,胆囊腔内可见多个低信号结石(↑);D.增强扫描可见增厚的胆囊壁肉芽组织强化明显,局部夹心饼干征(↑),胆囊黏膜线完整(长↑)

(三)鉴别诊断

胆囊癌:弥漫型黄色肉芽肿性胆囊炎的影像表现与胆囊癌之间有诸多相似之处,个别病例鉴别困难。术前常误诊为胆囊癌,或者把胆囊癌误诊为黄色肉芽肿性胆囊炎。实验室检查CA19-9不升高,应考虑本病的诊断。

急性梗阻性化脓性胆管炎

(一)CT表现

1. 肝内胆管扩张:呈不对称或局限性分布,肝实质萎缩,以左叶为明显。

2. 胆管梗阻以肝外胆管为主,脓性胆汁淤积(CT值为20～50HU),胆管壁水肿及胆汁环绕,肝内扩张胆管周围见低密度区(图5-7-35)。增强扫描见肝内胆管壁强化高于肝实质密度,提示为急性发作期(图5-7-36)。

3. 并发胆源性肝脓肿:85%的急性梗阻性化脓性胆管炎并发胆源性肝脓肿。单发或多发小脓肿形成,位于肝脏周缘,多发者呈簇状或不规则分布(图5-7-37),增强脓肿壁及间隔有强化,延迟扫描见低密度病灶缩小。有时可见脓肿与肝门之间有扩张的胆管相连。

4. 局限性肝段萎缩及脂肪浸润,增强扫描见肝实质局限性或节段性不均匀明显强化,提示急性梗阻性化脓性胆管炎在进展。

5. 胆管内积气:左叶多见,并见气液平面;ERCP和胆肠吻合术后肝胆管感染积气常见,为肠内气体逆行经乳头进入胆管(图5-7-35)。

6. 并发胆管结石:86%的病例为泥沙样或大块卵石状,可伴有肝外胆管结石。

7. 非特征性表现:有胆囊结石、胰腺炎、腹腔积液、脾大等。

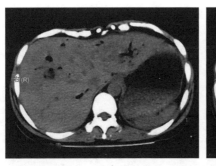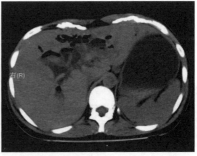

A   B

图5-7-35 急性梗阻性化脓性胆管炎

A.B. 为CT平扫不连续层面,胆总管内引流术后,肝内胆管呈不对称扩张,其周边有边缘模糊低密度,部分扩张的肝胆管积气与胆汁形成气液平面

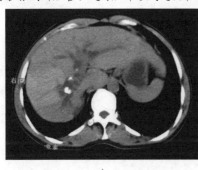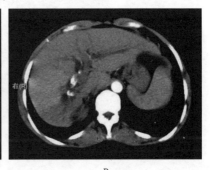

A   B

图5-7-36 急性梗阻性化脓性胆管炎并肝内胆管结石

A.CT见平扫肝内胆管扩张伴有稍低密度影,肝内胆管多发结石;B.增强扫描见胆管壁强化,肝右叶后段萎缩,胆管周围低密度无强化

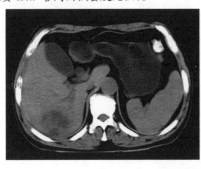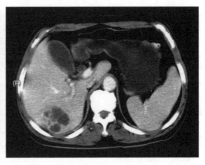

A   B

图5-7-37 急性梗阻性化脓性胆管炎并胆源性肝脓肿

A.CT平扫右叶后段见簇状分布,边界模糊低密度灶;B.增强扫描见脓肿壁和间隔较明显强化

(二)MRI表现

对肝内外胆管扩张、结石和胆囊病变显示非常满意。

1.炎性狭窄:表现为胆管壁增厚,增强扫描后见胆管壁持续强化,MRCP胆管呈锥形逐渐狭窄(图5-7-38A)。

2.胆管结石所致急性梗阻性化脓性胆管炎:表现为胆管内类圆形短T_2信号影,MRCP显示胆管呈杯口状狭窄或阻塞(图5-7-38B)。

3.蛔虫性狭窄:胆管内线样异常信号影,因蛔虫存活或死亡,其信号表现不同(图5-7-38C)。

4.壶腹部肿瘤:MRCP显示胆总管、胰管全程扩张,肝内胆管扩张呈软藤征(图5-7-38D)。

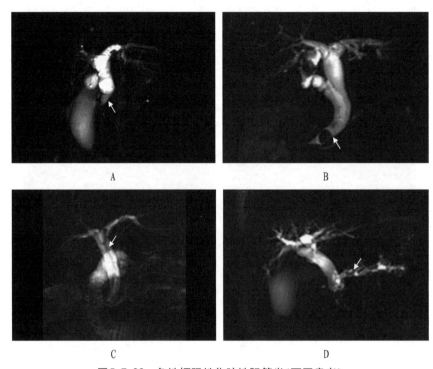

图5-7-38　急性梗阻性化脓性胆管炎(不同患者)

　　A.MRCP,胆总管下段炎症性狭窄,胆总管下段管腔逐渐变细(↑),管壁柔和;B.MRCP,胆总管下段结石,阻塞平面胆总管呈杯口状,结石呈低信号,边缘清晰(↑);C.MRCP,胆管蛔虫,胆总管内可见线条状低信号(↑),边缘清晰;D.MRCP,壶腹部肿瘤合并低位胆管梗阻,肝内胆管、总肝管、胆总管和胰管(↑)全程扩张,肝内胆管扩张呈软藤征

五、胆系结石

(一)CT表现

1.胆囊结石:

(1)胆固醇结石:为低密度或等密度结石,平扫多不易显示,增强扫描无强化(图5-7-39)。

(2)胆色素结石:为高密度结石,CT值>60HU(图5-7-40)。如为泥沙样结石,常沉积于胆囊下部呈高密度,形成胆汁结石平面,改变体位后结石形态位置发生变化(图5-7-41)。

(3)混合性结石:边缘呈高密度环而中心呈低密度的结石(图5-7-42)。

(4)钙胆汁:罕见,与胆囊管梗阻、胆囊感染和胆囊内胆汁碱化等因素有关,胆囊内呈均匀高密度,CT值>60HU。

2.肝内胆管结石:

(1)扩张的胆管内布满卵石样高密度结石,多数有胆管炎的表现。

（2）呈管状和不规则状结石，典型者表现为与门静脉伴行的胆管铸型（图5-7-43）。

（3）当结石位于肝内较大胆管时，远端的胆管扩张（图5-7-44）。

3.肝外胆管结石

（1）肝外胆管内类圆形或环形高密度影，结石以上胆管扩张（图5-7-45），胆管扩张呈枯枝状（图5-7-44）。

（2）靶征：高密度或软组织密度结石位于胆管中心，其周围被低密度胆汁环绕形成靶征（图5-7-46）。

（3）新月征：结石紧贴胆总管一侧管壁，而狭窄的管腔被胆汁充盈呈新月形，即新月征（图5-7-47）。

（4）扩张的胆总管逐渐变细，移行长度＞20mm，而后突然中断，此时未见到高密度结石和肿块，应考虑到低密度结石的可能。

（5）24%～36%的胆总管结石不合并胆管扩张。

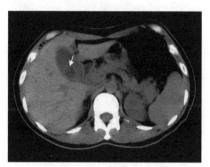

图5-7-39　胆固醇结石

CT平扫结石密度低于胆汁密度，外有胆色素沉着呈稍高密度环影（↑）

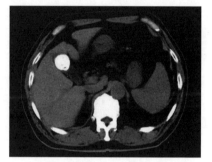

图5-7-40　胆色素结石

CT平扫见胆囊单发性胆色素结石呈圆形高密度

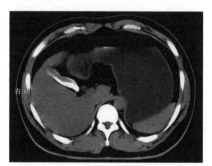

图5-7-41　泥沙样结石

胆囊内结石沉积形成结石胆汁平面

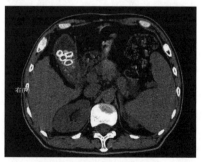

图5-7-42　混合性结石

平扫见胆囊内有多个不规则环状高密度影堆积于胆囊内，胆囊壁增厚明显，胆汁密度增高

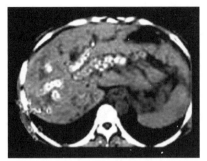

图5-7-43　胆管铸型结石

CT平扫见肝内胆管多发高密度铸型结石伴胆管扩张

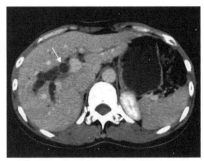

图5-7-44　主肝管结石

CT平扫见肝内胆管枯枝状扩张,内见多个低密度结石靶征(↑)

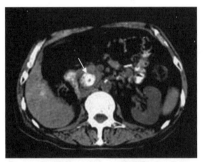

图5-7-45　胆总管结石

CT平扫见扩张的胆总管内见混合性结石(↑)

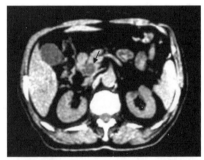

图5-7-46　胆总管结石伴靶征

增强扫描见胆总管扩张,中心点状稍高密度结石被低密度胆汁环绕形成靶征(↑)

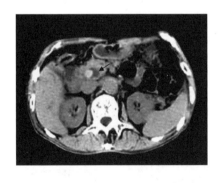

图5-7-47　胆总管结石伴新月征

扩张的胆总管内高密度结石与胆汁形成新月征(↑)

4.胆总管结石行胆总管切开取石术后:

(1)胆总管仍有扩张,因为扩张的胆总管在去除阻塞因素后未能回缩到正常大小,不应误诊为结石复发所致的胆总管扩张。

(2)术后结石复发CT表现同术前。

5.胆管结石的并发症:

(1)胆囊炎或胆管炎。

(2)胆源性胰腺炎:胆管结石可诱发急性渗出性胰腺炎。

(3)胆源性肝硬化:因胆汁淤积而引起肝硬化,约占胆管结石病例的50%,结石病程越长,肝硬化越明显。

(4)胆囊癌:部分胆囊结石病例合并胆囊癌。

(二)MRI表现

1.由于成分不同,结石在MRI上信号强度变化很大,特别是在T_1WI上,结石可以是低信号、等信号或高信号,但大部分结石相对于胆汁为低信号,中间可伴有高信号。在T_2WI上均呈低信号,MRCP上表现为低信号的充盈缺损。

2.胆囊结石:表现为胆囊内单发或多发充盈缺损,形态上有圆形、多面体形或分层状(图5-7-48A,图5-7-48B);增强扫描结石没有强化,此点可与胆囊息肉鉴别。

3.胆管结石:肝内外胆管内单发或多发低信号充盈缺损(图5-7-48C,图5-7-48D);常合并梗阻以上胆管扩张。肝外胆管内结石,较大时可完全阻塞胆管,阻塞端呈杯口状;结石较小,不阻塞胆管时,结石位于胆管中央,周围被胆汁包绕。增强扫描见结石无强化。

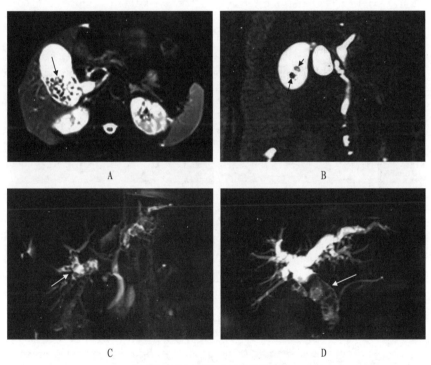

图5-7-48 胆石症(不同患者)

A.抑脂T_2WI横断面相,胆囊内多发低信号结石,大小不一(↑);B.MRCP原始图像,胆囊内多发异常信号,上方结石以等信号为主(↑),下方结石以低信号为主(长↑);C.MRCP示肝内胆管内多发低信号影,呈串珠状分布于肝内胆管管腔内,伴肝内胆管扩张(↑);D.MRCP示胆总管管腔明显扩张,管腔内见多发大小不等、形态不规则低信号充盈缺损,边界清楚(↑)

(栾维志 徐春生 张发平)

第八节 胰腺病变

一、胰腺炎

(一)CT表现

1.胰腺肿大:通常为弥漫性肿大(图5-8-1A),有时也可表现为胰头或胰尾局限性肿大(图5-8-2)。

2.胰腺密度改变:胰腺实质密度多不均匀,出血在平扫时表现为局灶性密度增高。实质坏死表现为增强后不被强化的低密度灶。

3.胰周的改变:胰腺轮廓模糊,胰周可有积液(图5-8-2)。

4.肾筋膜增厚:是诊断急性胰腺炎的重要标志,即使在胰腺本身改变不明显时。肾筋膜增厚往往是左侧较右侧明显(图5-8-1B)。

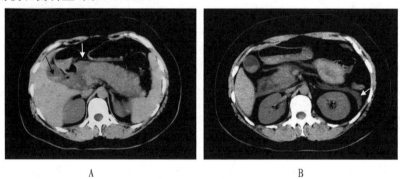

A   B

图5-8-1 急性胰腺炎(1)

　A.CT平扫见胰腺弥漫性肿大,胰头周围积液(↑),胆囊内有高密度结石(长↑);B.两侧肾前筋膜增厚,以左侧为甚(↑)

5.并发症:

(1)蜂窝织炎:常发生于胰体、尾部,多表现为密度低而不均匀的软组织密度影,边界模糊,CT值高于液体(图5-8-2B)。当病变周围组织反应形成假包膜时,形成假性囊肿。

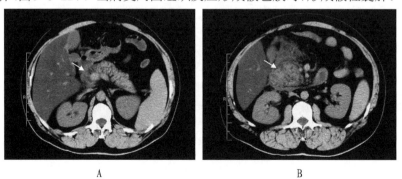

A   B

图5-8-2 急性胰腺炎(2)

　A.B.CT平扫见胰头局限性肿大,其前缘可见蜂窝织炎(↑),肝右叶呈脂肪肝表现

（2）假性囊肿：可位于胰内或胰外，以后者多见，可单发或多发，为具有假包膜的类圆形水样密度病灶，囊壁薄，边界清楚，密度较均匀（图5-8-3）。

（3）脓肿：可位于胰内或胰外，以前者多见，可有明显的壁或包膜。密度低于蜂窝织炎，而高于一般假性囊肿。可靠征象为病灶内散在小气泡，此征象的发生率为30%～50%（图5-8-4）。

（4）其他：胰性腹腔积液和胸腔积液。

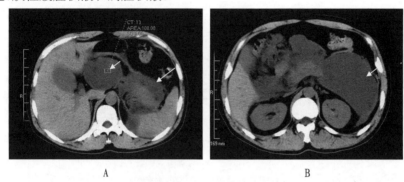

图5-8-3　急性胰腺炎（3）

A.B.CT平扫见胰头及胰尾区假性囊肿形成（↑），胰周广泛积液（长↑）

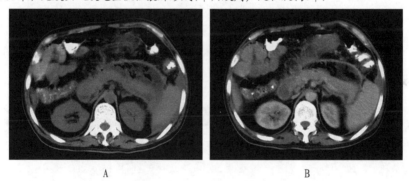

图5-8-4　急性胰腺炎（4）

A.CT平扫见胰体、尾部前方脓肿内有散在积气；B.增强扫描见脓肿壁较厚，有强化

（二）MRI表现

1.直接征象：

（1）胰腺肿大：60%的急性胰腺炎有胰腺弥漫性肿大（图5-8-5，图5-8-6）（胰头＞3cm，胰体＞2.5cm，胰尾＞2cm）或胰腺局限性明显肿大；胰管扩张＞3mm。

（2）胰腺小叶间隔增厚：在脂肪抑制序列T₂WI上表现为胰腺内沿小叶间隔分布的线条状高信号。

（3）胰腺被膜增厚：在脂肪抑制序列T₂WI上表现为胰腺边缘信号增高（图5-8-5）。

（4）胰腺坏死、出血：重症胰腺炎常并发胰腺局灶性或弥漫性坏死，MRI表现为T₁WI胰腺内低或稍低信号，T₂WI为高信号。有学者用"盐和胡椒征"（salt and pepper sign）和黑胰征（dark pancreas sign）形容胰腺的局限性和弥漫性坏死。伴有出血时，在T₁WI、T₂WI像上均表现为局灶性高信号（图5-8-6）。

2.胰腺周围改变：

(1)蜂窝织炎：MRI平扫以稍长T_1、长T_2信号为主，间有分隔样等T_1、等T_2信号；增强为形态不规则的炎性肿块，内有多条粗细不一的分隔样强化，形似蜂窝。

(2)积液：①半数以上的急性胰腺炎有胰周积液，表现为条片状影，T_1WI呈稍低或低信号，T_2WI为稍高或高信号（图5-8-5）；②网膜囊积液，胰周积液的AP病例35%以上累及网膜囊，在T_2WI呈斑片状高信号。

(3)腹膜后脂肪间隙受累：按照MRI严重指数分级，轻度、中度、重度AP中肾周间隙受累率分别为47.01%、91.52%、91.67%；轻度AP病例中左侧肾周间隙受累的概率高于右侧，在中度和重度AP中两侧受累的概率没有明显差异。MRI表现为在T_1WI上呈条状或网格状稍低信号或等信号，在T_2WI上呈高信号；积液增加时，呈斑片状或条弧形。24%的AP合并血管周围积液。

(4)胰周血管受累：动脉受侵表现为T_1WI和T_2WI血管腔内出现稍高信号，局部动脉壁毛糙。MRI增强动脉期可见受累动脉强化程度减低，边缘模糊；静脉受累表现为受累段静脉于T_1WI血管腔内出现稍高信号，MRI增强静脉期见静脉腔内局限性或完全性充盈缺损。

3.并发症：

(1)脓肿：以胰内多见，呈形态规则或欠规则的液体密度，有明显的壁；可靠征象为病灶内散在小气泡。此征象的发生率为30%～50%。

(2)假性囊肿：约9%的AP病例后期形成假性囊肿，多位于胰外，胰内也可发生，单发或多发，单纯的假性囊肿为T_1WI低信号、T_2WI高信号，即典型的液体信号；弥散加权成像(diffusion weighted imaging,DWI)一般为等低信号。假性囊肿内伴有出血或蛋白质含量异常时，称为混杂性假性囊肿，T_1WI和T_2WI均为不均匀混杂信号。

(3)其他：胰性腹腔积液和胸腔积液。

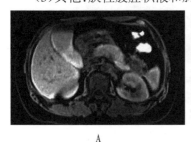 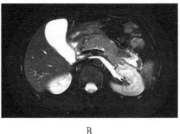 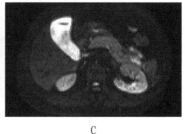

A B C

图5-8-5 急性胰腺炎(5)

图5-8-5中A为T_1WI，B为T_2WI，C为DWI，胰腺弥漫性肿大，T_2WI脂肪抑制图像上可见胰腺边缘被膜增厚，信号增高；胰尾周围可见长T_1、长T_2信号的液体渗出，DWI表现为等低信号

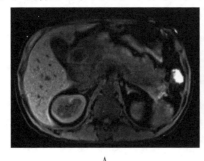 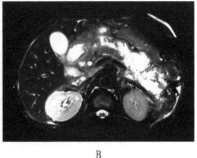

A B

图5-8-6 胰腺炎(胰腺坏死、出血)

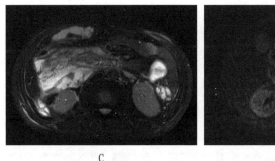 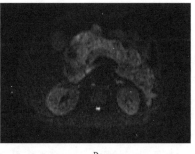

C　　　　　　　　　　　　D

图5-8-6　胰腺炎(胰腺坏死、出血)(续)

A. 为T_1WI,B.C. 为T_2WI,D. 为DWI,胰腺体积弥漫性增大,内见出血、坏死信号,胰腺周围见大量液体渗出,部分呈包裹性,累及肝肾间隙;病变T_1WI以等低信号为主,T_2WI以等高信号为主,DWI上呈低信号

(三)鉴别诊断

轻症AP胰腺仅表现为轻度弥漫性或局限性增大时,需与胰腺癌相鉴别,重症胰腺炎后期假性囊肿形成后,需和胰腺囊性肿瘤相鉴别,结合临床病史不难做出准确诊断。

二、胰腺癌

(一)CT表现

1.胰腺肿块:

(1)平扫多为等密度或略低密度肿块(图5-8-7A),伴有或不伴有胰腺轮廓的改变是胰腺癌的直接征象。

(2)在双期增强扫描动脉期,胰腺正常组织明显强化,而胰腺癌是少血供组织,表现为低密度(图5-8-7B)。

(3)胰头癌时,胰头往往表现为圆隆和球形扩大,此时胰体尾则有不同程度的萎缩(图5-8-8)。

(4)当胰头钩突失去正常平直的三角形而变为圆隆、局限性隆凸或出现分叶时,高度提示肿瘤的存在(图5-8-8A)。

(5)胰体尾癌常表现为明显的局部肿大和分叶状肿块(图5-8-9)。

2.胆管和胰管扩张:

(1)癌肿侵犯或压迫胆总管下端造成梗阻部位以上的胆管(包括胆囊)扩张,胆总管管腔内径>10mm,常常表现为扩张的胆总管在胰头部突然截断或变形(图5-8-10)。

(2)主胰管扩张较常见,占50%~60%,是由于肿瘤堵塞主胰管所致,多呈管状扩张,也可呈串珠状扩张(图5-8-8B)。

(3)在胰头内同时见到扩张的胆总管和扩张的胰管即所谓的双管征(约占16%)(图5-8-7C)。

3.胰周血管受侵:

(1)此为胰腺周围血管被癌肿局部浸润的征象。

(2)血管周围的脂肪层消失。

(3)血管被肿块包绕(图5-8-11)。

(4)血管形态异常,表现为僵直、变细或边缘不光整。

(5)血管不显影,或管腔扩大,其内可见瘤栓。

4.继发潴留性囊肿:此为癌肿破坏胰管造成胰液外溢所致,多在胰腺内,少数可位于胰周间隙内(图5-8-12),表现为囊性低密度。

5.转移性淋巴肿大:以腹腔动脉及肠系膜上动脉周围淋巴结肿大最常见,其次为腹主动脉及下腔静脉旁淋巴肿大(图5-8-12)。

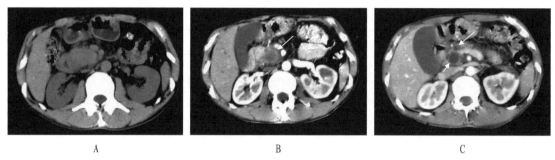

A   B   C

图5-8-7　胰腺癌(1)

A.CT平扫见胰头等密度肿块,钩突明显圆隆;B.增强扫描见动脉期钩突内见境界不清低密度灶(↑);C.胰头部可见扩张的胆总管(↑)和主胰管(长↑),即双管征

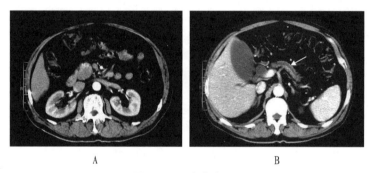

A   B

图5-8-8　胰腺癌(2)

A.增强扫描见胰头钩突圆隆,失去正常平直的三角形;B.胰体、尾部萎缩,主胰管呈管状扩张(↑)

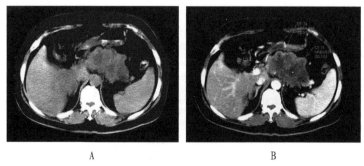

A   B

图5-8-9　胰腺癌(3)

A.CT平扫见胰体、尾部分叶状肿块,内见境界不清的低密度区;B.增强扫描见肿块内低密度更清晰

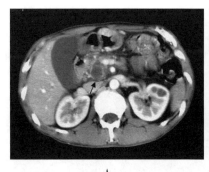
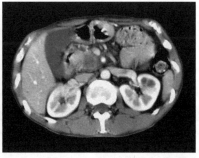

图5-8-10 胰腺癌(4)

A. 增强扫描见胆总管扩张(↑),胆囊扩大,左肾有2个小囊肿;B.(与A图间隔5mm的层面)扩张的胆总管突然中断、消失,钩突部见低密度肿块

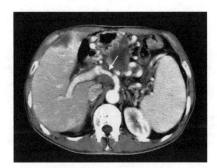

图5-8-11 胰腺癌(5)

肝总动脉被肿块包绕(↑)

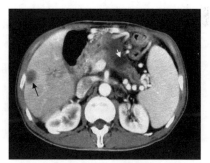

图5-8-12 胰腺癌(6)

增强扫描见胰体部肿大,继发性潴留囊肿形成(↑),肝右叶转移灶(长↑)

(二)MRI表现

1.直接征象:

(1)肿块常见发生部位依次是胰腺钩突、胰头和胰体尾部。

(2)肿块<3cm时,胰腺形态和轮廓可以没有明显变化。

(3)病灶在T_1WI上为低信号,脂肪抑制T_1WI信号更低,部分病例为等信号;T_2WI大部分呈高信号,部分为等信号,坏死灶信号更高。

(4)DWI胰腺癌原发灶、淋巴结转移和肝转移灶均呈高信号。

(5)Gd-DTPA动态增强扫描见胰腺癌呈渐进性强化,动脉期多无强化,正常胰腺组织明显强化,两者对比明显,有利于显示平扫T_1WI上表现为等信号的小病灶(图5-8-13);延迟期呈轻至中度强化,胰腺癌组织的强化达峰时间在延时2分钟以后。

2.间接征象:

(1)胰头部圆隆和球形扩大,胰体尾有不同程度的萎缩。

(2)胰头钩突失去正常平直的三角形而变为圆隆、局限性隆凸或出现分叶时,高度提示肿瘤的存在。

(3)MRCP可以出现以下表现:

①胰头和钩突癌可致胆管、胰管均阻塞扩张呈双管征(图5-8-14),且扩张的胆管与胰管不

相交汇,肝内胆管扩张呈软藤征。

②扩张的胆总管于肿瘤层面呈截断征(图5-8-13,图5-8-14)。

③胰腺颈、体部癌病灶段胰管狭窄或闭塞中断,远端胰管不同程度扩张,个别病例可形成潴留囊肿。

4.胰周血管受侵、淋巴结肿大、肝脏转移等,对胰腺癌的术前分期和评估有重要意义。

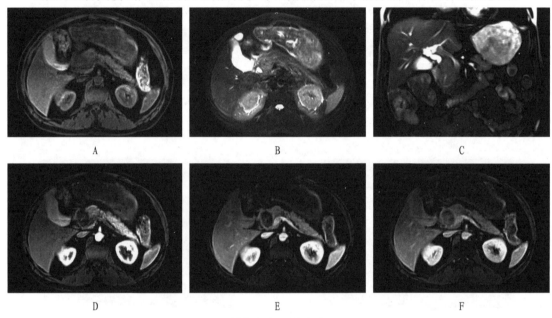

图5-8-13 胰头癌

A. 横断面脂肪抑制T_1WI胰头部病灶呈稍低信号,边界欠清晰;B.C. 横断面和冠状面脂肪抑制T_2WI病灶呈等高信号,胆总管轻度扩张,于肿瘤层面出现截断征;D~F. 动态增强扫描动脉期病灶强化明显低于正常胰腺,静脉期和延迟扫描肿瘤边缘强化,强化程度仍低于正常胰腺组织

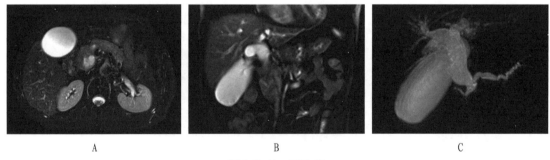

图5-8-14 胰头癌

A.B. 横断面和冠状面脂肪抑制T_2WI肿瘤位于胰头部,胆管扩张,胆囊明显增大;扩张的胆总管于肿瘤层面呈截断征;C.MRCP示胆总管和胰管均明显扩张——双管征

(三)鉴别诊断

1.慢性胰腺炎:对表现为胰头局限性增大的慢性胰腺炎与本病鉴别较困难,慢性胰腺炎表现为胰腺和胰管钙化,胰头增大,但外形光整、无分叶,增强扫描见胰头密度均匀或欠均匀,胰

周血管及邻近脏器无恶性侵犯,腹膜后无转移性淋巴肿。

2.胰腺神经内分泌肿瘤:体尾部的胰腺癌应与胰腺神经内分泌肿瘤相鉴别,神经内分泌肿瘤多膨胀性生长,增强扫描后强化明显,早期强化。

三、胰腺囊腺瘤

黏液性囊腺瘤

(一)CT表现

1.肿瘤较大,一般均>5cm,呈类圆形,可有分叶,边界欠清楚,以胰腺体尾部多见,约占2/3。

2.肿瘤以囊性为主,多数有分房,房体积较大而数目较少,囊内为稠厚的黏液或血性液体,CT值为20~45HU;囊内侧壁有乳头状或不规则结节突入囊腔;囊壁厚薄不均,有包膜(图5-8-15A)。

3.肿瘤囊壁可有钙化,但发生率较低。

4.增强扫描肿瘤的实性部分及囊壁、分隔、壁结节呈中度强化(图5-8-15B)。

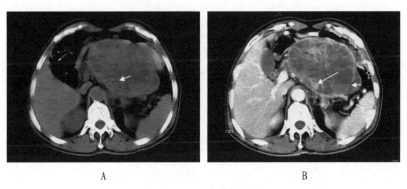

A   B

图5-8-15　胰腺囊腺瘤

A.CT平扫胰腺体尾部肿瘤呈分房囊性,可见壁结节(↑);B.增强扫描肿瘤囊壁、分隔(↑)、壁结节(长↑)均中度强化

(二)MRI表现

1.平扫T_1WI上的表现随着囊内蛋白质或血液成分的含量增加,信号逐渐增强,为混杂高信号,在T_2WI上为高信号,病灶内间隔和壁结节显示为相对低信号(图5-8-16A至图5-8-16C)。

2.囊壁外缘光滑,内缘欠规则,可有边缘钙化。

3.增强扫描囊壁、间隔、壁结节有较明显强化(图5-8-16D至图5-8-16F)。

4.黏液性囊腺瘤/囊腺癌的判断:

(1)囊内分隔厚而不均,出现壁结节者提示恶性可能(图5-8-16)。

(2)出现蛋壳样钙化者提示恶性可能。

(3)囊性肿块越大,发病年龄越高,囊腺癌的可能性越大。

(4)侵犯周围器官常提示为恶性,有远处转移为恶性。

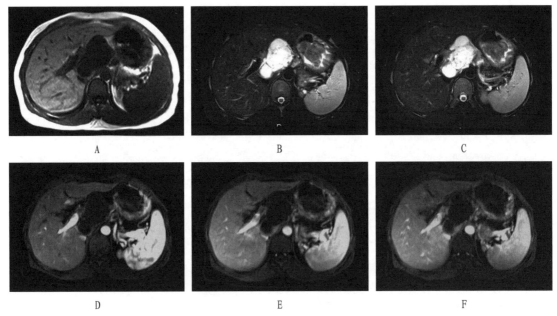

图5-8-16　胰腺黏液性囊腺癌

A为T₁WI，B和C为脂肪抑制T₂WI，病灶在T₁WI上呈低信号，在T₂WI上呈高信号，与周围组织分界欠清，内壁不规则，病灶内可见厚薄不均的间隔；D～F. 分别为动态增强扫描动脉期、静脉期及延迟期图像，病灶的囊壁及间隔有强化

浆液性囊腺瘤

(一)CT表现

1.肿瘤多数＞5cm，为类圆形，可有分叶，边界清楚，多位于胰头部。

2.肿瘤为囊性，大多数有分房，房较小而较多，有时呈蜂窝状，部分肿瘤中央可见纤维瘢痕灶，并见放射状排列的纤维分隔(图5-8-17A)；囊内壁乳头状或结节状突起少见；囊壁多均匀光滑，有完整包膜。

3.肿瘤钙化发生率较高，中心钙化较囊壁钙化多见。

4.增强扫描囊壁及分隔无强化或不规则强化(图5-8-17B)。

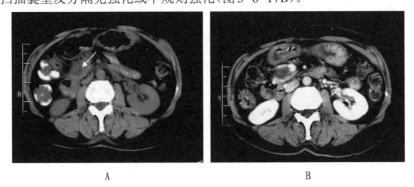

图5-8-17　胰腺浆液性囊腺瘤(1)

A.CT平扫胰头部可见一囊性低密度肿块，有分叶，其内有纤维瘢痕灶(↑)；B.增强扫描囊内无强化，部分囊壁见不规则强化

(二)MRI表现

1.平扫T₁WI为低信号,在T₂WI上为高信号的蜂窝状肿块,可清楚地显示病灶内小囊和间隔,壁光滑,可见壁结节(图5-8-18A至图5-8-18C)。

2.小囊直径<2cm,病灶中心出现纤维瘢痕和星芒状钙化(约占10%)具有特征性意义。

3.增强扫描囊壁、囊内间隔强化,中心瘢痕有延迟强化(图5-8-18D至图5-8-18F)。

4.MRCP:胰管多无扩张,囊肿可推移或包绕胰管,与胰管不相通;发生于胰头的病变可压迫胆总管。

5.胰腺周围脂肪间隙存在,不侵犯邻近器官。

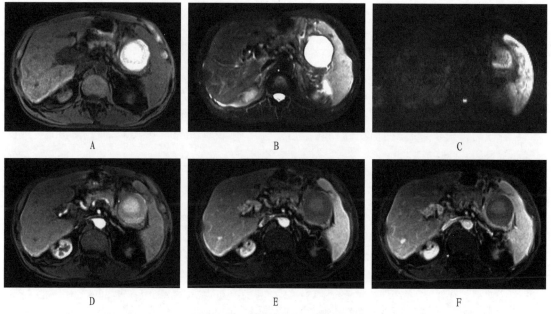

图5-8-18 胰腺浆液性囊腺瘤(2)

A为T₁WI,B为T₂WI,胰尾部病灶T₁WI以等高信号为主,T₂WI为更高信号;C.DWI病灶为等高信号;D~F.分别为增强扫描动脉期、静脉期和延迟期,动脉期囊壁明显强化,静脉期和延迟期囊壁延迟强化

(三)鉴别诊断

胰腺囊腺癌:大多数是由具有恶性倾向的黏液囊腺瘤转变而来的,少数为原发性,好发于中老年女性,囊腺癌囊壁厚薄不均匀,瘤体短期内可迅速增大,肿块实性部分及壁结节强化,内可见低密度坏死区,边界不清,还可见肿瘤向外局部侵犯,较晚期胰腺与周围结构粘连,亦见发生血行和淋巴道及腹膜种植转移,血清学检查CEA、CA19-9可增高。

四、胰岛细胞瘤

(一)CT表现

1.胰岛细胞瘤:

(1)CT平扫多为等密度或稍低密度区,肿瘤直径常≤2cm,胰腺轮廓多无改变,平扫时常难以发现病灶(图5-8-19A)。

(2)绝大多数胰岛细胞瘤为富血供肿瘤,增强动脉期大多为结节状明显均匀强化,少数内部坏死可呈环形强化,多数病灶较胰腺组织CT值＞30HU,边缘清晰锐利(图5-8-19B);门脉期病灶密度逐渐降低(图5-8-19C)。极少数肿瘤为乏血供性,甚至囊变(图5-8-20)。

(3)出现远处转移和肿瘤侵犯邻近组织则是判断恶性胰岛细胞瘤的可靠指标。

2.胃泌素瘤:

(1)CT平扫为等密度或低密度灶,发生在胰腺的胃泌素瘤一般较胰外的大,直径为2～4cm,多位于胰腺头颈部。

(2)增强动脉期病灶强化常不明显,在门脉期肿瘤强化变得明显,但强化程度不及胰岛素瘤且为不均匀强化。

(3)肿瘤较大者,多为恶性,常有肝转移。

3.无功能胰岛细胞瘤:

(1)CT平扫多呈类圆形,边缘较光整,可有浅分叶的低密度或等密度肿块,或呈不均匀密度,可有坏死、囊变及出血(图5-8-21A)。

(2)肿瘤较大,以胰腺体、尾部多见,90%以上的瘤体直径＞3cm,平均约为8cm。

(3)20%的病例出现瘤内结节状钙化,恶性无功能胰岛细胞瘤钙化率高(图5-8-21B)。

4.肿瘤为富血供,增强扫描动脉期病灶强化较明显,高于正常胰腺实质,而门脉期肿瘤强化程度明显减退(图5-8-22)。

5.肿瘤呈膨胀性生长,对周围结构只是压迫和推移,一般无浸润血管现象。恶性病变可见胰周淋巴结肿大以及肝转移等。

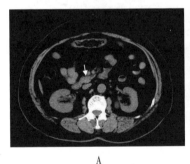
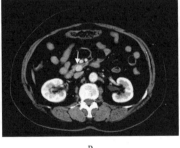
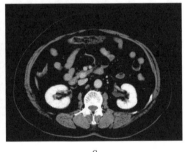

A   B   C

图5-8-19　胰岛细胞瘤(1)

A.CT平扫胰头钩突部后缘稍隆突(↑),其内未见明显异常密度;B.动脉期胰头钩突部可见明显强化的高密度结节状病灶,边界清楚(↑);C.门脉期病灶强化的程度有所减退

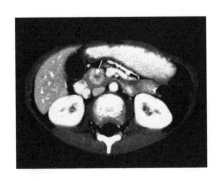

图5-8-20　胰岛细胞瘤(2)

增强扫描见胰头部强化结节中心见低

密度囊变区(↑)

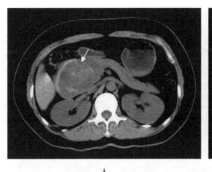
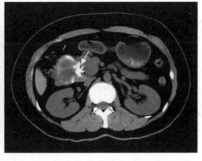

图5-8-21　恶性无功能胰岛细胞瘤

A.CT平扫见胰头部类圆形肿块,密度不均匀,大部分囊变,边缘较光整(↑);B.肿瘤边缘有钙化
(↑)

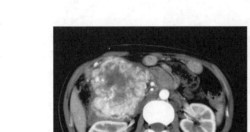
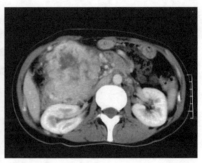

图5-8-22　恶性无功能胰岛细胞瘤

A.增强动脉期见胰头部有一类圆形明显强化肿块,其内有低密度坏死区,边缘有分叶;B.门脉
期肿瘤强化程度减低

(二)MRI表现

1.常单发,少数多发者见于多发性内分泌瘤病;病灶呈类圆形,常<2cm,坏死囊变少见(图
5-8-23)。

2.T_1WI为略低信号,界限常不清楚;脂肪抑制T_2WI为明显高信号。

3.增强扫描强化方式多样:

(1)动脉期无明显强化,静脉期与延迟期有强化,强化程度与胰腺组织相当(图5-8-23)。

(2)增强各期均有明显强化的均匀高信号,边界清楚。

(3)增强扫描动脉期结节明显均匀强化,门脉期病灶强化程度逐渐降低,此型最常见。

(4)少数有囊变的病灶呈环形强化;极少数肿瘤为乏血供,增强扫描瘤体没有明显强化。

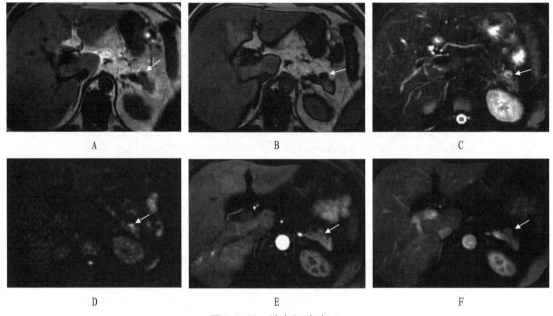

图5-8-23　胰岛细胞瘤（3）

A.B.A和B为同反相位图,同相位上病灶为等信号(↑),反相位上病灶呈低信号(长↑);C.脂肪抑制T₂WI,胰尾部病灶突出于胰腺轮廓外,病灶呈高信号(长↑);D.DWI病灶呈高信号(↑);E.F.分别为增强扫描动脉期和静脉期,动脉期病灶无明显强化,静脉期强化程度与胰腺组织相当(↑)

（刘　浩　张俊祥　郑穗生）

第九节　脾　脏　病　变

脾梗死

(一)CT表现

1.急性期:

(1)CT平扫:见脾实质内三角形低密度灶,基底位于脾的外缘,尖端常指向脾门,边界清楚或模糊(图5-9-1A)。

(2)增强扫描:病灶无强化,边界较平扫时更加清楚(图5-9-1B)。

2.慢性期:

(1)CT平扫:梗死区密度逐渐增高,脾脏因纤维组织增生和瘢痕收缩而致边缘局部内陷。

(2)增强扫描:瘢痕组织呈轻微强化的低密度区。

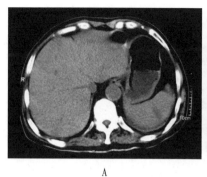
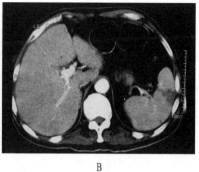

A　　　　　　　　　　　　　B

图5-9-1　脾梗死(1)

　　A.CT平扫脾,内见一基底位于脾的外缘、尖端指向脾门的三角形低密度灶,边界欠清楚;B.增强扫描示病灶无强化,边界更加清楚

(二)MRI表现

　　脾脏实质内三角形或楔形异常信号,基底位于脾脏的外缘、尖端指向脾门;在T_1WI上表现为低信号,在T_2WI上表现为高信号(图5-9-2);增强扫描病灶无强化。

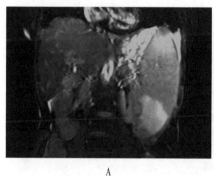
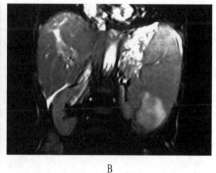

A　　　　　　　　　　　　　B

图5-9-2　脾梗死(2)

A.B. 脾大,T_2WI脾脏下极可见三角形高信号,基底位于脾脏的外缘,尖端指向脾门

(郑根林　徐　敏)

第六章 泌尿和生殖系统

第一节 肾脏病变

一、肾脏囊性病变

单纯性肾囊肿

(一)CT 表现

1.病灶单发或多发,一侧或两侧肾受累。

2.平扫呈圆形或类圆形的均匀水样密度;有出血、感染或蛋白样物质含量高时为高密度;囊内容物和囊壁有时可见钙化(图6-1-1A)。

3.病灶边缘清晰、锐利,伴感染时边缘模糊。

4.囊肿大小不一,较大囊肿可使肾盂肾盏受压、变形,肾包膜下较大的囊肿会突向肾轮廓之外。

5.增强扫描病灶不强化,边缘更加清晰、锐利(图6-1-1B),但伴感染时囊壁增厚,并可强化,周围可见低密度水肿区。

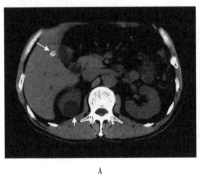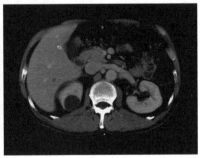

A   B

图6-1-1 单纯性肾囊肿(1)

A.CT平扫见右肾上极圆形水样低密度灶,边缘清楚、锐利(↑),肝右叶前段见多发高密度钙化(长↑);B.增强扫描肾内病灶不强化

(二)MRI 表现

1.病灶单发或多发,一侧或两侧肾受累,囊肿大小不一,较大囊肿可使肾盂肾盏受压变形,肾包膜下较大的囊肿会突向肾轮廓之外。

2.MRI表现典型,在T_1WI上呈低信号,在T_2WI上呈高信号,壁较薄,边缘清楚、锐利(图6-1-2)。

3.当囊肿出血时,信号不均匀,在T_1WI上常为高信号,增强扫描不强化,但伴感染时囊壁增厚、边缘模糊,并可强化,周围可见长T_1、长T_2水肿信号。

4.有时在肾周围或肾盂脂肪组织周围,囊肿边缘部可见化学位移伪影,此时不要误认为囊肿壁增厚。

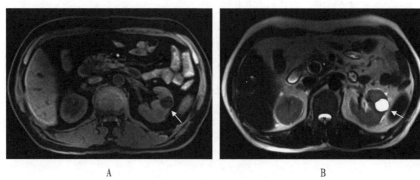

图6-1-2 单纯性肾囊肿(2)

A.B.分别为轴位T_1WI、轴位T_2WI,左肾一类圆形长T_1、长T_2信号,边缘清楚(↑)

(三)鉴别诊断

1.肾盂积水:肾盂旁囊肿应注意和肾盂积水相鉴别,肾盂积水时,肾盏扩张、杯口消失,增强扫描延迟期可见肾盂内有高密度对比剂,而肾盂旁囊肿无此表现,并可见肾盂受压征象。

2.肾脓肿:肾脓肿壁较厚,边缘模糊,脓肿壁可强化。

3.囊性肾癌:单纯性肾囊肿合并出血、感染或钙化而转变为复杂型囊肿时,与囊性肾癌不易鉴别,有时需要穿刺活检才能证实。

成人型多囊肾

(一)CT表现

1.双侧肾实质内多发圆形或类圆形的水样低密度区,广泛分布,边缘清楚或欠清楚(图6-1-3,图6-1-4)。

2.肾脏体积增大,失去正常轮廓。

3.囊肿因感染、出血等可呈高密度,壁可钙化(图6-1-3)。

4.肾盂、肾盏变形:程度取决于囊肿的数目、大小和部位。

5.增强扫描病灶不强化,边缘更显清楚,感染时囊壁可增厚、强化(图6-1-4)。

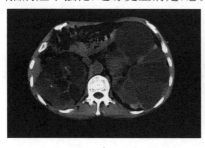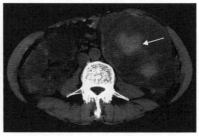

图6-1-3 成人型多囊肾(1)

A.CT平扫见双肾体积显著增大,失去正常轮廓,其内布满大小不等的囊样低密度病灶;B.囊内出现高密度灶,为囊内出血(↑)

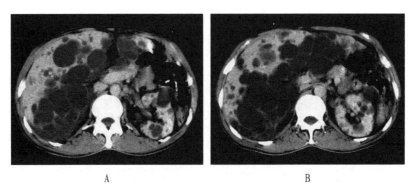

图6-1-4 成人型多囊肾(2)

A.B. 增强扫描见双肾和肝实质内布满大小不等的低密度囊状病灶

(二)MRI表现

1.双肾轮廓增大变形,伴多发大小不等的肾囊肿。

2.在病程早期,囊肿较小、较少,肾脏总体上仍保持肾形。随着囊肿数目的增多、体积的增大,肾轮廓相应地不规则增大。

3.囊肿一般呈T_1WI低信号、T_2WI高信号,但小部分出血性或感染性囊肿,则在T_1WI及T_2WI上可有不同的信号强度,主要取决于出血的时间及囊液成分(图6-1-5)。

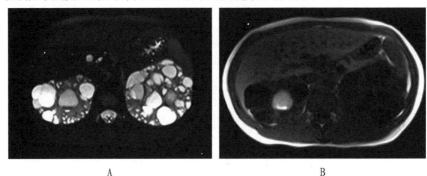

图6-1-5 成人型多囊肾(3)

A.B. 分别为轴位抑脂T_2WI、轴位T_1WI,双肾内布满大小不等的类圆形囊样异常信号,绝大多数T_1WI呈低信号,T_2WI呈高信号,边缘清楚,右肾中部一囊肿在T_1WI上呈高信号,为出血性囊肿

(三)鉴别诊断

肾脏多发单纯性肾囊肿:肾内囊肿数目相对较少,且多局限于肾内,少有全身性发病者。

婴儿型多囊肾

(一)CT表现

1.双肾体积增大,伴有明显分叶,肾实质内有无数小囊肿(图6-1-6)。

2.增强扫描:肾脏皮质和髓质相延长,肾小管扩张,并呈放射状排列。

3.肝脏纤维化相应表现。

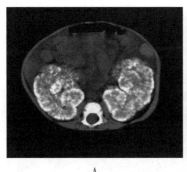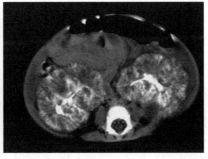

A   B

图6-1-6 婴儿型多囊肾(1)

A.B. 排泄性尿路造影后,行CT扫描示双肾体积增大,伴有分叶,肾实质内有无数小囊肿

(二)MRI表现

1.双肾体积增大,肾皮质变薄,皮髓质分界不清。

2.囊状结构呈不均匀长T_1、长T_2信号,呈放射状排列,肾锥体显示不清晰(图6-1-7)。

3.肾盏受压变窄,肾盂无扩张。

4.肾小管扩张伴肝脏纤维化型的影像表现为肝脏明显增大,肝脏各叶比例失调,肝脏实质内见散乱分布的管状、分支状和小囊状影,以肝脏周边部位比较显著,门静脉扩张,门静脉周围见较厚的软组织信号,脾脏增大。

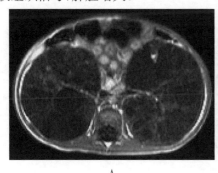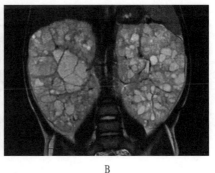

A   B

图6-1-7 婴儿型多囊肾(2)

A.B. 分别为轴位T_1WI和冠状位T_2WI,双肾体积明显增大,肾实质内大小不等的囊状T_1WI低信号、T_2WI高信号,正常肾皮、髓质分界不清,肾锥体显示不清晰

(三)鉴别诊断

1.中间型常染色体隐性遗传性多囊肾:该型患者年龄在6个月至3岁间,肾脏体积增大不如婴儿型明显。肾脏皮质与髓质界限较婴儿型略清晰。

2.髓质海绵肾:以年长儿多见,特征是肾锥体内的集合管扩张,分布范围较局限,且扩张的集合管内多含有小结石。

髓质海绵肾

(一)CT表现

1.CT平扫:表现为一个或多个肾锥体内散在或簇团状多发结石(图6-1-8A),呈花瓣样或扇形分布。

2.部分患者X线平片无异常,但CT可发现肾锥体内细小的结石。

3.增强扫描:见扩张的肾集合管内有条纹状、刷状、小囊状或扇形的对比剂浓聚(图6-1-8B)。

4.部分患者肾实质内见髓质集合管多发小束状扩张,扩张直径为1~8 mm。

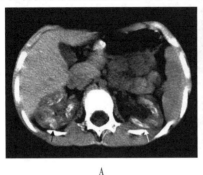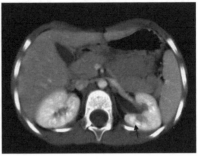

A   B

图6-1-8　髓质海绵肾(1)

A.CT平扫示双肾多个肾锥体内见簇团状多发结石(↑);B.增强扫描示扩张的肾集合管内有条纹状、小囊状对比剂浓聚(↑)

(二)MRI 表现

肾锥体区放射状、条纹状分布大小不等的囊状异常信号,在T_1WI上呈低信号,在T_2WI上呈高信号,边缘清楚(图6-1-9),MRI对小结石的显示不如CT,在T_1WI、T_2WI上均呈低信号。

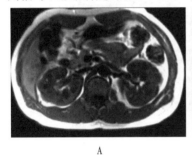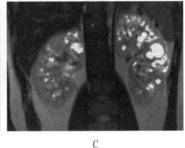

A   B   C

图6-1-9　髓质海绵肾(2)

A.T_1WI轴位示双肾内多发大小不等长T_1信号,边界尚清晰;B.T_2WI轴位示双肾内多发圆形长T_2信号,边界清楚;C.T_2WI冠状示双肾体积增大,边缘不整,皮质变薄,双肾内可见多发大小不等长T_2信号,边缘清楚,部分病灶已达肾包膜下

(三)鉴别诊断

1.肾钙盐沉着症:多见于肾小管酸中毒、甲状旁腺功能亢进症等,病变广泛,为肾集合管内及周围弥漫性钙盐沉积。

2.肾结核:病变累及范围广,多伴有输尿管、膀胱的结核病变,常见钙化为弧线状、斑点状。坏死空洞及钙化不仅局限于肾乳头,静脉尿路造影(IVU)检查显示肾盏虫噬样改变。实验室检查也有助于鉴别。

3.肾结石:肾小盏内散发性小结石,可并发肾盂、肾盏轻度积水,位置可变动。

二、肾癌

(一)CT表现

1.平扫多呈肾实质内圆形、类圆形或不规则形低密度、等密度及少数稍高密度肿块,大小不一,较大肿瘤可使肾盂及肾盏受压、变形(图6-1-10A,图6-1-13A,图6-1-14A)。

2.瘤体常为单侧单灶,密度均匀,瘤体亦常因出血、坏死和钙化而致密度不均匀。5%~10%病例的钙化多表现为外周不全环状或弧线状钙化(图6-1-10A)。

3.小肿瘤大多有假包膜形成,所以轮廓规则,边缘清楚;较大的肾癌多数呈浸润性生长,轮廓不规则,边缘模糊,与周围正常肾实质不易分开,常局部膨出或有肾轮廓改变。

4.增强扫描:是肾癌CT检查必不可少的环节。肾癌多为富血供肿瘤,强化明显,但仍低于周围正常肾实质,出血、坏死区不强化(图6-1-10B)。部分乏血供肿瘤,瘤体较大,动脉期强化不明显,肿瘤内隐约可见条索状或斑片状强化,肾实质期和肾盂期扫描呈低密度改变(图6-1-13B,图6-1-13C);部分小肾癌表现为均匀强化;极少数多房囊性肾癌增强扫描可见囊壁及肿瘤内分隔强化(图6-1-14B)。

5.转移征象:肿瘤向周围直接蔓延,侵犯邻近结构;经淋巴转移使肾门及腹膜后淋巴结肿大;经血行转移可形成肾静脉和下腔静脉瘤栓(图6-1-11,图6-1-12)。

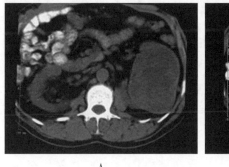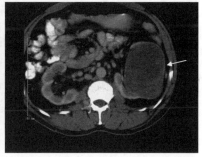

A B

图6-1-10　肾癌(1)

A.CT平扫见左肾巨大实质性肿块,肾盂明显受压、变形;B.增强扫描示肿块轻度强化(↑)

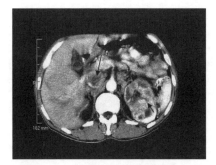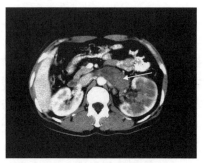

图6-1-11　肾癌伴肾静脉瘤栓(1)　　　　　**图6-1-12　肾癌伴肾静脉瘤栓(2)**

增强扫描见左肾有一不均匀强化的肿　　　　增强扫描示左肾癌,左肾静脉内为一巨

块(↑),同平面的腔静脉增粗,内有瘤栓,呈　　大瘤栓填塞(↑),管腔明显增粗

低密度(长↑)

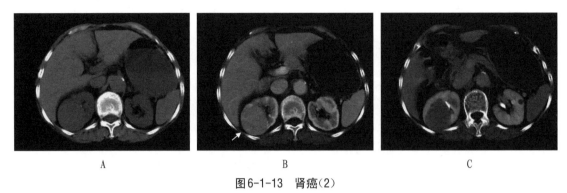

图6-1-13 肾癌(2)

A.CT平扫见右肾上、中部类圆形稍高密度肿块,局部突出肾轮廓之外,边缘清楚;B.增强扫描肾实质期明显均匀强化,局部见欠连续的包膜影(↑);C.肾盂期肿块呈均匀低密度改变,肾盂明显受压变形

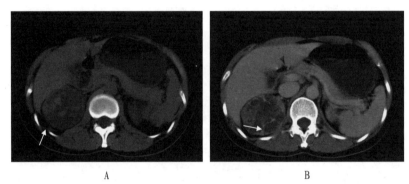

图6-1-14 多房囊性肾癌

A.CT平扫见右肾囊实性改变,密度不均匀,肾后筋膜稍增厚(↑);B.增强扫描见囊壁及肿瘤内分隔强化(↑),低密度区未见强化

(二)MRI 表现

1.平扫多呈圆形、类圆形或不规则形,在 T_1WI 上呈稍低或低信号,在 T_2WI 上呈稍高或较高信号(图6-1-15A,图6-1-15B)。

2.瘤体常因出血、坏死和钙化而致信号不均匀,在 T_1WI 上出现信号增高,在 T_2WI 上出现信号降低。

3.小肾癌大多有假包膜形成。肾细胞癌的假包膜是早期肾癌最常见的病理特征,由纤维组织和受压的肾实质构成,所以轮廓规则,边缘清楚。肾癌的假包膜在 T_1WI 和 T_2WI 上呈包绕肿块的低信号带(图6-1-15)。较大的肾癌多数呈浸润性生长,轮廓不规则,边缘模糊,与周围正常肾实质分界不清,常形成局部膨出或肾轮廓改变。

4.动态增强扫描对肾脏病灶显示和诊断有帮助,肾癌大多为富血供肿瘤,强化明显,但仍低于周围正常肾实质,出血、坏死区不强化(图6-1-15C,图6-1-15D);瘤体较大时,呈不均匀或边缘强化。在增强扫描排泄期假包膜的强化可导致肿瘤和周围肾实质分界不清,少数多房囊性肾癌增强扫描见囊壁及肿瘤内分隔强化。

5.转移征象:肿瘤向周围直接蔓延侵犯邻近结构;经淋巴转移使肾门及腹膜后淋巴结肿大;经血行转移可形成肾静脉和下腔静脉瘤栓,表现为正常静脉流空消失,代之以条状软组织肿块,信号及强化程度与肾内肿块一致,部分阻塞血管时,实质期表现为血管腔内充盈缺损。

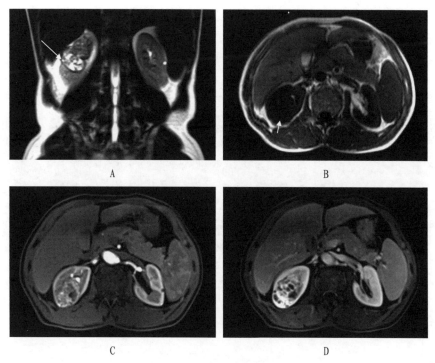

图6-1-15　肾脏透明细胞癌

A~D. 分别为冠状位T_2WI、轴位T_1WI、轴位增强动脉期T_1WI和轴位增强平衡期T_1WI,右肾上极团块状异常信号(↑),与正常肾脏信号相比,T_1WI呈稍低信号,T_2WI呈较高信号,信号不均,伴囊变,增强扫描T_1WI病灶实质部分呈明显强化。T_2WI可见病灶边缘较完整的低信号包膜(长↑)

(三)鉴别诊断

1.肾高密度囊肿:单纯性囊肿可因囊液内含较多蛋白质成分或出血而呈高密度,轮廓可不规则,但与肾癌明显不同的是,其边界较清楚,增强扫描不强化。

2.肾血管平滑肌脂肪瘤:脂肪含量少的瘤体常需行薄层扫描,尽可能发现脂肪成分而与小肾癌相鉴别。

三、肾盂癌

(一)CT表现

1.CT平扫:病灶呈圆形、分叶状或不规则形。病灶较小时,呈位于肾窦内的小圆形或分叶状块影,较大的病灶多呈不规则形,可引起肾盂、肾盏变形和肾积水,并可累及肾实质(图6-1-16A)。

2.肿块密度一般高于尿液,低于正常肾实质,较大的肿瘤内可见低密度坏死区或高密度钙化灶。

3.增强扫描:肾盂癌为少血供,所以一般呈轻度至中度强化,与正常强化的肾实质对比鲜明,肿块显示更清楚。较大的肿瘤呈不均匀强化,小肿块表现为肾盂肾盏内充盈缺损,延迟扫描有时更能明确肿块的形态和范围(图6-1-16B,图6-1-16C)。

4.周围肾窦内脂肪受压、模糊,甚至消失,进一步发展则侵犯肾实质,表现为肾实质内不规则低密度,边界不清(图6-1-16)。

5.肾门及腹膜后淋巴结肿大。

6.多层螺旋CT尿路造影(MSCTU)肾实质期多平面重建像可更加清晰地显示肿块部位及范围(图6-1-17),排泄期VR与最大密度影(MIP)像显示为肾盂内局部充盈缺损,并间接判断患侧肾功能状况。

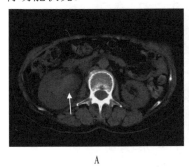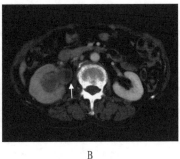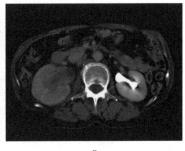

A   B   C

图6-1-16　肾盂癌(1)

A.CT平扫见一椭圆形稍高密度肿块充填于右肾盂内(↑);B.增强扫描右肾强化程度较左肾低,肿块轻度强化,肾窦内脂肪消失,肿瘤向下侵犯输尿管(↑);C.肾盂期示左肾盂显示清晰,右肾盂未见显示

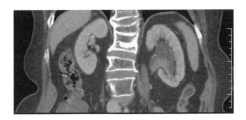

图6-1-17　肾盂癌(2)

冠状面MPR像显示左肾盂内软组织肿块、密度不均

(二)MRI表现

1.平扫:病灶呈圆形、分叶状或不规则形,在T_1WI上呈稍低信号,在T_2WI上呈较高信号(图6-1-18A,图6-1-18B)。病灶较小时,呈肾窦内的小圆形或分叶状块影,较大的病灶多呈不规则形,可引起肾盂肾盏变形和肾积水,并可累及肾实质。

2.增强扫描:肾盂癌为少血供肿瘤,所以一般呈轻度至中度强化,与正常强化的肾实质对比鲜明,肿块显示更清楚(图6-1-18C,图6-1-18D)。较大的肿瘤呈不均匀强化,排泄期小肿块表现为肾盂肾盏内充盈、缺损,延时扫描有时更能明确肿块的形态和范围。

3.周围肾窦内脂肪受压、模糊,甚至消失,进一步发展则侵犯肾实质,表现为肾实质内不规则肿块,边界不清。

4.肾门及腹膜后淋巴结可肿大。

5.磁共振泌尿系水成像技术(MRU)显示为肾盂内局部充盈缺损。

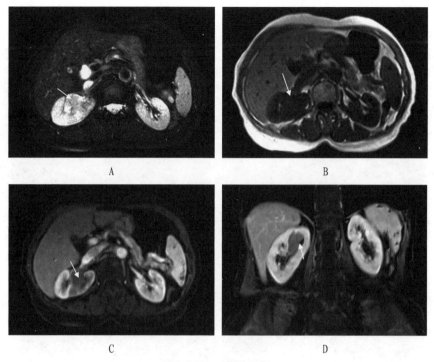

图6-1-18　肾盂癌(3)

A~D. 分别为轴位脂肪抑制 T_2WI、轴位 T_1WI、轴位脂肪抑制增强 T_1WI 和冠状位脂肪抑制增强 T_1WI，右肾盂团块状异常信号(↑)，在 T_1WI 上呈稍低信号，在 T_2WI 上呈较高信号，增强扫描病灶轻度强化，强化信号低于正常肾实质

(三)鉴别诊断

肾细胞癌:侵犯肾实质的肾盂癌应注意与侵犯肾盂的肾细胞癌相鉴别。肾细胞癌常引起肾轮廓异常，局部膨隆，肿瘤呈偏心性生长。此外，肾细胞癌血供丰富，增强扫描强化明显。而肾盂癌肾轮廓多保持正常，肿瘤向心性生长，强化不如肾癌明显，较少引起肾静脉或下腔静脉瘤栓。

四、泌尿系结核

肾　结　核

(一)CT表现

1.CT平扫显示肾实质内多发囊状低密度区，其大小不一、边缘模糊、形态不规则，呈局限性或弥漫性分布(图6-1-19)。

2.囊内或周边可见不规则块状或壳状高密度钙化灶(图6-1-19)。

3.肾盂、肾盏和输尿管扩张积水(图6-1-19，图6-1-20)。病变突破肾包膜可引起肾周脓肿和肾筋膜增厚，肾周脓肿呈低密度，CT值高于水的密度。

4.增强扫描:寒性脓肿腔内不强化，周边可见环形轻度强化;排泄期有时可见囊腔与集合小管系统相通，对比剂进入囊腔内。MSCTU重组便于观察肾集合管系统全貌(图6-1-21)。

5.晚期肾皮质变薄,肾脏体积缩小,轮廓不规则;"自截肾"多表现为肾脏大部分,甚至全部广泛性钙化(图6-1-20)。

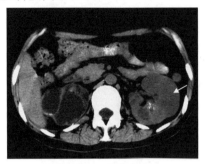

图6-1-19　肾结核(1)

CT平扫见右肾盂高度扩张积水,肾皮质显著变薄,可见少许钙化;左肾体积增大,肾实质内可见类圆形低密度区(↑),边缘模糊,其外侧可见钙化灶

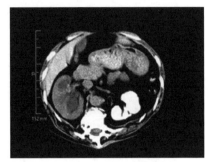

图6-1-20　肾结核(2)

CT平扫见右肾积水,左肾实质全钙化自截

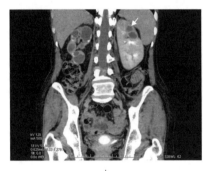

A

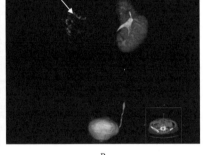

B

图6-1-21　肾结核(3)

A.MSCTU排泄期MPR像见右肾体积明显缩小,肾实质内多发囊状低密度区,排泄期间少量对比剂进入囊腔内,左肾上极亦见多发囊腔(↑);B.排泄期VR像见右侧肾脏严重受损,仅见囊腔内少量对比剂显影(↑)

(二)MRI表现

1.早期结核病灶较小,边缘模糊;后期病灶扩大,边缘较清晰。

2.结核灶为类圆形或不规则形,在T_1WI上呈低信号,在T_2WI上呈高信号(有时内夹杂低信号)(图6-1-22)。增强扫描脓肿腔内不强化,周边可见环形轻度强化;排泄期有时可见囊腔与集合小管系统相通,对比剂进入囊腔内。肾结核多伴钙化灶,呈散在分布的小斑片状T_1WI、T_2WI低信号。

3.肾结核累及输尿管产生狭窄,导致肾盂扩张积水。病变突破肾包膜可引起肾周脓肿和肾筋膜增厚。

4.晚期肾皮质变薄,肾脏体积缩小,轮廓不规则;肾自截多表现为肾脏大部分,甚至全部广泛性钙化,在T_1WI、T_2WI上均呈低信号为主混杂信号。

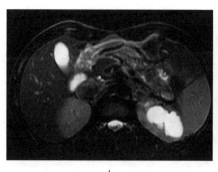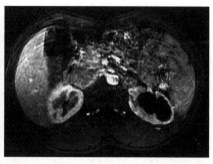

A   B

图6-1-22　肾结核（4）

A.为抑脂 T₂ 轴位左肾上极见多发、不规则长 T₂ 信号,邻近肾盏受压;B.增强扫描示左肾囊状病灶未见明显异常强化,周边肾实质内可见斑片状轻度强化区

（三）鉴别诊断

1.多囊肾:双侧肾脏内多发囊性占位,大小不一,边缘较清晰,囊肿间为正常肾组织,囊腔不与肾小管系统及肾盏相通,肾盂、肾盏受压或移位或变形,但无破坏。

2.单纯性肾囊肿:单个或多个囊状病灶,轮廓规则,边缘清楚、锐利,不与肾盏相通。

第二节　输尿管及膀胱病变

一、输尿管肿瘤

输　尿　管　癌

（一）CT表现

1.直接征象:

（1）平扫表现为病变区输尿管明显增粗,形态不规则。在腔内尿液的衬托下,可显示管壁不规则增厚及管腔狭窄。

（2）病变直径较大者,形态不规则,边缘不光滑。因管腔极度狭窄不能显示,仅表现为局部的软组织肿块（图6-2-1A）。

（3）肿块长轴与输尿管走行一致,有时中心可见低密度坏死区,肿块边缘毛糙,与周围组织粘连,分界不清,邻近脂肪间隙密度增高（图6-2-1B）。

（4）增强扫描病变呈轻度到中度不均匀强化,CT值增加15HU左右。

2.间接征象:

（1）肾积水:肾皮质明显萎缩变薄,肾脏横断面呈花朵样改变。

（2）肾周尿瘤:肾集合系统或输尿管破裂所致。

（3）淋巴结转移:表现为腹主动脉周围多发软组织结节。盆腔淋巴结转移,表现为沿盆壁分布的不规则软组织块影,密度不均匀,与邻近肌肉组织分界不清,增强后轻度至中度强化。

（4）伴发肿瘤情况:多向下蔓延合并膀胱癌。

3.MSCTU:清晰地显示病灶的部位及范围,同时能间接地判断肾功能状况（图6-2-1C,图6-

2-1D)。

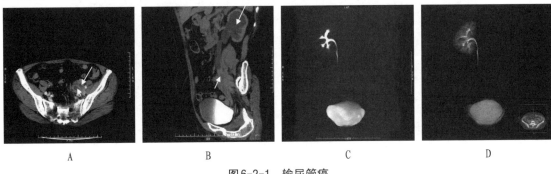

A   B   C   D

图6-2-1 输尿管癌

A. 增强扫描轴位像见左输尿管下端局部管壁增厚(↑),伴周围软组织块影(长↑);B. 矢状位MPR像见左输尿管下段管腔内外软组织块,病变长轴与输尿管走行一致(↑),与周围组织分界模糊,上方输尿管及肾盂、肾盏扩张积水(长↑);C. D. 排泄期MPR和VR像见患侧肾盂、输尿管未见显影,表明肾功能障碍,对侧显影良好

(二)MRI表现

1.直接征象:

(1)平扫表现为病变区输尿管明显增粗,形态尚规则,在腔内尿液的衬托下,可显示管壁不规则增厚及管腔狭窄(图6-2-2A,图6-2-2B)。

(2)病变直径较大者,形态不规则,边缘不光滑,因管腔极度狭窄不能显示,仅表现为局部的软组织肿块,有时中心可见坏死囊变区,与周围组织分界不清,邻近脂肪间隙模糊。

(3)肿块长轴与输尿管走行一致。

(4)增强扫描见病变呈轻度到中度不均匀强化。

2.间接征象:

(1)肾积水:梗阻部位以上输尿管、肾盂及肾盏扩大,肾皮质萎缩变薄(图6-2-2C,图6-2-2D)。

(2)肾周尿瘤:肾集合系统或输尿管破裂所致。

(3)淋巴结转移:表现为沿腹主动脉周围、盆壁多发软组织结节。增强扫描呈轻度至中度强化。

(4)伴发肿瘤情况:可向下蔓延合并膀胱癌。

3.MRU:可直观地显示输尿管梗阻的部位及伴发的输尿管、肾盂扩张积水等。

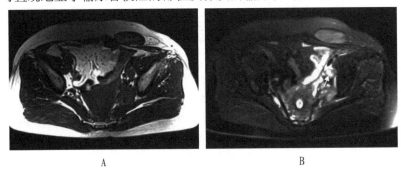

A   B

图6-2-2 输尿管转移癌(直肠癌术后)

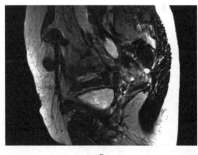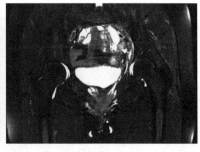

C　　　　　　　　　　D

图6-2-2　输尿管转移癌(直肠癌术后)(续)

A~D.分别为MR轴位T₁WI、轴位脂肪抑制T₂WI、矢状位T₂WI和冠状位脂肪抑制T₂WI,左侧输尿管下段局部明显变窄,梗阻处见结节状软组织信号(↑),梗阻以上输尿管扩张。病灶附近见多个肿大淋巴结(长↑)

(三)鉴别诊断

1.输尿管炎性狭窄:输尿管移行性变窄,边缘光滑,或呈鸟喙样变细,移行段较长,管壁增厚不明显,无明显软组织肿块。

2.副肾血管压迫肾盂、输尿管:多为左侧副肾静脉压迫肾盂、输尿管,导致上尿路梗阻,局部管壁不增厚。

二、膀胱肿瘤

膀　胱　癌

(一)CT表现

1.直接征象:

(1)乳头状癌向腔内生长,在尿液衬托下呈结节状或为较大的软组织肿块(图6-2-3)。

(2)病灶密度多较均匀,肿瘤内有坏死和钙化者可显示密度不均匀(图6-2-5A)。

(3)轮廓大多较规则,边缘清楚。

(4)膀胱壁局限性增厚是肿瘤向膀胱壁浸润性生长所致。

(5)增强扫描:肿瘤多呈均匀性明显强化(图6-2-5B)。

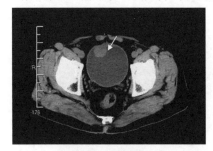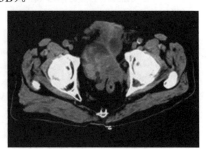

图6-2-3　膀胱癌(1)　　　　　图6-2-4　膀胱癌(2)

CT平扫见一突向膀胱腔内的结节状肿块(↑),基底附着于膀胱前壁,附着处的膀胱壁不规则增厚

膀胱癌CT平扫见膀胱被不规则肿块占据,向前侵犯腹壁,向后累及膀胱精囊三角和直肠

2.转移征象:

(1)膀胱周围低密度的脂肪层内出现软组织密度影(图6-2-4)。

(2)进一步发展累及前列腺和精囊,使膀胱三角区变小、闭塞(图6-2-4)。

(3)中晚期,盆腔淋巴结转移较多见。

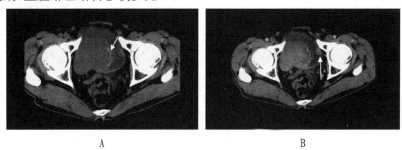

A   B

图6-2-5　膀胱癌(3)

A.CT平扫见一自膀胱右后壁突向腔内的巨大肿块,左侧缘有一线样高密度钙化灶(↑),膀胱左侧壁见另一个附壁结节(长↑);B.增强扫描肿瘤呈较明显强化

(二)MRI表现

1.乳头状癌向腔内生长,在尿液衬托下呈结节状或为较大的软组织肿块(图6-2-6)。

2.病灶信号在T_1WI上呈中等信号,在T_2WI上呈稍高信号,信号多较均匀。

3.轮廓大多较规则,边缘清楚。

4.膀胱壁局限性增厚,是肿瘤浸润性生长所致。

5.增强扫描见肿瘤多呈均匀性明显强化。

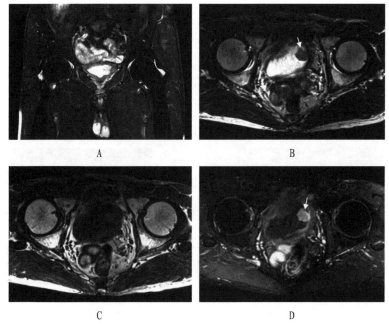

A   B

C   D

图6-2-6　膀胱癌(4)

A~D.分别为冠状位脂肪抑制T_2WI、轴位T_2WI、轴位T_1WI和增强脂肪抑制T_1WI,膀胱左侧壁增厚呈乳头状突起(↑),T_1WI呈中等信号,T_2WI呈稍高信号,较明显强化,信号较均匀

(三)鉴别诊断

1.膀胱内血块:CT平扫膀胱血块呈软组织密度块,多为高密度,在T_1WI上呈较高信号,增强扫描不强化,常随体位的改变而发生位置改变。

2.前列腺癌:晚期前列腺癌可侵犯膀胱,形似膀胱占位,但前者病灶主体位于前列腺,后者位于膀胱内。

三、泌尿系结石

(一)CT表现

1.肾结石:

(1)阳性结石表现为肾实质、肾盂及肾盏内边缘清晰锐利的结节状、不规则形高密度灶,部分可致其远端集合管扩张积水(图6-2-7)。

(2)阴性结石CT值也多高于肾实质,常在100HU以上,无增强效应,螺旋CT扫描可发现近3mm大小的结石。

2.输尿管结石:

(1)常单发,多发少见。

(2)直接征象为管腔内高密度影,与输尿管走行一致,CT值为200～800HU,上方输尿管有不同程度扩张(图6-2-8)。

(3)输尿管结石刺激输尿管壁造成管壁水肿,形成高密度影周围圆弧形的软组织低密度影,即CT图像上的软组织边缘征,是输尿管结石急性发作期的特异表现,出现率为77%,于发病72小时内检查更多见。

(4)MPR较清晰地显示输尿管内较小的结石影。

(5)MIP利用最大密度重组,图像对比度好。排泄期输尿管内如果有对比剂充盈时,对梗阻部位、梗阻程度敏感性和准确性高,可以较好地显示扩张的输尿管(图6-2-9A)。

(6)VR能清晰显示整个泌尿系统全貌,并可任意旋转图像,从不同角度观察输尿管的走行,使结石的定位诊断更加精细(图6-2-9B)。

3.膀胱结石:

(1)膀胱内见圆形、卵圆形、不规则形高密度灶(图6-2-10)。

(2)单发多见,亦可多发,大小不一,活动性强(图6-2-10)。

(3)由于化学成分不一而密度不均,可出现同心圆征象,大部分边缘清楚,部分边缘不整。

4.尿道结石:

(1)少见,占尿路结石10%以下,以男性为主。结石易嵌顿于尿道膜部和阴茎尿道部或尿道狭窄处。

(2)表现为尿道内圆形、卵圆形高密度灶,体积较小,直径数毫米,边缘光滑。

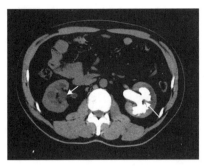

图6-2-7 肾结石

CT平扫见左肾盂、肾盏内高密度铸形结石(↑),右肾盂、肾盏轻度扩张(长↑)

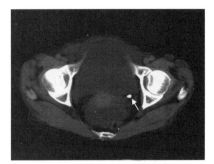

图6-2-8 输尿管结石(1)

CT平扫见左输尿管下段走行区见小类圆形高密度结石,CT值150HU,边缘清楚、锐利(↑)

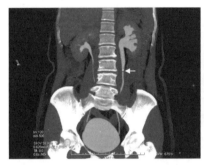

A   B

图6-2-9 输尿管结石(2)

A. 为排泄期MPR像,B为VR像。左输尿管中段结石(↑)伴上段输尿管扩张、肾积水

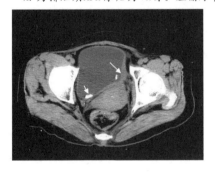

图6-2-10 膀胱结石

CT平扫见膀胱内2枚高密度结石,边缘清楚、锐利(↑),另见膀胱左后壁明显增厚(长↑)

(廖文彬 胡克非 尹传高)

第三节 肾上腺病变

一、肾上腺皮质增生

(一)CT表现

1.通常为双侧性,表现为肾上腺腺体增粗或延长,密度均匀,外缘隆起。

2.少数病例增生仅限于一侧(图6-3-1A),可呈结节状增生。

3.增强扫描无明显强化(图6-3-1B)。

4.极少数病例CT表现基本正常。

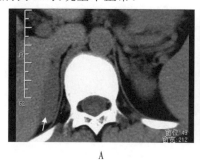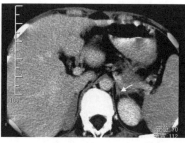

图6-3-1　肾上腺皮质增生

A.CT平扫见右侧肾上腺腺体呈前窄后宽的条带状增粗(↑);B.增强扫描增生的肾上腺无明显强化,左侧肾上腺显示正常(↑)

(二)MRI表现

1.通常为双侧性,肾上腺侧支增粗延长,轮廓饱满,边缘膨隆。

2.弥漫性增大时,肾上腺形态无明显改变。

3.结节型增生时,微细结节在 MR 上难以显示,较大结节与腺瘤难以区别。若为单侧单一皮质结节以腺瘤居多,双侧多个小结节多为皮质增生。

4.在所有序列上,肾上腺皮质增生均与正常肾上腺信号一致,在T_1WI、T_2WI上均与肝脏信号相仿,即呈等信号或偏低信号(图6-3-2)。

5.在T_1WI上增粗的肾上腺侧支在周围脂肪组织高信号的衬托下显示较清晰,呈等信号。

6.增强扫描有明显强化,信号强度改变与正常肾上腺一致。

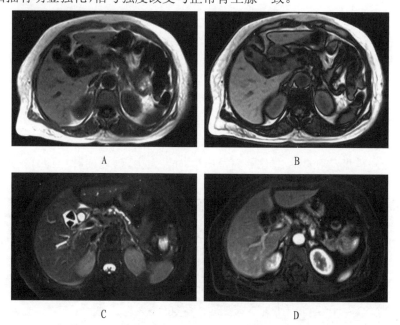

图6-3-2　双侧肾上腺皮质增生

A~D.A和B分别为T_1WI同相位、T_1WI反相位;C为抑脂T_2WI;D为增强扫描,双侧肾上腺体积增大,以左侧明显,在T_1WI、T_2WI上均与肝脏信号相仿,增强扫描呈均匀性强化

二、肾上腺腺瘤

肾上腺皮质腺瘤（皮质醇增多症）

（一）CT表现

1.多为单侧，双侧偶见。

2.平扫为圆形或椭圆形肿块，轮廓较清晰，密度均匀，略低于肌肉等软组织密度（图6-3-3A）。

3.增强扫描呈轻度至中度强化（图6-3-3B）。

4.大的腺瘤密度可不均匀，可有出血、坏死，偶有钙化。

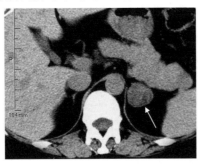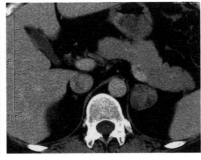

图6-3-3　肾上腺皮质腺瘤（1）

A.CT平扫见左肾上腺区类圆形肿块，密度不均，轮廓光整（↑）；B.增强扫描肿瘤呈轻度强化，内有低密度坏死区

（二）MRI表现

1.高功能腺瘤通常较小即被检出，直径3 cm以下较多见，呈圆形或椭圆形，边缘光整。

2.在T_1WI上瘤体信号接近肝脏，且较均匀，在T_2WI上肿瘤信号略高于肝脏。腺瘤一般有完整包膜，在T_1WI、T_2WI上均为环形低信号影（图6-3-4A，图6-3-4B）。

3.若肿块内脂肪含量高，则出现T_1WI同相位上信号高于肝脏，T_1WI反相位上信号强度明显减低，T_2WI信号与肝脏接近。

4.动态增强扫描见动脉期大部分腺瘤呈中度均匀强化，延迟期肿瘤信号快速下降，呈快进快出强化特点（图6-3-4D至图6-3-4F）。

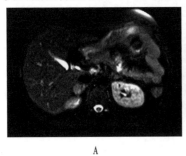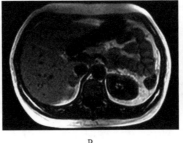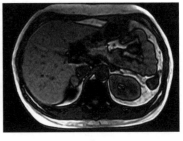

图6-3-4　肾上腺皮质腺瘤（2）

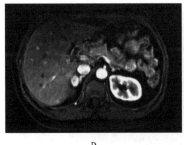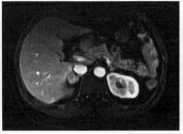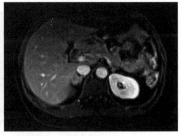

D　　　　　　　　　　　E　　　　　　　　　　　F

图6-3-4　肾上腺皮质腺瘤(2)(续)

　　A~C.抑脂T₂WI、T₁WI同相位和T₁WI反相位,右侧肾上腺结节T₁WI信号接近肝脏,且较均匀,T₂WI肿瘤信号略高于肝脏,有完整包膜,包膜在T₁WI、T₂WI上均为环形低信号影;同反相位肿瘤信号变化不明显,说明肿瘤脂肪含量较少,D~F.增强扫描动脉期、门静脉期和延迟期,动脉期肿瘤快速、中度强化,静脉期强化程度减低,呈快进快出的强化方式

肾上腺皮质腺瘤(原发性醛固酮增多症)

(一)CT表现

1.瘤体较小,直径一般≤2cm。

2.轮廓清晰,有包膜,表面光滑,瘤体呈圆形、椭圆形或水滴状。

3.平扫密度偏低、均匀,CT值为-33~28HU。

4.增强扫描见肿瘤边缘强化,典型者呈环状增强。

5.本病与皮质醇增多症相比,有瘤体小、密度低和环形增强的特点(图6-3-5)。

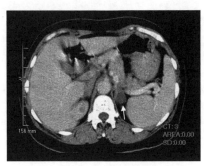

图6-3-5　肾上腺皮质腺瘤(3)

增强扫描见左肾上腺内外支分叉处,见一轮廓光滑、低密度肿块,边缘轻度强化(↑)

(二)MRI表现

1.瘤体较CT表现小,直径一般≤2cm。

2.轮廓清晰,有包膜,表面光滑,瘤体呈圆形、椭圆形或滴状。

　　3.瘤体信号较均匀,在T₁WI上呈低于或等于肝信号,在T₂WI上呈高于肝信号,化学位移反相位图像上,腺瘤信号显著下降(图6-3-6)。

　　4.注射对比剂后可出现中度强化,典型的呈环状强化。

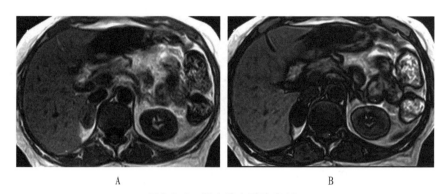

图6-3-6　肾上腺皮质腺瘤(4)

A.T_1WI同相位病灶呈不均匀稍高信号;B.T_1WI反相位病灶信号减低

三、嗜铬细胞瘤

(一)CT表现

1.瘤体多数在3～5cm,个别在10cm以上,形态为圆形、椭圆形或梨形实性肿块(图6-3-7A)。

2.肿瘤密度均匀或不均匀,多数密度不均,多因肿瘤较大而发生出血坏死和囊变所致,少数病例可见钙化斑。

3.嗜铬细胞瘤血供丰富,故在增强扫描时肿瘤实性部分强化明显,强化部分与不强化的坏死囊变部分常形成多房样改变。

4.肿瘤实性部分明显增强与肿瘤囊变被认为是本病的特征之一(图6-3-7B)。

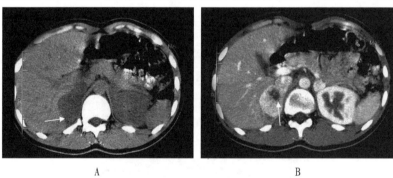

图6-3-7　嗜铬细胞瘤(1)

A.CT平扫见右肾上腺区梨形实质性肿块,密度欠均匀(↑);B.增强扫描肿瘤有明显强化,密度与肾脏相近,其内见低密度坏死区(↑)

(二)MRI表现

1.嗜铬细胞瘤呈圆形或椭圆形,直径在3cm以上,边缘光整。

2.在T_1WI上呈不均匀低信号,在T_2WI上呈高信号,其中央区常因坏死、囊变而呈更高信号,在T_2WI脂肪抑制像上尤为明显,包膜呈低信号弧形影(图6-3-8)。

3.嗜铬细胞瘤血供丰富,故在增强扫描时,肿瘤实性部分强化明显,强化部分与不强化的坏死囊变部分常形成多房样改变。肿瘤实性部分明显增强与肿瘤的囊变被认为是本病的特征之一。

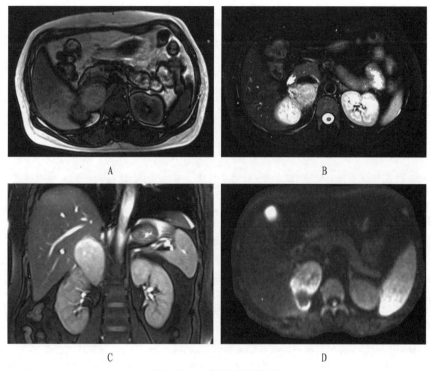

图6-3-8 嗜铬细胞瘤(2)

A～C.T₁WI反相位、抑脂T₂WI横断面和冠状面见右侧肾上腺区类圆形肿块,在T₁WI上呈等、低信号,在T₂WI上呈高信号;冠状面可见肿块位于右肾上方,肿块边缘包膜呈低信号;D.DWI病灶为高信号,内见低信号囊变区

（胡克非 张俊祥）

第四节 前列腺病变

一、前列腺增生

(一)CT表现

1.正常前列腺上界不超过耻骨联合上缘1cm,当前列腺呈中度或重度增生时,可超过耻骨联合上方2～3cm。

2.增生的前列腺呈圆形,轮廓规整,边缘光滑、锐利(图6-4-1A)。

3.内常见点状或其他形状的钙化灶,50～70岁年龄组钙化可达60%。周围脂肪间隙清晰,精囊三角存在。

4.增大的前列腺常向上推压膀胱底部,形成双叶征象。有时明显突向膀胱,形似膀胱内肿块,并可见精囊和直肠受压移位(图6-4-1)。

5.增强扫描见不均匀斑片状强化,周边区呈受压变扁的低密度带(图6-4-1B)。

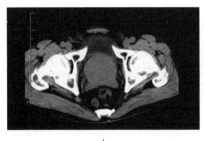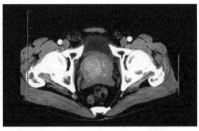

图6-4-1　前列腺增生(1)

A.CT平扫见前列腺体积增大,轮廓规则,膀胱精囊三角消失;B.增强扫描前列腺中度强化,密度欠均匀

(二)MRI表现

1.前列腺中央带呈不同程度增大,前列腺体积也增大,上界超过耻骨联合上缘(图6-4-2A)。

2.增生结节在T_1WI上呈稍低信号,不易与周围前列腺正常组织区分,在T_2WI上增生结节,随组织成分不同而信号多变,以肌纤维成分为主呈低信号,以腺体成分为主呈高信号,两种成分混杂则为不均匀中等信号。增生结节周围可见光滑的低信号环,为纤维组织构成的假包膜(图6-4-2B)。

3.增强扫描时,增生结节血供相对丰富,强化较明显,但多不均匀(图6-4-3A)。

4.增生的前列腺常向上推压膀胱,形成双叶征象。有时明显突向膀胱,形似膀胱内肿块,并可见精囊和直肠受压移位。

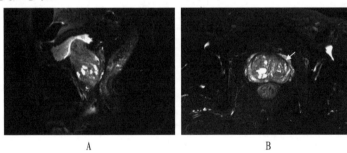

图6-4-2　前列腺增生(2)

A.B.分别为矢状位脂肪抑制T_2WI、轴位脂肪抑制T_2WI,前列腺中央带明显增大呈结节状,信号明显不均,内伴囊变区,周围可见低信号的假包膜(↑)。增大的前列腺向上突入膀胱内

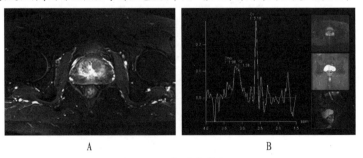

图6-4-3　前列腺增生(3)

A.B.分别为轴位增强脂肪抑制T_1WI和MRS,增强扫描呈明显不均匀强化。MRS示总胆碱峰(total choline,tCho)峰无明显升高,枸橼酸盐峰(citrate,Cit)峰无显著降低

(三)鉴别诊断

前列腺癌:前列腺增生有时与来自中央带的前列腺癌不易鉴别。前列腺癌可见侵袭性表现和转移征象,MRI动态增强、DWI及MRS等功能成像有助于鉴别(参见本章前列腺癌相关内容)。

二、前列腺癌

(一)CT表现

1.直接征象:

(1)前列腺增大、不对称,前列腺增生也可表现如此,所以这一征象不能鉴别良恶性。

(2)前列腺内低密度区:CT平扫呈类圆形或不规则形,为较大肿瘤中央坏死区表现,较小的黏液癌也可表现为低密度区,增强扫描见低密度区不强化(图6-4-4)。

(3)前列腺轮廓不规则、边缘模糊,为包膜受侵的表现(图6-4-4)。

2.转移征象:

(1)前列腺周围及直肠周围脂肪密度增高,为肿瘤直接蔓延所致。

(2)膀胱精囊三角改变:精囊受侵后,周围脂肪层消失,膀胱精囊三角变窄或闭塞,两侧显示明显不对称。

(3)膀胱受侵,表现为膀胱壁局限性不规则增厚和膀胱腔内肿块。

(4)盆腔淋巴结肿大:直径＞1.5cm考虑癌转移。

(5)前列腺癌骨转移以成骨性转移为主。

(6)CT用于诊断前列腺癌的主要价值在于了解淋巴结有无增大,有助于分期,且分期准确性为85%。

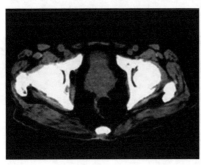 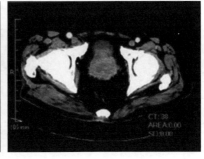

A　　　　　　　　　　　　　　　B

图6-4-4　前列腺癌(1)

A.CT平扫见前列腺体积增大,密度不均匀,轮廓不规则,边缘毛糙;B.增强扫描见前列腺呈不均匀强化,内见不规则低密度区

(二)MRI表现

1.直接征象:

(1)前列腺癌多发于外周带,可表现为前列腺增大、轮廓不规则,边缘模糊为包膜受侵表现(图6-4-5,图6-4-6)。

(2)发生于外周带的前列腺癌在T_2WI上呈单发或多发结节状低信号,或一侧前列腺外周带呈弥漫性低信号影,在T_1WI上呈中等信号。少数源于中央带的前列腺癌在T_2WI上可表现为不规则低信号影,但病变与周围组织信号对比不甚明显。

(3)动态增强扫描见位于外周带前列腺癌多数为早期强化,部分强化显著,位于中央带的前列腺癌则与良性增生结节不易区分。

(4)T₂WI联合灌注成像、DWI以及MRS可提高前列腺癌诊断准确率,前列腺癌在PWI中多呈早期高灌注,在DWI中表现为高信号,在MRS中Cit降低及tCho上升均有助于前列腺癌的诊断(图6-4-5C,图6-4-5F,图6-4-6B)。

2.转移征象:

(1)前列腺周围及直肠周围脂肪信号消失或模糊,为肿瘤直接蔓延所致。

(2)膀胱精囊三角改变:精囊受侵后,其周围脂肪层消失,膀胱精囊三角变窄或闭塞,两侧显示明显不对称。

(3)膀胱受侵:膀胱壁局限性不规则增厚和膀胱腔内肿块,表明膀胱受侵。

(4)盆腔淋巴结肿大。

(5)前列腺癌骨转移以成骨性转移为主。

3.MRI分期:MRI用于前列腺癌的分期评价主要包括包膜侵犯、包膜穿破、精囊等周围软组织侵犯,以及远处转移等。

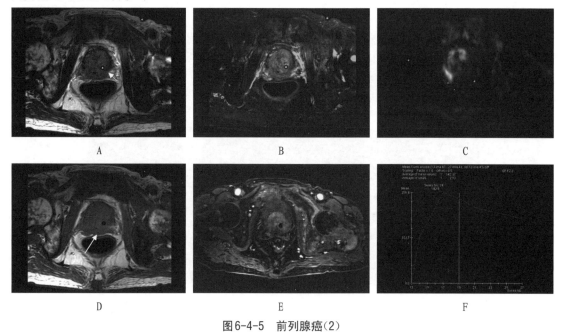

图6-4-5　前列腺癌(2)

A~F.A.B.C.D.E和F分别为轴位T₂WI、轴位抑脂T₂WI、轴位DWI(b值=800)、轴位T₁WI、轴位抑脂增强T₁WI和PWI,前列腺体积明显增大,中央带与外周带分界不清(↑),T₂WI信号降低,DWI信号增高;增强扫描见早期强化,时间-信号曲线呈廓清型。病灶突破包膜,边缘毛糙,侵犯精囊(长↑),伴双侧股骨及骨盆多发转移灶

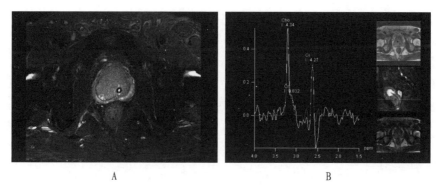

图6-4-6　前列腺癌（3）

A.B.A、B为同一病例,分别为轴位脂肪抑制T_2WI、MRS,前列腺中央带明显增大,并可见较完全的假包膜,与外周带分界清晰,与前列腺增生不易鉴别,但MRS显示Cho峰增高,Cit峰下降,(Cho+Cr)/Cit比值为1.2,提示前列腺癌,病理结果为前列腺腺癌(Gleason评分:8分)

（张俊祥　廖文彬　潘仲林）

第五节　女性生殖系统病变

一、子宫肌瘤

(一)CT表现

1.瘤体一般密度均匀,呈等或低密度,伴有液化坏死和囊变时,可见不规则低密度区(图6-5-1),约10%的病例可见斑片状或条状高密度钙化灶。

2.子宫分叶状增大伴钙化对本病诊断具有特异性。

3.增强扫描见肿瘤实性部分显著强化,强化程度与周围正常组织类似(图6-5-1B)。

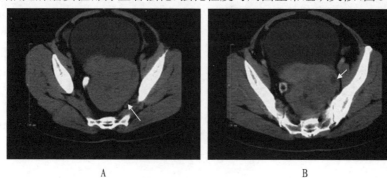

图6-5-1　子宫肌瘤

A.CT平扫见宫旁巨大分叶状肿块,边界清楚,密度欠均匀(↑);B.增强扫描见肿块呈不均匀中度强化,内有多处低密度坏死和囊变区(↑)

(二)MRI表现

1.肌壁间肌瘤:子宫体积增大及轮廓变形,这是子宫肌瘤最常见的表现,肌壁间肌瘤使子宫轮廓呈分叶状增大(图6-5-2)。

2.浆膜下肌瘤:向子宫外突出的肿块,带蒂肿瘤可在某层面与子宫分离,应注意追踪其起源(图6-5-3)。

3.黏膜下肌瘤:易导致宫腔变形或消失(图6-5-3)。

4.子宫肌瘤在T₁WI和T₂WI上一般均呈低信号,在T₂WI上信号更低,信号均匀或不均匀,边缘光整,边界清楚;增强扫描见肌瘤信号与正常子宫肌类似。肌瘤伴有变性时,信号亦发生改变,肿瘤内囊变区呈T₁WI低信号,T₂WI高信号。

5.出血区的信号改变与出血时间及MR扫描序列相关,信号变化与颅内血肿基本一致。

(三)鉴别诊断

1.子宫内膜癌:表现为宫体体积增大,肿块呈低密度,MRI上正常子宫内膜形态消失,在T₂WI及DWI上肿块呈稍高信号,形态不规则,盆腔内可见肿大淋巴结。子宫肌瘤在T₁WI和T₂WI上信号均低,病灶边界清楚,强化程度与子宫肌层基本一致。

2.子宫腺肌病:局限性子宫腺肌病和子宫肌瘤CT不难鉴别,但子宫腺肌病在临床上有明显的痛经史,子宫结合带正常结构消失,在T₁WI上子宫肌层内见高信号出血为其特征MRI表现。

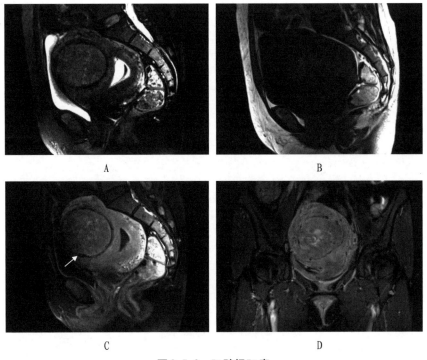

图6-5-2 肌壁间肌瘤

A~D. 分别为矢状位抑脂T₂WI、T₁WI、增强抑脂T₁WI和冠状位增强抑脂T₁WI,子宫肌层类圆形病灶,包膜完整,边界清楚,信号欠均匀,平扫及增强扫描见信号变化基本与其周围的子宫肌层一致(↑)

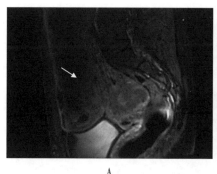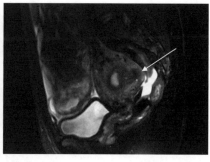

A | B

图6-5-3 浆膜下肌瘤和黏膜下肌瘤

A、B. 矢状位增强脂肪抑制T₁WI、脂肪抑制T₂WI,显示盆腔内一巨大占位(↑),边界较清楚,矢状
位显示病灶与子宫底部呈粗蒂相连,强化与子宫肌层基本一致。子宫后壁黏膜下小类圆形病灶(长
↑),T₂WI呈较低信号,边界清楚,宫腔后壁稍变形

二、子宫内膜癌

(一)CT表现

1.当子宫体积正常,瘤灶局限于子宫内,由于病变密度与子宫肌层密度相仿,CT平扫很难
发现。

2.子宫内膜癌主要表现:子宫体积增大,内膜区增厚(宫腔增大);肿瘤呈软组织影,周围为
明显强化的子宫肌包绕;子宫肌壁受侵犯时,密度不均匀,边缘不规则(图6-5-4)。

3.肿瘤外侵时,子宫边缘不光整,病变广泛播散,脂肪层完全消失形成冰冻骨盆。

4.癌肿堵塞于子宫口可产生宫腔积液、积血或积脓。

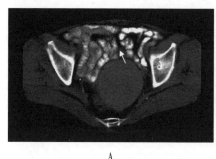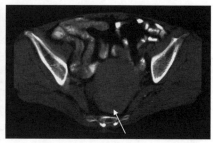

A | B

图6-5-4 子宫内膜癌(1)

A.CT平扫见子宫体不规则增大,宫腔消失,肿块向周围压迫小肠及直肠(↑);B.增强扫描见密
度稍欠均匀,子宫肌壁内见不规则斑片状略低密度区(↑)

(二)MRI表现

1.子宫内膜不均匀增厚,信号不均匀,宫腔增大、增宽(图6-5-5)。

2.T₁WI病灶与正常子宫肌层信号相似而不易被发现。T₂WI病灶呈中等偏高或高信号,正
常高信号的子宫内膜部分或完全消失。增强扫描呈中等强化,强化程度低于子宫肌层。

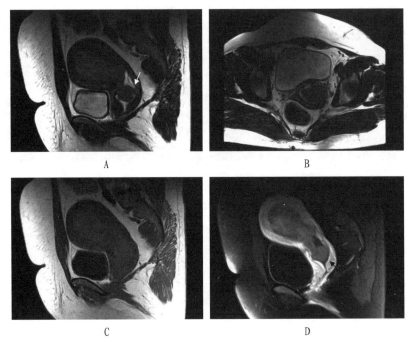

A

B

C

D

图6-5-5 子宫内膜癌(2)

A～D. 分别为矢状位T_2WI、轴位T_2WI、矢状位T_1WI和矢状位增强抑脂T_1WI,宫腔内较大肿块并突向子宫峡部(↑),与子宫肌层相比,T_1WI呈稍高信号,T_2WI呈较高信号,增强扫描呈中等强化,但强化幅度低于子宫肌层。结合带破坏,病灶部分累及肌层

3.子宫内膜癌MRI分期应结合T_2WI和T_1WI增强图像,T_2WI低信号结合带完整性是评估肌层是否受侵的重要标志。对绝经后妇女而言,由于结合带变薄而难以显示时,可通过T_1WI动态增强扫描来观察子宫内膜与子宫肌层之间的界面。正常情况下,增强图像上在子宫内膜与肌层之间可见一完整的强化带,该强化带的完整与否可作为肌层是否受侵犯的标志。Ⅰ期、Ⅱ期的子宫内膜癌MRI分期准确率较高,而Ⅲ期、Ⅳ期的子宫内膜癌MRI分期价值受限。MRI对邻近脏器的侵犯还是粘连难以区分。此外,盆腔淋巴结的肿大是良性还是恶性有时也难以确定。

（三）鉴别诊断

子宫腺肌病:患者有明显的痛经史,子宫结合带正常结构消失,T_1WI上子宫肌层内见高信号出血为其特征MRI表现。

三、宫颈癌

（一）CT表现

1.直接征象:

(1)宫颈增大呈肿块状,轮廓不规则。

(2)肿瘤多为等密度,内坏死区呈不规则低密度(图6-5-6)。

(3)早期边缘可光整(图6-5-6A),晚期边缘多较模糊。

(4)增强扫描有利于显示血管和宫旁组织受侵情况。

(5)盆腔淋巴结肿大。

2.肿瘤蔓延表现:

(1)阴道受累:最常见。

(2)宫旁三角形或分叶状肿块与宫颈肿块相延续。

(3)直肠周围脂肪层消失。

(4)宫腔积液:为宫颈口阻塞所致。

(5)宫旁受侵:表现为输尿管末端周围脂肪间隙不清和肾积水。

(6)膀胱和直肠受侵:膀胱或直肠壁不规则,或腔内结节状突出。

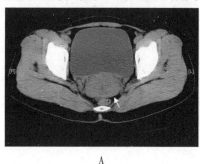 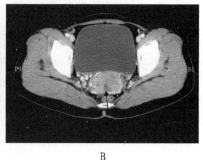

A   B

图6-5-6 宫颈癌(1)

A.B.CT平扫见宫颈增大,呈直径>3cm的软组织肿块,边缘较光整(↑),增强扫描后有不均匀强化,肿块内有不规则低密度坏死区(长↑)

(二)MRI表现

1.MRI检查的主要作用是对肿瘤进行分期,观察肿瘤的范围和侵犯程度。

2.主要表现为宫颈增大,不对称增厚或呈结节状突起(图6-5-7);在T_1WI上一般呈等信号,在T_2WI上呈不均匀较高信号。

3.宫颈基质的低信号环是否完整是宫颈癌Ⅰ期与Ⅱ期的分界标志。完整的低信号环说明癌灶局限在宫颈,属Ⅰ期,可排除有宫旁组织的侵犯。如低信号基质环被高信号的肿瘤破坏,出现中断,甚至突破,提示肿瘤已侵犯宫旁组织,属Ⅱ期。肿瘤累及阴道下1/3、盆腔、直肠等周围脏器为Ⅲ、Ⅳ期。

4.MRI在评估宫颈癌术后或放疗后的复发方面优于超声及CT,通常复发的部位在原肿瘤处或阴道残端。复发的肿瘤信号与原发肿瘤的信号相同,但较原发肿瘤更易侵犯直肠、膀胱和盆壁肌肉,远处转移也较常见。

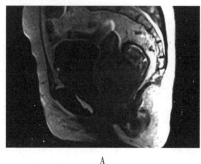 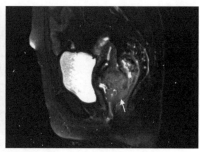

A   B

图6-5-7 宫颈癌(2)

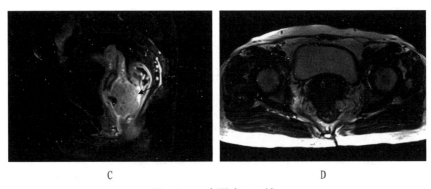

C   D

图6-5-7　宫颈癌(2)(续)

A～D. 分别为矢状位T₁WI、矢状位抑脂T₂WI、矢状位增强抑脂T₁WI和轴位T₂WI,宫颈组织明显增厚,呈肿块状(↑),T_1WI和T_2WI分别呈中等和稍高信号,病灶内见多发小囊变灶;增强扫描呈明显强化,宫颈基质的低信号环破坏,病灶累及下段阴道及直肠

(三)鉴别诊断

子宫颈平滑肌瘤:表现为宫颈增大、变形,密度均匀,边缘清楚、规则,无腹盆腔淋巴结肿大。

四、卵巢良性肿瘤

卵巢囊腺瘤

(一)CT表现

1.浆液性囊腺瘤:

(1)多为双侧单房,少数为多房。

(2)呈圆形或卵圆形的均匀水样密度,一般体积较大,直径可达10cm(图6-5-8,图6-5-9)。

(3)囊壁薄而均匀一致,边缘清楚、锐利(图6-5-9)。

(4)有时病变可见突向腔内或腔外的乳头状突起和厚壁表现(图6-5-8)。少数囊壁或软组织中可见沙粒样钙化。

(5)增强扫描见病灶一般不强化,偶见实性部分强化。

2.黏液性囊腺瘤:

(1)常为单侧多房。

(2)表现为多房状的水样密度肿块,体积较浆液性囊腺瘤大,直径＞10cm,边缘清楚(图6-5-10)。

(3)密度均匀,略高于浆液性囊肿的密度,CT值一般在25HU左右,有时可呈高密度。

(4)囊壁薄而均匀,囊内常见由多个细条样间隔所形成的多个小囊。

(5)增强扫描见病灶一般不强化,偶见实性部分强化(图6-5-10B)。

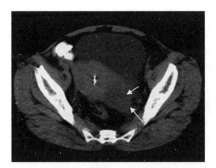

图6-5-8 卵巢浆液性囊腺瘤(1)

增强扫描见囊壁呈环形强化,薄而规则,中间有分隔(↑),分隔上可见一突向腔内的小结节(长↑)

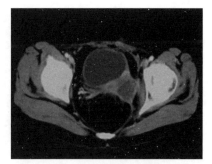

图6-5-9 卵巢浆液性囊腺瘤(2)

卵巢浆液性囊腺瘤增强扫描双侧卵巢分别可见一囊状低密度肿块,囊壁稍厚,但较规则

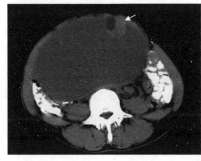

A

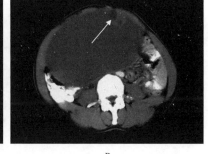

B

图6-5-10 卵巢黏液性囊腺瘤(1)

A.B. 增强扫描见右下腹至盆腔内巨大囊性包块,向下压迫膀胱及子宫前壁,边缘尚清楚。囊性包块前壁见附壁结节(↑),密度欠均匀,内见斑片状更低密度区(长↑),增强扫描见实性部分轻度强化

(二)MRI表现

1.卵巢浆液性囊腺瘤:

(1)多为单房结构,少数为多房结构,呈圆形或卵圆形,一般体积较大(图6-5-11)。

(2)囊液呈均匀水样信号,在T_1WI上呈低信号,在T_2WI上呈高信号,壁薄而均匀一致,边缘清晰、锐利。增强扫描见囊壁有强化。

2.卵巢黏液性囊腺瘤:

(1)常为单侧多房结构,肿瘤较浆液性囊腺瘤更大。

(2)囊液内蛋白含量较高,信号在T_1WI上多高于浆液性囊腺瘤的信号,在T_2WI上呈高信号,各囊之间的信号也不一致,壁薄可不均匀,边缘清楚。增强扫描见囊壁有强化(图6-5-12)。囊壁厚、有乳头状突起时,提示有恶变可能。

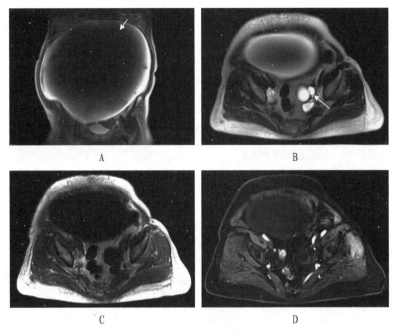

图6-5-11 卵巢浆液性囊腺瘤(3)

A~D.A、B、C和D分别为冠位T$_2$WI、轴位T$_2$WI和轴位T$_1$WI和轴位增强抑脂T$_1$WI,子宫萎缩,盆腔内见巨大单房囊性占位(↑),左侧附件区多个小囊样占位(长↑),均为浆液性囊腺瘤,囊壁较薄,囊壁强化不明显,囊内容物在T$_1$WI上呈低信号,在T$_2$WI上呈高信号

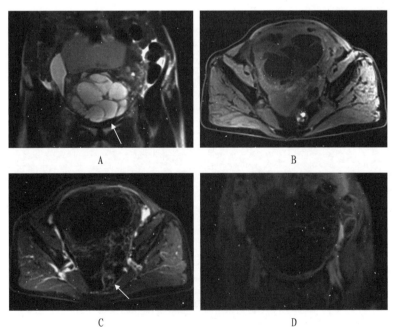

图6-5-12 卵巢黏液性囊腺瘤(2)

A~D.A、B、C和D分别为冠状位T$_2$WI、轴位抑脂T$_1$WI、轴位增强抑脂T$_1$WI和冠状位增强抑脂T$_1$WI,盆腔内多房性囊样病灶(↑),在T$_1$WI上呈中等、低信号,在T$_2$WI上呈中等、高信号,部分囊内容物信号不一致,囊壁较薄、光滑,增强扫描见囊壁有强化

(三)鉴别诊断

卵巢癌:卵巢癌多呈囊实性,囊壁及分隔厚薄不均,可见壁结节,周围结构有受侵表现,常有腹腔积液和腹膜后淋巴结肿大。

卵巢畸胎瘤

(一)CT表现

1.肿瘤密度多种多样:

(1)单纯软组织密度。

(2)单纯水样密度或脂肪密度。

(3)囊实性混杂密度,实性部分内有时见钙化或骨骼影,囊壁呈弧线形钙化(图6-5-13)。

2.直接征象:

(1)病灶常为单侧单发,呈圆形或类圆形的肿块,密度不均。大小多为5～10cm。

(2)脂液平面出现于囊性或囊实性畸胎瘤,下层为液体,上层为更低密度的脂肪,有时可见"漂浮物",即在液性区上方可见由毛发、上皮等形成的较高密度的实质性结节。改变体位扫描,其内容物可随重力改变位置(图6-5-13)。

(3)恶性畸胎瘤常侵及邻近组织,使肿瘤与周围脏器间的脂肪界面消失和肿块侵犯膀胱、骨盆肌肉或肠管等。

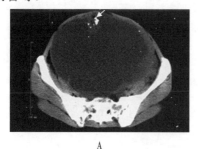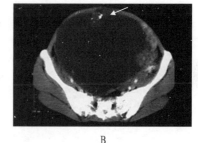

A   B

图6-5-13　卵巢畸胎瘤

A.CT平扫见盆腔内巨大囊实性肿块,以囊性为主,近前缘处有多发钙化(↑)和一球形更低密度脂肪(长↑),CT值-70HU;B.增强扫描见实性部分呈中度强化

(二)MRI表现

1.病灶常为单侧单发,少数可为双侧性。大多数为囊性或囊实性,呈圆形或类圆形的肿块,单房或多房,囊壁可厚薄不一。

2.典型囊性畸胎瘤表现为含脂肪或脂液平面的囊状肿块(图6-5-14),在T_1WI、T_2WI上均呈高信号,脂肪抑制技术可鉴别;对只含少量脂肪的病灶,可采用化学位移成像来鉴别其是否含有脂肪成分,如病灶内不含脂肪成分,正相位和反相位信号不变。

3.脂液平面上层为脂液,下层为液体和下沉的细胞碎屑,在T_1WI上方呈高信号,下方呈较低信号,在T_2WI上虽整体呈高信号,但表现为上方信号低于下方。当囊内含有毛发、骨、软骨和软组织等成分时,则信号不均。改变体位扫描,其内容物可随重力改变位置。钙化在T_1WI和T_2WI上均可表现为低信号。

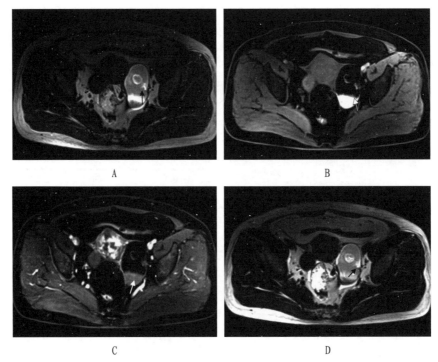

图6-5-14　卵巢典型囊性畸胎瘤

A～D. 分别为轴位 T_1WI、轴位抑脂 T_1WI、轴位增强抑脂 T_1W 和 T_2WI，子宫左后方类圆形占位(↑)，信号高低混杂，内见液液平面，抑脂 T_1WI 大部分呈低信号，增强扫描病灶无明显强化，T_2WI 呈混杂信号

(三)鉴别诊断

子宫内膜异位症(卵巢巧克力囊肿)：呈较大囊性灶，有新鲜出血时，在CT上呈高密度，在 T_1WI、T_2WI 上均呈高信号，增强扫描不强化。患者临床上有痛经史。

五、卵巢癌

(一)CT表现

1.直接征象：

(1)病变形态：呈圆形、分叶或不规则形肿块，2/3病例为双侧卵巢发病。

(2)肿块密度：可为单一囊性、实性或囊实性。囊性和囊实性的囊壁厚薄不均。少数瘤体内可见钙化灶(图6-5-15A)。

(3)大小和边界：瘤体大小不一，大者可占据盆腔、下腹部。轮廓大多不规则，边缘较模糊。

(4)增强扫描：肿瘤实性部分呈轻到中度强化，囊变或坏死区不强化(图6-5-15B)。

2.转移征象：

(1)腹腔积液：30%病例可见腹腔积液，CT值可偏高，甚至>60HU。

(2)瘤体与周围结构分界不清：主要累及宫旁组织、子宫、直肠和盆腔。

(3)大网膜转移：横结肠与前腹壁之间或相当于大网膜部位出现如饼状的软组织肿块。

(4)腹腔转移：腹腔内不规则软组织结节或肿块，可见于腹腔各部。

(5)腹膜假性黏液瘤：由卵巢黏液性囊腺癌破裂后入腹腔形成，其CT值近于水的密度，有明显的分隔和囊壁,与黏液性囊腺癌难以区别。

(6)钙化性转移:发生率约为6%,见于肝、脾的边缘。位于盆腔的钙化斑围绕肠管或肿块,钙化也可见于大网膜病变。

(7)腹腔淋巴结肿大:主要见于腹主动脉旁、髂内淋巴结和髂外淋巴结。

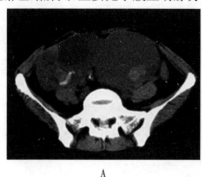 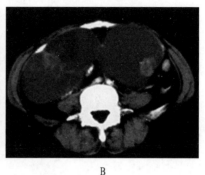

A B

图6-5-15　卵巢癌

A.CT平扫见盆腔内巨大囊实性肿块,呈分叶状,以囊性为主,囊壁薄,其内及边缘区可见多个结节状及条片状软组织密度影;B.增强扫描见肿块实性部分中度强化

(二)MRI表现

1.直接征象:

(1)盆腔内呈圆形、分叶或不规则形软组织肿块,部分病例为双侧卵巢发病。

(2)肿瘤可为囊性、实性或囊实性。囊性和囊实性病灶囊壁厚薄不均,囊壁有大小不一的乳头状或结节样突起(图6-5-16)。

(3)瘤体大小不一,大者可占据盆腔、下腹部,黏液性囊腺癌往往比浆液性囊腺癌大。轮廓大多不规则,边缘较模糊。

(4)囊液信号一般在T_1WI上呈低信号,在T_2WI上呈高信号,如有出血,信号强度随出血时期而异。增强扫描见肿瘤实性部分、囊壁及乳头状突起等有不同程度强化,囊变或坏死区不强化。

2.转移征象:

(1)多数伴腹腔积液,部分卵巢癌以腹腔积液为主要表现,原发病灶很小。

(2)瘤体与周围结构分界不清,主要累及宫旁组织、子宫、直肠和盆壁。

(3)腹腔内转移灶表现为腹腔内不规则软组织结节,或呈大小不等囊性或囊实性肿块。大网膜转移可表现为横结肠与前腹壁之间出现如饼状的软组织肿块,称为"网膜饼"。淋巴转移主要见于腹主动脉旁、髂内和髂外动脉旁淋巴结。

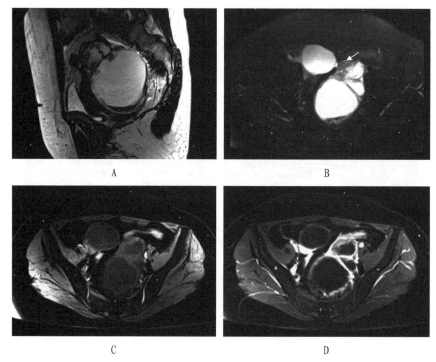

图6-5-16　双侧卵巢浆液性乳头状囊腺癌

A～D. 分别为矢状位T₂WI、轴位抑脂T₂WI、轴位抑脂T₁WI和轴位增强抑脂T₁WI，双侧多发囊性、囊实性肿块(↑)，其中左侧多个囊实性病灶囊壁厚薄不均，局部呈结节状、乳头状突起，增强扫描囊壁呈明显强化。病灶边缘较毛糙，伴少量腹腔积液

(三)鉴别诊断

1.卵巢囊腺瘤:囊壁薄而均匀,一般无乳头状或结节状突起,如局部有乳头状突起应考虑恶变的可能。

2.卵巢转移性肿瘤:有明确恶性肿瘤病史,特别是胃肠道或乳腺的恶性肿瘤,胃肠道来源恶性肿瘤临床实验室检查CA19-9升高对该病有提示作用,单纯依赖影像学鉴别较困难。

(廖文彬　潘仲林　王龙胜　翟　建)

第七章 骨关节系统

第一节 骨关节外伤

一、骨折

(一)X表现

1.骨结构可见骨皮质、骨小梁连续性中断,并表现为连续而透明的骨裂缝,称为完全骨折,可分为横行骨折、斜行骨折和螺旋形骨折(图7-1-1,图7-1-6A,图7-1-6B)。

2.骨折断端可移位、成角畸形。

3.肌腱、韧带牵拉造成其与骨折附着点发生骨的撕裂,称为撕脱骨折(图7-1-5A)。

4.儿童青枝骨折表现为骨皮质发生褶皱、凹陷或隆起而不见明显骨折线,称为不完全性骨折。

5.大多数骨骺损伤可根据骨骺的移位、骺板的增宽和临时钙化带变模糊或消失而做出诊断。

(二)CT表现

1.CT可发现平片上不能发现的隐匿骨折。

2.对结构复杂和骨性重叠部位的骨折,CT更能显示骨折的移位情况,尤其是三维重建可以全面了解骨折情况(图7-1-2,图7-1-3)。

3.CT三维重建可更清晰地显示复杂骨折情况,对复杂骨折的诊断和治疗方案的选择具有较高的应用价值。

(三)MRI表现

1.MRI比CT更敏感地发现隐匿骨折,能更清楚地显示软组织及脊髓损伤(图7-1-4)。

2.骨折在T_1WI上表现为线样低信号,与骨髓高信号形成明显的对比;在T_2WI上为高信号,代表水肿或肉芽组织(图7-1-5)。

3.MRI可直接显示软骨、软组织和骨成分;骺板在T_1WI上表现为高信号,与周围低信号骨形成对比,骺板急性断裂或者干骺段、二次骨化中心骨折表现为局灶性或线形低信号影,在T_2WI上表现为高信号。骺板纤维桥和骨桥表现为横跨骺板的低信号区(图7-1-6)。

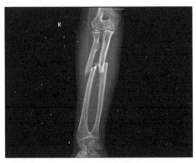

图7-1-1　右侧前臂骨关节外伤

X线示右侧尺桡骨骨折,断端错位并缩短

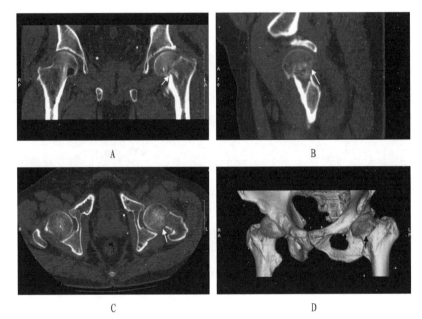

图7-1-2　髋关节创伤

A～D.MSCT轴位及重组图像显示左股骨颈嵌顿性骨折(↑)

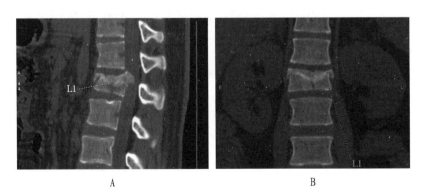

图7-1-3　压缩性骨折

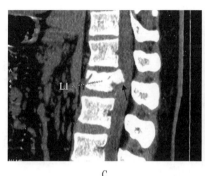
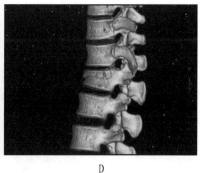

C   D

图7-1-3 压缩性骨折(续)

A~D.腰椎体呈楔状变形,骨质不整,骨碎片突入椎管内(↑),另见椎体内有条状密度增高影

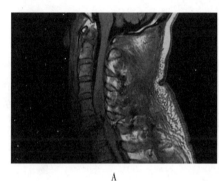
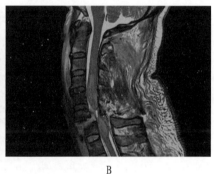

A   B

图7-1-4 颈椎骨折伴脊髓损伤

A.B.T_1WI及$FS-T_2WI$横断面示C6椎体及附件向前方滑脱(Ⅱ度),椎管局部狭窄,C7椎体上缘骨皮质显示不清,C6~C7椎间盘形态失常,信号增高;脊髓局部受压变细,似中断,C4~C7水平脊髓斑片样长T_2信号

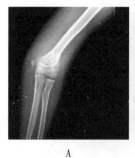
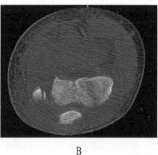
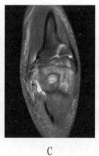
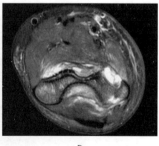

A   B   C   D

图7-1-5 肘关节创伤

A.B.X线平片及CT平扫示肱骨内上髁骨骺区见骨折线,并明确显示撕脱小骨片;C.D.PDWI冠状面及横断面示肱骨内上髁骨骺移位,周围软组织肿胀,肱骨小头骨骺挫伤呈片样高信号,尺骨冠状突见线样骨折

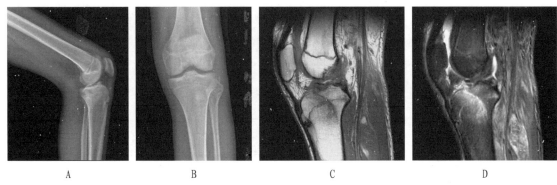

$$A \qquad B \qquad C \qquad D$$

图7-1-6　胫骨上段骨骺Salter-Harris－Ⅳ型骨折

A.B.X线平片示胫腓骨干骺端及骨骺区线样骨折;C.D.T₁WI及FS-PDWI矢状面示相应区线样骨折线跨骺板达关节面,关节腔积液,关节旁软组织肿胀明显

二、关节脱位

(一)X线表现

1.半脱位表现为关节间隙失去正常均匀的弧度,分离移位,宽窄不均。

2.完全脱位表现为关节组成诸骨的关节面对应关系完全脱离或分离(图7-1-7,图7-1-8)。

3.关节脱位常并发邻近关节肌腱附着部的撕脱骨折。

(二)CT表现

CT三维重建较X线更能清晰、直观地显示关节对位的关系及骨折征象(图7-1-9)。

(三)MRI表现

1.可以直接显示韧带、肌腱,若是椎体骨折压迫脊髓可直接显示脊髓损伤(图7-1-10)。

2.正常韧带、肌腱在所有MRI序列上表现为低信号影;不完全撕裂表现为T₂WI上韧带低信号影中出现散在高信号,其外形可以增粗,边缘不规则。完全撕裂可以见到断端(图7-1-11)。

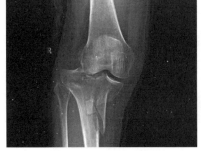

图7-1-7　膝关节创伤

右侧膝关节股骨下段、胫骨及腓骨上段
多发骨折,关节对位不佳,明显滑脱

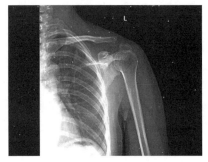

图7-1-8　肩关节创伤

左侧肩锁关节间隙明显增宽

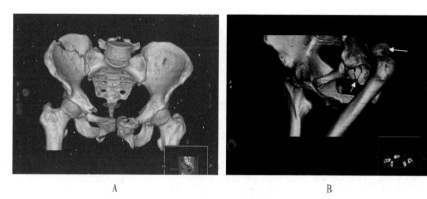

图7-1-9　骨盆创伤

A.MSCT重组图像显示右髂骨翼、耻骨上下支骨折,断端有错位;B.显示左髋臼骨折(↑)并同侧股骨头后脱位(长↑)

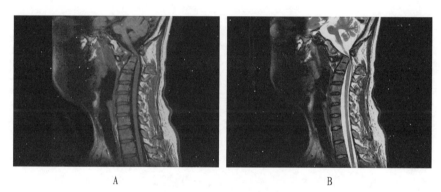

图7-1-10　寰齿关节脱位

A.B.T₁WI及T₂WI矢状面示C2齿状突向后方移位,相应段椎管继发性狭窄,脊髓局部明显受压变细且成角

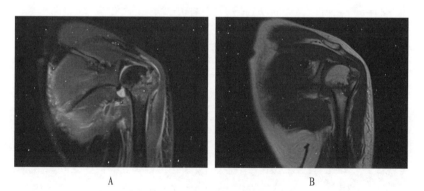

图7-1-11　肩关节骨折伴肌腱损伤

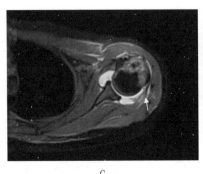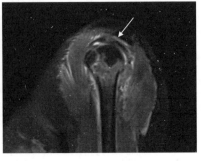

C

D

图7-1-11　肩关节骨折伴肌腱损伤(续)

　　A~D.肱骨头粉碎性骨折,表现为多发低信号骨折线,周围片状水肿信号,在T_1WI上呈低信号,在T_2WI上呈高信号。冈上肌肌腱与冈下肌肌腱损伤,表现为明显高信号(↑),关节腔及肩胛下肌、冈下肌肌腱旁滑囊积液

(吴国忠　陈基明　韦　炜)

第二节　骨　肿　瘤

一、骨瘤

(一)X线表现

1.表现为均匀致密的半圆形向外的骨性隆突,无骨破坏及骨膜反应,一般不超过2cm。

2.四肢长骨干的骨瘤表现为一侧皮层向外扩张,外缘呈波纹状。

(二)CT表现

1.与正常骨皮质相连的骨性高密度影,呈圆形或卵圆形,边缘光整、锐利。

2.发生在颅面骨者,常以广基底与颅骨相连(图7-2-1)。

3.CT还可以发现骨性外耳道、乳突内侧等隐蔽部位的较小骨瘤。

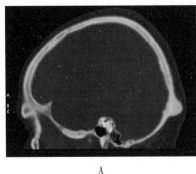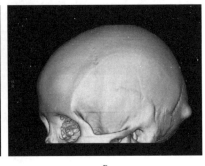

A

B

图7-2-1　骨瘤(1)

　　A.B.MSCT重组图像清晰显示枕骨外板局限性高密度骨性隆起,以宽基底与颅骨外板相连,边缘光整

(三)MRI表现

1.致密型骨瘤在T_1WI和T_2WI上呈边缘光滑的低信号影(图7-2-2),信号多较均匀,与宿主

骨骨皮质间无间隙。

2.一般无软组织肿块和骨膜反应,周围软组织信号正常。

3.增强扫描无强化或呈轻度强化。

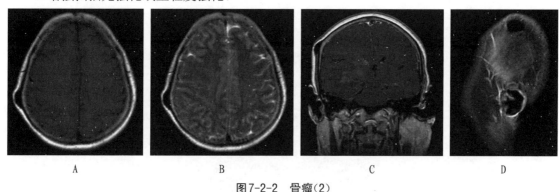

A   B   C   D

图7-2-2 骨瘤(2)

A.B.MRI横断面T_1WI、T_2WI序列病灶均呈低信号、边界清楚;C.D.增强扫描冠状面及矢状面T_1WI病灶无强化

(四)鉴别诊断

1.骨岛:MRI各序列均为低信号,边缘不锐利,与周围骨小梁相连。

2.骨软骨瘤:MRI显示与正常骨结构相同的信号,以及以表面覆盖"帽样"软骨信号为特征。

二、骨软骨瘤

(一)X线表现

1.长骨干骺端边界清楚的骨性肿块突出于骨表面,背向邻近关节生长,肿瘤以柄或宽基底与母骨相连(图7-2-3)。

2.肿瘤顶部为半环形或菜花状软骨帽,内有环状、斑点状和不规则钙化。

3.肿瘤可压迫相邻骨骼产生移位或畸形,相邻骨与瘤体间的透亮间隙为软骨帽。

(二)CT表现

1.CT平扫可见骨性突起,其皮质骨、松质骨均与母骨相连续,顶端有软骨帽覆盖,边缘多光整,其内可有钙化。

2.软骨帽和纤维包膜均为较低的软组织密度,边缘较清楚,位于骨性突起前端(图7-2-4)。

3.骨软骨瘤可恶变,表现为软骨帽明显增大增厚,边缘不整,边界不清,有软组织肿块形成和大量不规则钙化。

(三)MRI表现

1.MRI既能多方位成像全面地显示瘤体和患骨的连接,又能直接显示软骨帽。

2.肿瘤骨性基底外围同骨皮质信号(T_1、T_2均为低信号),中心部与正常松质骨信号相同并与母体骨髓腔相延续(T_1为高信号,T_2为中等信号);软骨帽在T_1WI上呈等或稍低信号,在T_2WI上呈稍高信号(图7-2-5),在脂肪抑制T_2WI上为明显的高信号,软骨帽内有时可见钙化信号,环绕软骨帽的一窄的低信号带代表覆盖于外面的软骨膜。

3.增强扫描后,瘤的主体部分强化程度与主骨类似,软骨帽呈中度强化。

4.若软骨帽增厚(儿童>2cm、成人>3cm)、形态不规则、信号不均匀和伴有周围软组织肿胀等,提示肿瘤恶变。

5.MRI还有利于观察肿瘤和周围组织结构的关系。

(四)鉴别诊断

骨软骨瘤多具有典型X线征象,CT、MRI检查显示软骨帽结构特点,易与骨瘤、增生等外生性肿瘤或肿瘤样病变相鉴别。

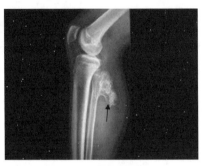

图7-2-3 骨软骨瘤(1)

X线平片显示右腓骨上段干骺端后侧有一边界清楚的骨性肿块(↑),突出于骨皮质外,与邻近的膝关节呈背向生长,肿瘤以宽基底与腓骨相连

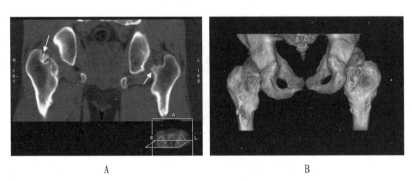

A   B

图7-2-4 骨软骨瘤(2)

A.B.MSCT重组显示双侧股骨上段可见多个骨性肿块(↑),突出于骨皮质外,并以宽基底与股骨相连

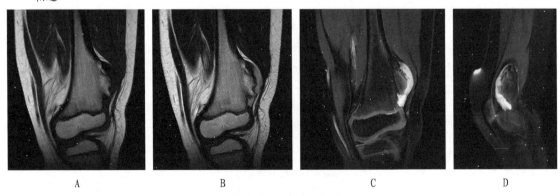

A   B   C   D

图7-2-5 骨软骨瘤(3)

A~D.MRI冠状面(T₁WI、T₂WI、FS-PDWI)及矢状面FS-PDWI示左股骨下段外侧干骺端肿瘤突出于骨表面、背向关节方向生长,以宽基底与母体骨相连,肿瘤骨性基底外围同骨皮质信号(T_1、T_2均为低

信号),中心部与母体骨髓腔相延续(T₁为高信号,T₂为中等信号),软骨帽T₁WI呈稍低信号、T₂WI呈稍高信号、脂肪抑制PDWI上为明显高信号,环绕软骨帽见一窄的低信号的软骨纤维膜

三、骨巨细胞瘤

(一)X线表现

1.常呈偏心性溶骨性膨胀破坏,局部骨皮质明显膨胀变薄或破坏,如不并发病理性骨折,一般无骨膜反应。

2.X线典型表现为皂泡样外观,周围骨壳光滑完整时多为良性,若边缘模糊或有虫蚀样骨皮质破坏,周围软组织肿块发展迅速和出现骨膜反应,常提示有恶变(图7-2-6)。

(二)CT表现

1.常呈偏心性溶骨性膨胀破坏,局部骨皮质明显膨胀变薄或破坏(图7-2-7)。

2.皂泡样外观,周围骨壳光滑完整时为良性。

3.若边缘模糊或虫蚀样骨皮质破坏,周围软组织肿块和出现骨膜反应,常提示有恶变。

(三)MRI表现

1.多数肿瘤边界清楚,从干骺端延伸到软骨下骨,膨胀性生长,早中期多有环形的低信号带。

2.在T₁WI上多呈均匀的低、等信号,部分含有高信号区提示出血;在T₂WI上呈不均匀混杂信号;如肿瘤合并出血时间长,则T₁WI、T₂WI病灶内均见低信号的颗粒状含铁血黄素沉着。出血后少数病变可见液液平面(图7-2-8)。

3.T₂WI如见低信号的骨皮质被相对高信号瘤体取代,提示病灶穿破骨皮质。当关节下骨皮质中断或破坏累及关节软骨时,可出现关节腔积液。

4.增强扫描病灶可有轻度到明显的不规则强化,中心出血坏死区无强化而显示更清晰,动态增强可出现"快进快出"强化。

(四)鉴别诊断

1.骨囊肿:多发生于青少年,位于长骨干骺端和骨干髓腔,CT显示病灶内均匀液体密度,MRI显示囊内容物T₁WI低信号,T₂WI高信号。

2.内生软骨瘤:好发于短管状骨,膨胀轻,内有钙化斑点。

3.动脉瘤样骨囊肿:常呈多囊性,边缘清楚有硬化缘,CT和MRI显示其多分房多囊征。常见液液平面是其特征。

4.成软骨细胞瘤:多发生于干骺愈合前的骨骺,骨壳较厚且破坏区见钙化。

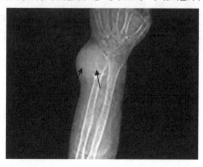

图7-2-6　骨巨细胞瘤(1)

桡骨远端巨大囊性溶骨性破坏区,膨胀明显,骨皮质部分破坏,骨壳不完整,有明显软组织肿胀和骨皮质掀起(↑),提示为恶变

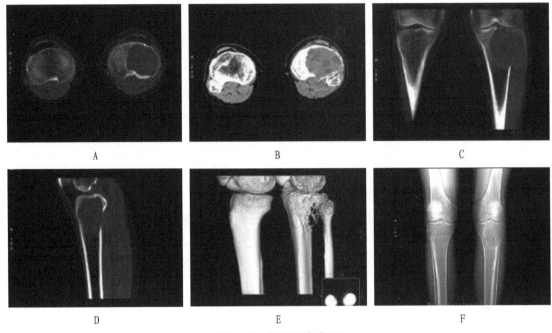

图7-2-7 骨巨细胞瘤(2)

A~F. 左胫骨上端腓侧囊性溶骨性破坏区,呈轻度膨胀性皂泡状外观,骨皮质变薄,骨壳欠完整,部分累及腓骨上端,无明显软组织肿块及骨膜反应

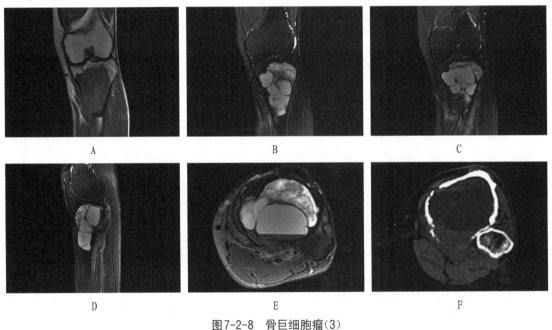

图7-2-8 骨巨细胞瘤(3)

A~E. MRI 冠状面(T₁WI、FS-T₂WI)、矢状面 FS-T₂WI、横断面 FS-T₂WI 示左侧胫骨上端肿瘤边界清楚,呈偏心膨胀、多房性,明显长 T_1、长 T_2 信号,内见低信号分隔,横断面 FS-T₂WI 见液液平面;F. CT 平扫示左侧胫骨上端膨胀性骨质破坏,内为囊实性密度伴有分隔,部分突破内后方包壳致其不完整

四、骨肉瘤

(一)X线表现

1.骨髓腔内不规则骨破坏和骨增生,可分为溶骨型、成骨型及混合型三种类型。

2.突破骨皮质,骨膜被掀起,形成Codman三角和骨膜下肿块。

3.瘤骨呈点状、斑片状、片状和放射性针状等多种形态。

4.残留骨和髓腔扩张(图7-2-9)。

5.侵犯骨骺、关节和邻近骨骼,可引起病理性骨折,以溶骨型多见。

(二)CT表现

1.CT能显示X线平片难以显示的骨破坏和瘤骨,提供定性诊断的依据。

2.明确肿瘤在髓腔和周围软组织的浸润范围。

3.确定肿瘤组织的血供情况。

4.显示骨破坏区内软组织块影及其不均匀强化情况。

5.若肿瘤侵犯髓腔,表现为髓内不规则高密度影(图7-2-10),常沿长骨轴呈跳跃性蔓延。

(三)MRI表现

1.髓腔内变化:成骨型骨肉瘤在T_1WI和T_2WI上呈低信号;溶骨型骨肉瘤在T_1WI上呈偏低至中等信号,在T_2WI上呈中等至偏高信号,在STIR序列上呈高信号;混合型骨肉瘤在T_1WI上呈偏低至中等信号,在T_2WI上呈高、低混杂信号。

2.骨皮质破坏:正常骨皮质在T_1WI和T_2WI上呈低信号,当骨皮质被肿瘤组织浸润时,信号均升高并表现为骨皮质的变薄、连续性中断(图7-2-11)。

3.骨膜反应:表现为围绕骨皮质的线状、针状的长T_1、短T_2信号。

4.骨骺浸润:当骺板信号与干骺端肿瘤信号相同时,表面骺板已经受累;当骨骺或骺板的MRI显示结构紊乱时,也应怀疑骨骺受累。

5.软组织肿块:肿瘤组织突破骨皮质侵犯肌肉,表现为混杂信号肿块影,有时出现片状高信号的出血或伴液液平面的坏死区。

6.增强表现:骨肉瘤早期边缘强化、中心充盈延迟;肿瘤组织为不均匀强化,瘤周水肿和邻近软组织增强较均一,以此区别肿瘤的边界和周围水肿。

(四)鉴别诊断

1.成骨型骨肉瘤需与下列疾病相鉴别:

(1)成骨型转移瘤:为边界清楚的多发病灶,多不侵犯骨皮质。

(2)软骨肉瘤:中央型软骨肉瘤的瘤灶内有大量环状或团絮状钙化。

(3)尤文肉瘤:发病平均年龄为15岁。好发于长骨骨干,表现为骨髓腔内不规则形的溶骨性破坏及层状骨膜反应。

2.溶骨型骨肉瘤需与下列疾病相鉴别:

(1)骨巨细胞瘤:单房性肿瘤边界清楚,无骨膜反应,有皂泡状骨间隔。

(2)骨纤维肉瘤:呈局限性溶骨性破坏,偏一侧,少有骨膜反应。

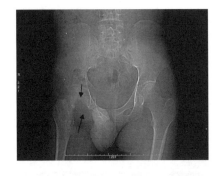

图7-2-9 骨肉瘤（溶骨型）
右股骨头见一囊状低密度骨破坏区（↑），呈圆形，有膨胀感，骨膜反应不明显，周围软组织肿胀，并见不规则瘤骨（长↑）

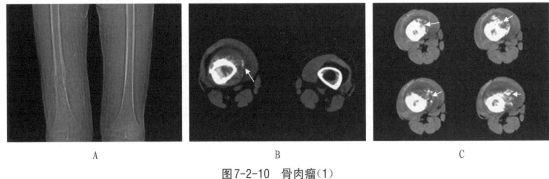

A   B   C

图7-2-10 骨肉瘤（1）
A. X片示右股骨中下1/3交界处肿瘤区有Codman三角和软组织肿胀；B～C. CT平扫示右股骨骨密度增高，骨髓腔明显缩小，右股骨内缘骨皮质不规则破坏，周围软组织肿胀，并见不规则瘤骨（↑）

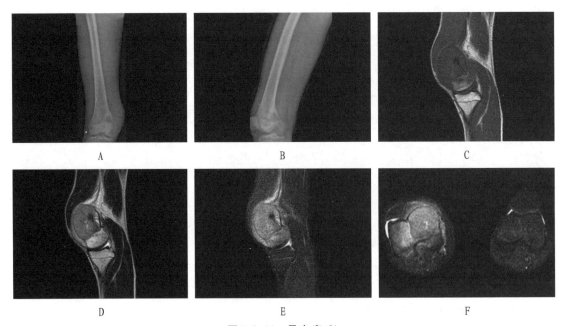

A   B   C

D   E   F

图7-2-11 骨肉瘤（2）
A. B. X线平片示右股骨下段干骺端偏内侧一溶骨性骨破坏区，周围少许斑片状肿瘤骨，邻近骺线模糊，并见少许骨膜新生骨；C～F. MRI矢状面（T_1WI、T_2WI、STIR）及横断面STIR示干骺端骨破坏区突破骺板侵犯骨骺，软组织肿块内见结节状低信号肿瘤骨，周围软组织水肿

五、骨转移瘤

(一)X线表现

1.溶骨型:最常见,约占80%。多呈虫食状或鼠咬状骨质破坏,边缘不规则,无硬化;病灶可逐渐融合扩大,易伴病理骨折,少有骨膜反应。

2.成骨型:多为斑点状或块状硬化,常多发,小病灶分布均匀,大者形如棉团状;弥漫性转移瘤可致骨皮质增厚,骨膜下新骨形成,有时可有放射状骨针(图7-2-12)。

3.混合型:兼有溶骨型和成骨型改变。

(二)CT表现

1.CT可以显示病变部位的骨小梁和皮质骨的破坏、骨髓脂肪组织被肿瘤组织代替、转移瘤向周围软组织浸润情况和与邻近结构的关系等。

2.骨转移灶典型的CT表现:

(1)溶骨性转移:

①常表现为单发或多发的斑点状、片状低密度溶骨性破坏区,形态不规则,边界清楚、无硬化。

②可侵犯骨松质和皮质,很少有骨膜反应。

③周围有软组织肿块,其间可有残留骨存在(图7-2-13)。

④增强扫描有不同程度的强化。

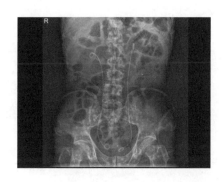

图7-2-12 骨转移瘤(成骨性)(1)

胃癌术后,患者KUB片示胸腰椎、双侧肋骨、骨盆和双侧股骨多发结节状及斑片状高密度影

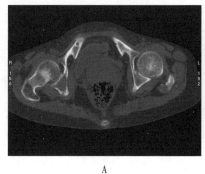

A

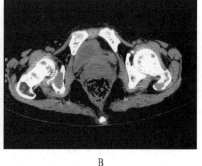

B

图7-2-13 骨转移瘤(溶骨性)

A.B. 女性,肺癌患者见骨盆及两侧股骨广泛性、多发性、斑片状、溶骨性破坏区,形态欠规则,边缘无硬化,周围有软组织肿块

（2）成骨性转移：

①此为肿瘤生长缓慢的象征。

②可表现为斑点状、片状、絮状或结节状高密度灶。

③骨小梁增粗，小梁间隙缩小，晚期呈弥漫性硬化（图7-2-14）。

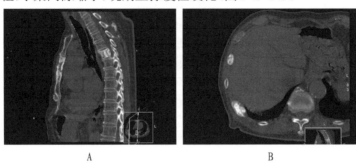

A   B

图7-2-14　骨转移瘤（成骨性）（2）

A.B. 前列腺癌患者见胸椎、胸骨及肋骨多发斑点状、结节状高密度灶，边界较清晰

（三）MRI 表现

1.溶骨型：多见，在T_1WI上呈低信号，在T_2WI上呈程度不同的高信号，脂肪抑制序列可以清楚地显示（图7-2-15）。

2.成骨型：少见，在T_1WI上呈低信号，在T_2WI上呈低信号或中等信号。

3.混合型：在T_1WI上呈低信号，在T_2WI上呈高低混杂信号。

4.增强扫描多呈中度强化或明显强化，少数呈不强化或轻度强化。

5.脊柱转移瘤常引起椎体压缩变扁，椎弓根破坏，但很少累及椎间盘，椎间隙信号基本正常。

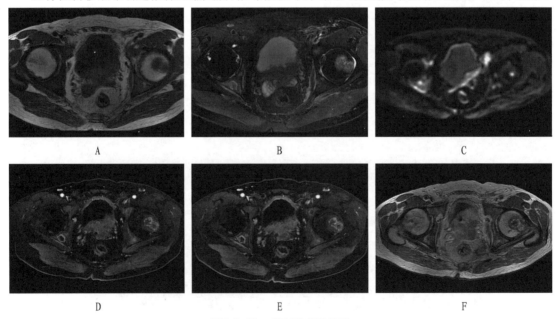

A   B   C

D   E   F

图7-2-15　前列腺癌骨转移

A～F.MRI横断面T_1WI、FS-T_2WI、DWI及横断面T_1WI增强示前列腺形态不规则，偏左侧见不规则欠均匀稍长T_1、稍长T_2肿块影；骨盆、两侧股骨见多发斑片状、不均匀稍长T_1、长T_2信号灶，边界不清，增强扫描呈环状、结节状较明显强化

（四）鉴别诊断

1. 多发性骨髓瘤：病灶大小一致，呈穿凿样骨质破坏，常伴明显骨质疏松。

2. 老年性骨质疏松椎体压缩：骨髓信号正常，即压缩区与正常区骨髓分界清楚，椎弓根信号无改变，增强一般无强化，椎旁无软组织肿块。

3. 脊柱结核：破坏易累及椎体边缘及终板，累及椎间盘致椎间隙变窄，椎旁腰大肌脓肿，MRI增强呈边缘或环形强化。

（韦 炜 翟 建 宫希军）

第三节　骨关节炎症

一、化脓性骨关节炎

（一）X线表现

1. 早期可显示软组织肿胀，表现为肌肉间隙模糊、消失，皮下组织与肌肉分界不清。

2. 2周后可显示骨皮质破坏、骨膜增生反应、死骨形成和病理骨折等。

（二）CT表现

1. 急性期：骨髓腔内密度增高，偶见小灶性骨小梁缺失区，周围软组织肿胀，肌间隙模糊（图7-3-1）。

2. 亚急性和慢性期：

（1）CT可显示低密度骨质破坏区及高密度死骨，偶尔可见骨髓腔内气体影。

（2）病灶周围的软组织有时可出现液性低密度区。

（3）增强扫描可清晰地勾画出脓肿的边缘。

（4）慢性期骨皮质明显增厚，髓腔内密度增高。严重时，骨髓腔完全闭塞（图7-3-2）。

3. Brodie脓肿：低毒力细菌感染所致的骨脓肿，CT可清晰地显示低密度的局限性骨质破坏缺损区，病灶内少有死骨，周边可见明显的高密度骨质硬化区环绕。

（三）MRI表现

1. 急性期：

（1）正常骨髓、软组织与病变区界限不清，骨皮质增厚不明显。

（2）周围软组织肿胀，肌间隙模糊，呈弥漫分布的长T_1、长T_2信号。

2. 亚急性和慢性期：

（1）正常骨髓、软组织与病变区界限清楚，骨皮质明显增厚；病变区在T_1WI上表现为低或中等信号，在T_2WI上呈高信号（图7-3-3），死骨在T_1WI和T_2WI上均为低信号，骨膜反应表现为与骨皮质相平行的细线状高信号，外缘为骨膜骨化的低信号线。

（2）可显示从髓腔向软组织内延伸的窦道，在T_2WI上高信号，增强后窦道区域明显强化。

（3）慢性局限性骨脓肿在T_1WI上表现为低信号，在T_2WI上为高信号，脓肿壁在T_1WI上表现为中高信号，脓肿周围骨髓在T_1WI上信号降低。注射对比剂后，脓肿壁呈厚而不规则强化，坏死液化区不强化。

（4）慢性硬化性骨髓炎表现为骨干增粗，骨皮质增厚，髓腔变小或消失。

（四）鉴别诊断

1.骨肉瘤：骨质破坏区边界模糊不清，同时出现高密度肿瘤骨。有软组织肿块是重要鉴别点。

2.尤文肉瘤：好发于青少年，以四肢骨骨干多见，有发热、局部疼痛，病变周围局限性软组织肿块。

3.骨干结核：症状轻，发展慢，可有髓腔膨胀和层状骨膜增生，骨破坏区内无反应性增生、硬化，软组织呈梭形肿胀。

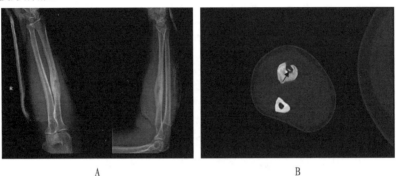

图7-3-1 化脓性骨髓炎（1）

A.右侧前臂正侧位片示右侧桡骨中段形态不佳，骨皮质增厚，骨髓腔密度增高，局部髓腔内见斑片低密度；B.CT示骨皮质明显增厚并局部不连续，髓腔密度增高并可见其内高密度死骨（↑）

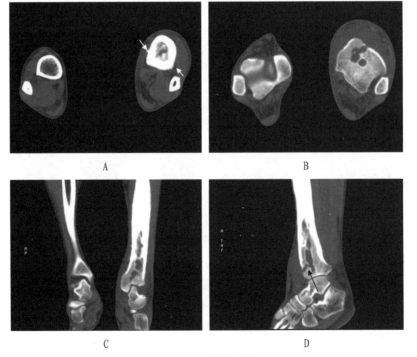

图7-3-2 化脓性骨髓炎（2）

A～D.左胫骨骨干明显较对侧增粗，内见边界清楚的透亮区，破坏腔周围骨质密度增高，骨小梁结构显示不清，骨膜增生显著（↑），胫骨下端可见瘘孔（长↑），左小腿软组织略有肿胀

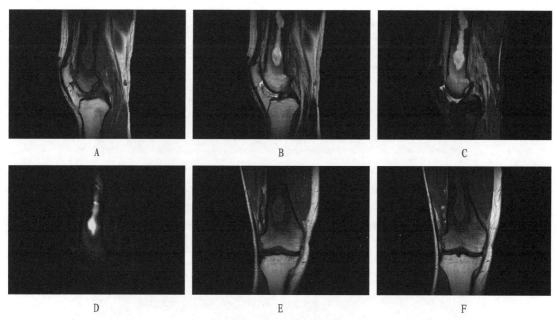

图7-3-3　化脓性骨髓炎(3)

A~F.MRI矢状面T_1WI、T_2WI、STIR、DWI及冠状面T_1WI示右侧股骨下段骨皮质明显增厚,骨髓腔变窄,髓腔内见不规则囊状长T_1、长T_2信号,STIR及DWI呈高信号,周围肌间隙模糊,STIR呈稍高信号

二、骨关节结核

(一)X线表现

1.不规则骨质破坏,在透亮的破坏区内可见到细小的沙粒样死骨,亦可有较大的死骨。

2.附近关节常有积液,寒性脓肿形成后,可表现为软组织肿胀影,以椎旁腰大肌寒性脓肿尤明显(图7-3-4D)。

(二)CT表现

1.骨与关节结核:

(1)虫噬样低密度骨质破坏,内见沙粒样或小斑片状死骨。

(2)周围软组织肿胀,有寒性脓肿形成时呈略低密度区,脓肿边缘可强化。

(3)累及关节的结核可发现关节软骨缺损和关节囊内积液等改变。

2.脊柱结核:好发于胸腰椎交界处,其次为腰骶椎交界处。病变多累及2个以上椎体(图7-3-4)。

(1)CT能清晰地显示椎体及附件的骨质破坏,椎体的骨质破坏常伴有小死骨。最特征性的表现为椎体的洞穴样破坏和椎旁寒性脓肿的形成(图7-3-5)。

(2)结核脓肿颈椎多在椎前,胸椎脓肿可在椎前或椎旁,而腰椎脓肿常位于两侧腰大肌内。

(3)寒性脓肿在CT上均表现为略低密度或液性密度的肿块,增强扫描后,脓肿周围有环状强化,慢性脓肿内可出现高密度钙化影。

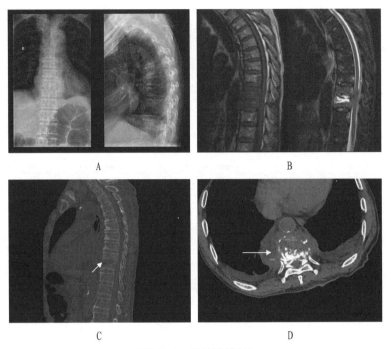

图7-3-4　脊柱结核(1)

　　A. 胸椎正侧位片示T9、T10椎体相对缘密度减低,边缘增生、硬化,椎间隙变窄;B. MRI 矢状面(T_1WI、T_2WI)T9、T10椎体呈异常长T_1、长T_2信号,骨质破坏呈虫蛀状改变,邻近椎间隙变窄;C. CT 矢状位重建示T9、T10椎体相对缘骨质破坏(↑);D. CT轴位平扫示相应椎旁脓肿形成伴积气(长↑)

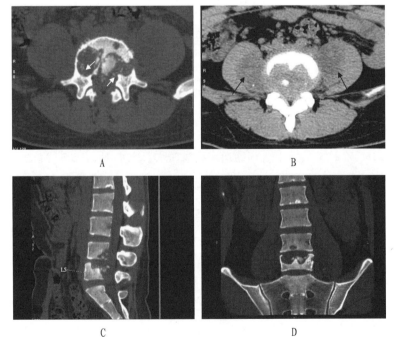

图7-3-5　脊柱结核(2)

　　A～D. L4椎体下缘及L5椎体不规则骨质破坏,其内可见沙粒状死骨(↑),L4～L5椎间盘受累,椎体周缘见寒性脓肿(长↑),脊髓受压

(三)MRI 表现

1.骨结核:低信号骨皮质及骨小梁为T_1WI等–低信号、T_2WI高信号的病灶取代,骨髓T_1WI信号降低,T_2WI信号增高,STIR病灶表现为明显的高信号。

2.关节结核:关节肿胀、关节腔积液MRI可见滑膜增厚、骨端的软骨及软骨下骨破坏,表现为在T_1WI上呈不规则的低信号,在T_2WI上为高信号(图7-3-6)。

3.脊柱结核:MRI可发现椎体内早期炎性水肿,清晰地显示结核脓肿的蔓延。

(1)在T_1WI上被破坏的椎体和椎间盘呈均匀的较低信号,在T_2WI上多呈混杂高信号,部分呈均匀高信号;增强扫描多呈不均匀强化。

(2)脓肿和肉芽肿在T_1WI上呈低–等信号,在T_2WI上多为混杂高信号,部分均匀高信号;强化的脓肿壁薄而均匀是其特点(图7-3-7)。

(3)附件破坏STIR序列上呈明显高信号。

(4)病变压迫脊髓,可见脊髓内出现斑片状T_1WI低信号、T_2WI高信号病灶。

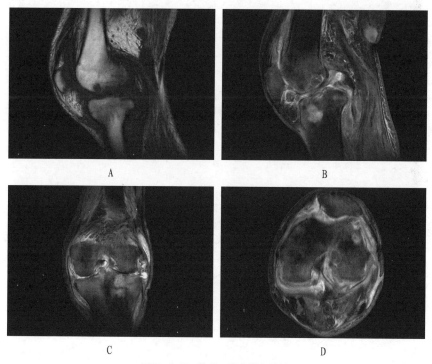

图7-3-6　关节(膝关节)结核

A～D.MRI 矢状面(T_1WI、FS-PDWI)、冠状面FS-PDWI及横断面FS-PDWI示左膝关节面不光整,关节间隙狭窄,关节面非承重面骨质破坏,表现为关节面下斑片状长T_1信号、FS-PDWI呈高信号;关节周围见冷脓肿及滑囊积液呈长T_1、长T_2信号

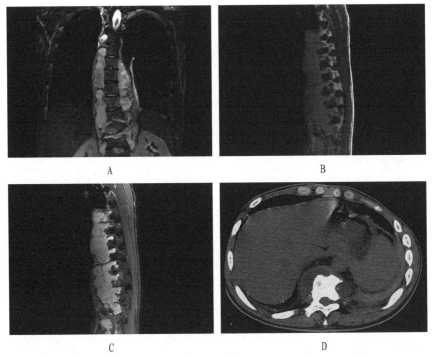

图7-3-7 脊柱结核

A～C.MRI冠状面及矢状面STIR序列示胸腰椎旁广泛软组织肿胀、多囊状寒性脓肿形成,部分层面见向椎管内侵犯,T11、T12椎体骨质破坏呈虫蚀状改变,邻近椎间隙变窄、受侵犯,呈异常长T_2信号;D.CT平扫示相应的胸椎骨质破坏伴椎旁寒性脓肿

(四)鉴别诊断

1.化脓性脊柱炎:起病急,临床症状明显,MRI信号较骨结核均匀,增强扫描见病灶多呈均匀强化或中心均匀强化、周围环状强化,脓肿壁厚而不规则。

2.脊柱转移瘤:一般不侵犯椎间盘,常见椎弓根破坏,多表现为多个不相邻的椎体受侵,呈跳跃征。

3.椎体压缩骨折:有明确外伤史,多累及1个椎体。

4.化脓性关节炎:起病急,症状明显且较重。关节软骨较早破坏而出现关节间隙匀称性狭窄,骨破坏同时多伴有增生、硬化。

5.类风湿关节炎:常对称性侵及多个关节,关节间隙变窄出现较早,且匀称性狭窄,然后再侵及骨性关节面。

三、类风湿关节炎

(一)X线表现

1.双侧手、足小关节对称性受累,早期表现为关节梭形肿胀、关节邻近骨质疏松等,以近侧指间关节、掌指关节、腕关节、跖趾关节常见(图7-3-8)。

2.中晚期表现为软骨下骨侵蚀破坏、滑膜下血管翳形成、软骨下囊性变等,进一步发展可引起关节间隙变窄、关节纤维化、周围肌肉萎缩、周围肌腱断裂挛缩、关节脱位或半脱位、关节变形或强直(图7-3-9,图7-3-10)。

(二)CT表现

CT检查较少应用,影像学表现与X线相似,但可以更好地显示早期骨关节边缘的骨质改变(图7-3-11)。

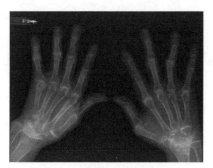

图7-3-8　类风湿关节炎(1)
X线示双手诸骨骨质密度减低,骨小梁稀疏,双手指间关节、掌腕关节和部分掌指关节间隙变窄,关节面毛糙并增生、硬化,部分指间关节对位不佳,形态改变,部分关节周围软组织肿胀

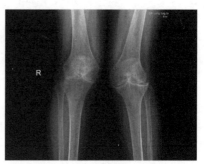

图7-3-9　类风湿关节炎(2)
X线示双侧膝关节形态欠佳,骨小梁稀疏,双膝关节间隙狭窄,部分消失;关节面毛糙并增生、硬化改变

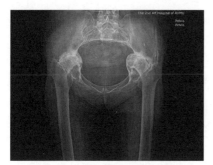

图7-3-10　类风湿关节炎(3)
X线示双髋关节间隙消失,关节面增生、硬化并毛糙,双侧股骨头及髋臼窝形态失常并多发斑片高密度

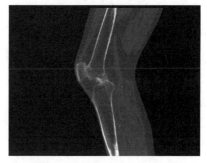

图7-3-11　类风湿关节炎(4)
CT示膝关节面毛糙并增生、硬化,关节间隙变窄消失,关节面下多发小囊变,膝关节周围肌肉萎缩

(三)MRI表现

1.MRI动态增强可更清晰地显示滑膜增厚的程度及范围(图7-3-12)。

2.早期显示腱鞘炎、骨髓水肿,表现为腱鞘增厚、强化及腱鞘内积液,骨髓水肿在T_2WI脂肪抑制像上呈高信号。

3.MRI能充分显示关节软骨破坏及骨质侵蚀。

4.根据动态增强、骨髓水肿、骨侵蚀等可评估类风湿关节炎病变的活动性、进程与预后,对疗效评价也具有重要的意义。

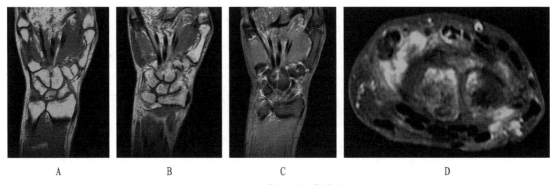

A   B   C   D

图7-3-12　类风湿关节炎(5)

A~D.T₁WI冠状面、FS-PDWI冠状面及轴位示部分腕骨骨质侵蚀,关节间隙变窄,关节腔积液,滑膜增厚

(四)鉴别诊断

1.关节结核:多为单关节发病,关节软骨及骨质破坏发展快而严重。

2.牛皮癣性关节炎:多有皮肤牛皮癣病史,以手足的远侧指(趾)间关节好发,病变不对称,肌腱韧带附着处骨质增生。

3.Reiter综合征:常有泌尿系感染史,受累关节不对称,肌腱韧带附着处骨质增生。

四、强直性脊柱炎

(一)X表现

1.主要是脊柱和骶髂关节,其次是髋、肩、膝、肋、耻骨联合受累。

2.病变由下脊柱开始,逐渐向上发展,椎体前角表面骨质吸收,前缘凹陷消失,形成所谓"方椎",椎间小关节面模糊、硬化和增生。

3.骨质可有明显疏松,椎间隙变窄,椎间盘及邻近椎体骨质破坏,周围多伴有骨质硬化,骨桥形成,椎体相连(图7-3-13A,图7-3-13B)。

4.正位相脊柱呈竹节状。棘间韧带、棘上韧带和两侧椎间小关节囊骨化,形成3条致密纵节,颇具特征。

5.晚期,脊柱变直,均匀后突或合并侧弯畸形。

6.骶髂关节,自下2/3髂侧关节面开始,双侧对称受累。

(二)CT表现

1.早期可显示椎间小关节面毛糙不整,关节面下骨质侵蚀伴有硬化;晚期发生增生、肥大,关节囊及黄韧带肥厚骨化。

2.骶髂关节:

(1)早期关节间隙正常,骨性关节面侵蚀破坏,毛糙不整和/或局限性硬化,软骨下骨质可有微小囊变和斑片状脱钙。

(2)随病程进展,关节间隙不规则变窄,骨性关节面和邻近骨质侵蚀破坏更明显,呈毛刷或锯齿状,破坏区周围弥漫性骨质硬化(图7-3-14)。

(3)晚期见关节骨性强直和普遍性骨质疏松,骶髂关节韧带部也发生骨侵蚀和囊变。

(三)MRI 表现

1.除可显示骶髂关节慢性骨结构改变(如关节面硬化或关节面下骨侵蚀、破坏及关节间隙狭窄与强直)外,还可显示骨髓水肿、滑膜增厚和强化、脂肪沉积、肌腱韧带附着炎、被膜炎、关节软骨破坏(图7-3-13C至图7-3-13F)。

2.关节滑膜增厚时,滑膜信号不均匀,在T_2WI上呈稍高信号,可显示强化。关节腔积液呈长T_1、长T_2信号。关节软骨变性、破坏表现为软骨不规则、增粗,T_2WI信号不均匀增高。相邻骨髓水肿、血管翳为长T_1、长T_2信号,脂肪抑制后呈高信号,明显强化。骨质硬化在T_1WI及T_2WI上均呈低信号,病变继续发展,关节周围骨质脂肪堆积,在T_1WI及T_2WI上均呈高信号,脂肪抑制后信号减低。

3.DWI序列通过测量病变区ADC值作半定量分析,活动期ADC值增高。

4.强直性脊柱炎累及脊柱表现为Romanus病灶、滑膜关节炎、肌腱韧带附着处炎、韧带增厚骨化、骨性强直等。MRI发现脊柱骨折及假关节敏感,可同时显示脊髓受压等。

(四)鉴别诊断

强直性脊柱炎影像学改变远较临床症状出现晚,典型病例一般诊断不难,早期诊断较困难,需与临床、实验室检查相结合。

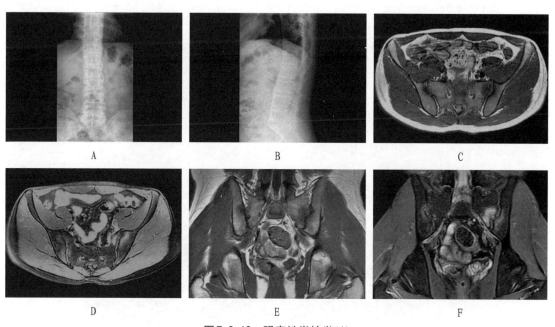

图7-3-13　强直性脊柱炎(1)

　　A.B.X线示下胸椎及腰椎前后纵韧带及椎间关节囊钙化,呈竹节样改变,双侧骶髂关节密度高;C-F.T_1WI横断面、FS-T_2WI横断面、T_1WI冠状面及PDWI冠状面示双侧骶髂关节间隙增宽,关节面不光整,呈锯齿状,关节面下骨侵蚀、破坏。双侧骶髂关节骶骨、髂骨关节面下骨髓水肿,以左侧明显,呈斑片样长T_1信号、FS-T_2WI呈高信号

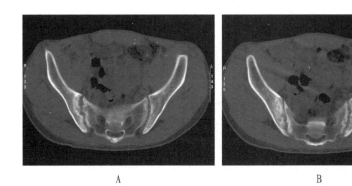

图7-3-14 强直性脊柱炎（2）

A.B.骶髂关节两侧髂骨面粗糙不整,呈锯齿样,周围伴硬化,两侧病变较对称

（韦 炜 翟 建 孙莉华）

第四节 退行性骨关节病

一、颈椎退行性变

（一）X线表现

1.早期仅有关节软骨退变引起的关节间隙变窄,继之关节边缘出现唇样骨质增生,关节面致密硬化（图7-4-1）。

2.关节面下出现囊状骨质缺损区。

3.关节软骨进一步破坏,可使承重区关节间隙变窄和关节面不规则加剧,骨赘碎裂后,在关节旁或关节腔内出现小的骨片游离体。

4.还可发生关节半脱位和关节囊的钙化。

5.本病不发生骨质疏松和脱钙。

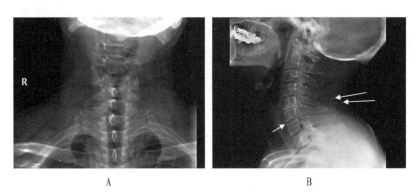

图7-4-1 颈椎退行性变（1）

A.B.颈椎正侧位片示椎体钩突变尖,C5～C6椎间隙变窄,椎体缘骨质增生、硬化,C6～C7前纵韧带（↑）少许钙化,项韧带（长↑）少许钙化

(二)CT表现

1. 颈椎生理曲度消失、变直或反弓,也可出现侧弯(图7-4-2D)。

2. 矢状位重组显示椎列不整齐,可出现滑脱。

3. 颈椎椎间隙变窄,相邻椎体缘增生、硬化,相应椎体终板硬化,椎间隙内可出现气体。

4. 钩椎关节及椎小关节间隙变窄,关节边缘骨质增生、边缘硬化。

5. 颈椎前纵韧带、后纵韧带、项韧带可出现钙化(图7-4-3)。

6. 可直接显示椎间盘突出,严重时可出现椎管狭窄及椎间孔狭窄(图7-4-3B)。

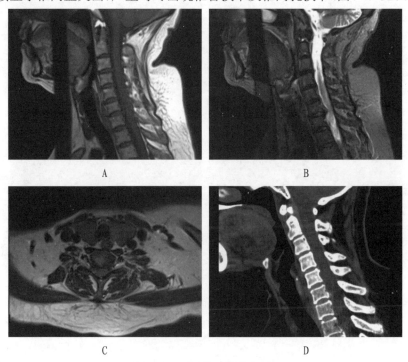

图7-4-2　颈椎退行性变(2)

　　A.B.MRI示颈椎生理曲度变直,T₁WI及T₂WI上均可见C3/C4~C6/C7椎间盘不同程度突出;C.MRI横轴位示椎间盘突出并椎管继发性狭窄;D.CT矢状位示颈椎曲度变直,椎体骨质增生改变,椎间盘突出

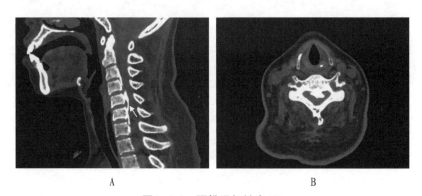

图7-4-3　颈椎退行性变(3)

　　A.颈椎生理曲度变直,C3~C7椎体后缘可见后纵韧带钙化(↑);B.相应层面椎管继发性狭窄

（三）MRI 表现

1.除可显示与CT相似表现外,可直接显示椎间盘变性、椎间盘膨出、椎间盘突出及脱出、许莫氏结节、椎体相对缘终板变性等(图7-4-4)。

2.可直接显示椎间盘对脊髓的压迫及继发的脊髓变性,表现为T₂WI序列高信号(图7-4-5)。

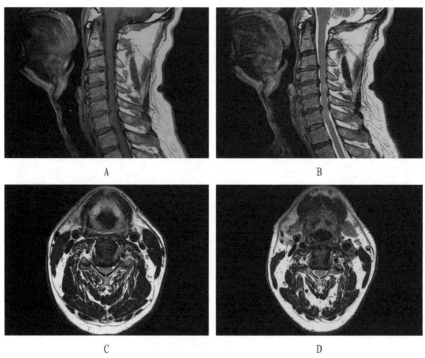

图7-4-4　颈椎间盘变性伴膨出

A～D.T₁WI 矢状面、T₂WI 矢状面及横断面示C3～C4至C6～C7椎间盘T₂WI信号减低、向后膨出,局部硬膜囊、神经根和脊髓腹侧受压

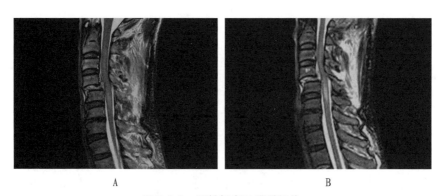

图7-4-5　颈椎间盘及脊髓损伤

A.B.FS-T₂WI示C4～C5椎间盘向后突出,形态失常,信号增高,C3～C5水平脊髓见斑片样长T₂信号,另C4椎体轻度(Ⅰ度)向前方滑脱及颈后部软组织明显肿胀

二、腰椎退行性变

(一)X线表现

影像学表现同颈椎X线表现(图7-4-6A,图7-4-6B)。

(二)CT表现

1.腰椎生理曲度消失,曲度变直或出现侧弯。

2.椎列不整齐,可出现滑脱(图7-4-6C)。

3.椎间隙变窄,相邻椎体可出现骨质增生,椎体相对缘可出现终板硬化及许莫氏结节。

4.椎间隙内可出现气体及钙化。

5.可直接显示椎间盘膨出、突出或脱出,并可显示椎管、侧隐窝、椎间孔狭窄和黄韧带肥厚(图7-4-7)。

(三)MRI表现

1.除可显示与CT相似的表现外,可直接显示椎间盘变性、椎间盘膨出、椎间盘突出及脱出、许莫氏结节、椎体相对缘终板变性等(图7-4-6D)。

2.可直接显示椎间盘对马尾神经的压迫。

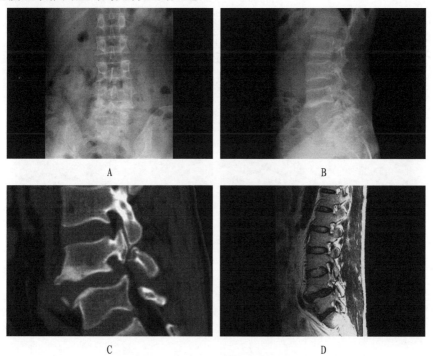

A   B

C   D

图7-4-6 腰椎滑脱伴椎弓峡部裂

A.B.X线(正侧位片)示L4椎体向前滑脱(MeyerdingⅠ°);C.CT矢状面重建清晰显示其中一侧椎弓峡部的断裂;D.T₂WI矢状面示椎弓根峡部不连续,呈线样低信号

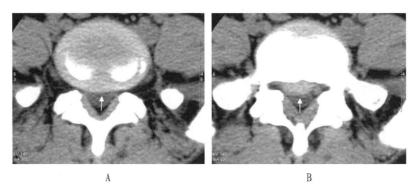

图7-4-7　椎间盘突出

A.B.L4～L5椎间盘向后方突出(↑),双侧隐窝及椎管狭窄

三、关节退行性变

(一)X线表现

1.关节间隙狭窄是最常见的早期征象(图7-4-8)。

2.骨赘早期可表现为边缘锐利,后期表现为关节面边缘呈唇样的骨性凸起(图7-4-8)。

3.软骨下关节面硬化表现为关节软骨下广泛密度增高。

4.软骨下囊变表现为类圆形透光区,边缘光滑,可伴有硬化带。

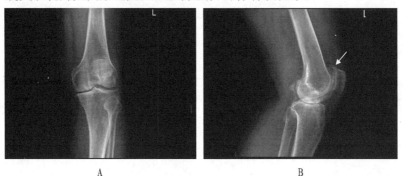

图7-4-8　膝关节退行性变(1)

A.B.左膝关节正侧位片示关节面及边缘骨质增生、硬化,部分边缘骨刺形成(↑),关节间隙稍变窄

(二)CT表现

1.关节间隙狭窄。

2.骨性关节面增生、硬化(图7-4-9)。

3.骨性关节面不规则和囊变缺损,边缘硬化(图7-4-10)。

4.关节边缘骨赘形成,这是退行性变的标志性征象。

5.关节腔内出现骨性游离体,表现为关节腔内高密度结节影,边缘光滑锐利。

6.关节囊可见钙斑,出现关节腔积液。

7.严重者出现关节变形和半脱位。

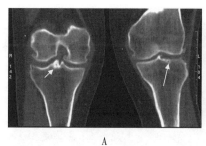
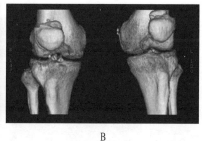

图7-4-9　膝关节退行性变(2)

A.B. 两侧胫骨髁间隆突骨质增生、变尖,以右侧为明显(↑),胫骨平台关节面见囊状低密度影(长↑)

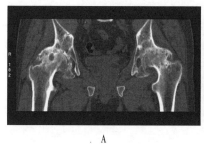
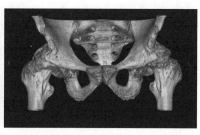

图7-4-10　髋关节退行性变

A.B. 两侧髋关节骨性关节面见硬化、囊变缺损、骨赘形成,关节间隙明显狭窄

(三)MRI表现

1.关节软骨改变:早期软骨肿胀,在T_2WI上呈高信号,软骨变薄、消失或脱落(图7-4-11),局部纤维化在T_2WI上为低信号。

2.退行性骨关节病继发性改变:关节间隙狭窄,骨性关节面硬化,软骨下囊状缺损,关节失稳、骨赘及关节腔内游离体形成(图7-4-11,图7-4-12)。

3.可直接显示半月板及韧带的退变与撕裂、滑膜炎及关节腔积液等。

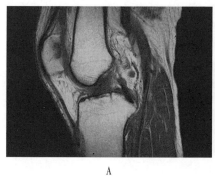
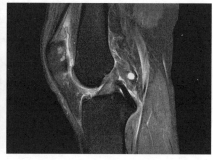

图7-4-11　膝关节退行性变(3)

A.B. T_1WI及FS-PDWI矢状面示髌软骨变薄、局部消失,关节面下见囊状缺损

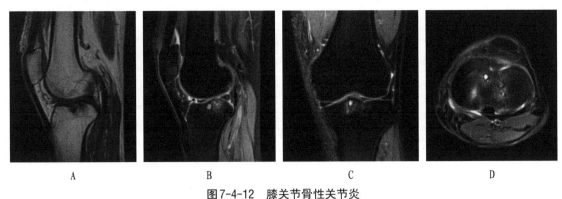

A   B   C   D

图7-4-12 膝关节骨性关节炎

A～D. 胫骨平台关节面下斑片状长T₁、长T₂信号,内见数枚类圆形囊变信号

(陈基明 韦 炜)

第五节 骨 代 谢 病

佝偻病

(一)X线表现

1.早期X线平片可正常。

2.活动期典型表现:

(1)长骨干骺端临时钙化带模糊、变薄或消失(图7-5-1,图7-5-3)。

(2)骨骺与干骺端的距离增宽(图7-5-1)。

(3)干骺端增宽、膨大并有杯口状凹陷,边缘模糊呈毛刷样改变。

(4)骨骺出现延迟,边缘模糊,密度减低。

(5)骨骼变形:常见承重骨弯曲、畸形,方颅畸形,肋骨前端串珠样畸形、鸡胸畸形等(图7-5-2)。

3.恢复期表现:先期钙化带首先再出现,骨骺骨化中心重新出现,骨质结构逐渐正常,但严重的畸形不能完全恢复。

(二)CT及MRI表现

与X线平片相似,但临床应用较少。

(三)鉴别诊断

肾性骨病:常见肾衰透析者,表现为全身性骨质软化、骨质疏松和软组织钙化。

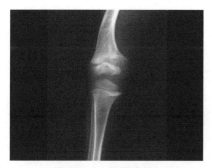

图7-5-1　佝偻病(1)

　　X线示膝关节骨骺扩大,临时钙化带吸收模糊,干骺端突出,骨畸形

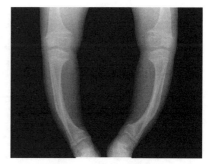

图7-5-2　佝偻病(2)

　　X线示双侧膝关节及双下肢X线表现为明显的膝内翻

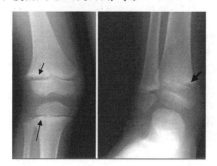

图7-5-3　佝偻病(3)

　　X线示股骨远端干骺端模糊(↑)和胫骨近端干骺端模糊(长↑)。胫腓骨远端(粗↑)干骺端模糊和突出

（孙丽华　姚文君）

第六节　运动系统慢性损伤

一、软组织慢性损伤

　　本病包括肌、肌腱、腱鞘、韧带和滑囊的慢性损伤,以及腰肌劳损、狭窄性腱鞘炎、腱鞘囊肿(图7-6-1,图7-6-2)、肱骨外上髁炎(图7-6-3)、滑囊炎(图7-6-4)和肩周炎(图7-6-5)。

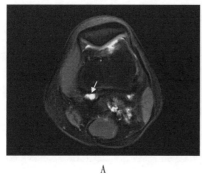

A

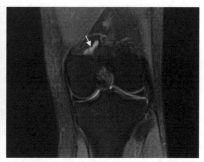

B

图7-6-1　腱鞘囊肿(1)

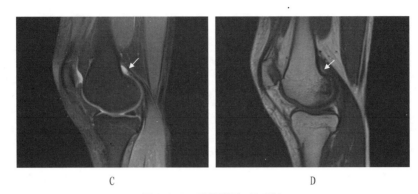

C D

图7-6-1 腱鞘囊肿(1)(续)

A~D. 股骨下段后缘肌间隙内类圆形异常信号(↑),在T₁WI上呈低信号,在T₂WI上呈高信号,边界清楚,与关节腔未见相通

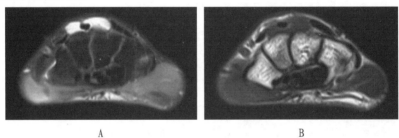

A B

图7-6-2 腱鞘囊肿(2)

A.B. 腕关节腱鞘周围间类圆形异常信号,在T₁WI上呈低信号,在T₂WI上呈高信号,边界清楚

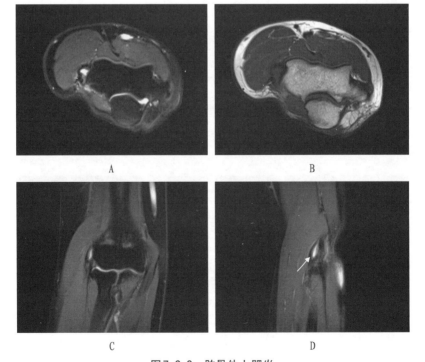

A B

C D

图7-6-3 肱骨外上髁炎

A~D.T₂WI序列示肘关节伸肌总腱信号增高(↑)并周围斑片长T₁、长T₂积液信号

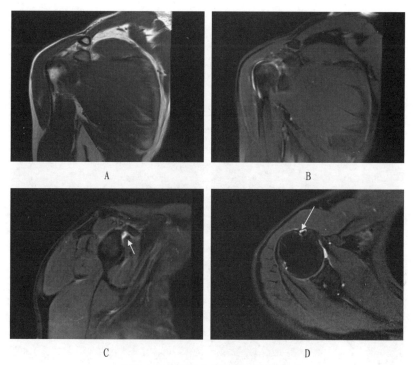

图7-6-4　滑囊炎（肩关节滑囊炎）

A～C. 右肩关节喙突下滑囊周围软组织稍肿胀并滑囊旁积液信号（↑）；D. 肱二头肌长头肌腱旁滑囊少许积液（长↑）

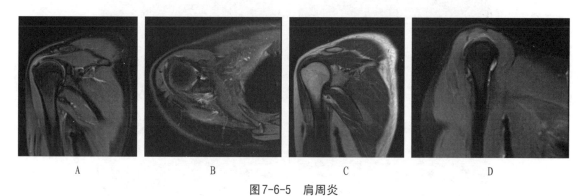

图7-6-5　肩周炎

A～C. 肩关节T₂WI冠状位及矢状位层面示冈上肌肌腱呈明显高信号，T₁WI冠状位呈等信号；D. 示冈下肌肌腱局部肿胀并T₂WI序列呈高信号

二、骨慢性损伤

主要是指在骨结构较纤细及易产生应力集中部位的疲劳骨折。

三、软骨慢性损伤

主要是指关节软骨及骨骺软骨的慢性损伤，包括髌骨软骨软化症、胫骨结节骨软骨病、股骨头骨软骨病、椎体骨软骨病、月骨坏死、腕舟骨坏死、距骨坏死和跟骨坏死。

四、周围神经卡压综合征

1.胸廓出口综合征:锁骨下动静脉和臂丛神经在胸廓上口受压迫而产生的一系列症状。

2.腕管综合征:正中神经在腕管内受压产生的症状和体征,是周围神经卡压综合征常见的一种(图7-6-6,图7-6-7)。

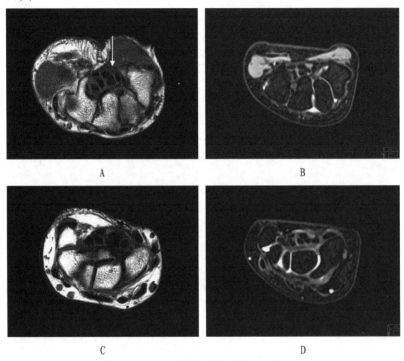

图7-6-6　正中神经的正常MRI表现

A和B为腕关节钩突层面;C和D为腕关节豆状骨层面;A~D.正中神经在腕管内与皮肤间仅隔腕横韧带,横断面上呈卵圆形,边界清楚,信号均匀一致,在T_1WI上与肌肉信号相近($\uparrow$);在T_2WI上呈均匀稍高信号

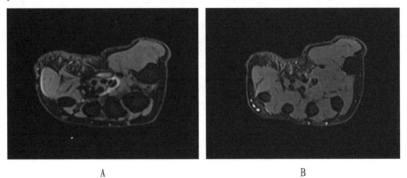

图7-6-7　腕管综合征

A. 正中神经在钩骨远端层面明显扁平;B.正中神经远端分支肿胀,信号模糊

(孙莉华　吴国忠　郑穗生)